阴瑜伽完全指南

哲学和实践

〔第2版〕

The Complete Guide to Yin Yoga:
The Philosophy and Practice of Yin Yoga

[英] 伯尼·克拉克 著
张议丹 译

Bernie Clark

九州出版社
JIUZHOUPRESS

图片与照片版权声明

第 3 章、第 4 章、第 7 章: 模特雪理丝 · 理查兹（Cherise Richards）的照片摄影师为克里斯蒂 · 科林斯（Christy Collins）。照片版权 @2011 归属于伯尼 · 克拉克。模特伯尼 · 克拉克、卡拉 · 约翰逊（Carla Johnson）、舍韦勒 · 理查兹（Chervelle Richards）、黛安娜 · 巴茨（Diana Batts）、莉萨 · 帕佩兹（Lisa Papez）及纳塔莉 · 基勒（Nathalie Keiller）的照片摄影师为汤姆 · 贝尔丁（Tom Belding）。照片版权 @2019 归属于伯尼 · 克拉克。

第 6 章: 第 241 页图 6.4 “胶原纤维”，由马修 · P. 达伦（Matthew P. Dalene）及伦斯勒理工学院授权重印；第 245 页图 6.5 “结缔组织”，经授权允许重印自《格雷氏解剖学：医学与手术解剖学基础》（第 38 版，*Gray's Anatomy: The Anatomical Basis of Medicine and Surgery*）第 67 页，该书由培生专业图书出版社（Pearson Professional Limited）于 1995 年出版；第 251 页图 6.12 “滑膜关节的种类”，经授权重印自维基共享资源作品。

致纳塔莉，

感谢她来分享我们共同的信念：

阴瑜伽的时代来了！

目　录

第2版前言　3

第1版前言　7

推荐序　9

致　谢　11

导　语　13

第1章　什么是阴瑜伽　1

第2章　阴瑜伽练习要旨　21

第3章　阴瑜伽的体式　55

第4章　阴瑜伽的序列　183

第5章　特殊情况　215

第6章　身体益处　231

第7章　能量益处　271

第8章　精神和心灵益处　329

参考文献节选　339

第 2 版前言

阴瑜伽的时代来了！在我写完第 1 版《阴瑜伽完全指南》后的 8 年里，阴瑜伽练习一直飞速地扩展。如今，北美地区大部分瑜伽馆里每周至少都有一节阴瑜伽课程，很多场馆的课表上甚至有好几节。一朝成名的背后离不开多年的辛苦付出，创始人保罗 · 格里利（Paul Grilley）和萨拉 · 鲍尔斯（Sarah Powers）足足 30 年的努力终于结出了硕果。阴无处不在，这是可喜的，因为我们生活中处处都需要平衡。

本书第 1 版是我第一本书《阴之观：阴瑜伽哲学与练习之旅》（*YinSights: A Journey into the Philosophy & Practice of Yin Yoga*，中文为暂译名）的续作。随着时间的推移，我们持续不断学习，同时也在更新自己的视角。时隔多年，我觉得自己应该在《阴之观》的基础上拓展内容，纳入更多阴瑜伽练习相关的内容，减少在基础瑜伽哲学及历史方面的侧重。在第 2 版当中，我深入延续了这一方向。你将读到更多关于阴瑜伽练习的内容，更新的章节包括：为何及如何在练习中使用辅具；一套强调目标区域概念的更具功能性的练习方法；为什么热与阴并不矛盾，且许多人可以在高温阴瑜伽中获益；压力在降低脆弱性中的重要作用；理解缓慢出入体式及反体式的重要意义。同时，书中还附上了更新版的反体式列表，包括：保罗 · 格里利和苏西 · 格里利（Suzee Grilley）发明的黄金种子序列的详细内容；许多体式的新照片以及针对不同身体情况的体式变体；现阶段对于组织生理学和能量体的最新概述，以及对筋膜及分子信号转导等科学领域的新认识；以及许多其他更新，暂不在此一一赘述。

在这一版本中删减的内容包括阴瑜伽开创者及早期老师的故事：有关萨拉·鲍尔斯、保罗·格里利和他的老师本山博（Hiroshi Motoyama）的介绍。他们的故事依然很有意义，但是为了给最新素材留出空间，保罗·格里利建议我将这些个人的故事移到网站上去。因此，如果想了解保罗、萨拉和本山老师，请前往 YinYoga.com 或他们的个人网站。从这一版中删除的还有一个我一直不太喜欢的体式：骆驼式。在我看来，这个体式过于阳性，不能算作一个阴体式，所以我把它删除了（在保罗的许可下——喜欢骆驼式的读者们，仍然可以去网站上查阅该体式的相关信息）。取而代之，我加入了桥式，我爱上了这个偏"阴性"的后弯体式，希望你们也会喜欢它。

本版本对比上一版本的另一个显著变化是不再列举出每一个体式的传统益处。体式益处固然重要，但几个世纪以来许多瑜伽老师声明的练习益处并没有被实证过，或是纯属夸张。这些声明充其量可以说是奇闻逸事，可以用于引证，但不能当作强有力的科学依据。

曾经有一位女士在阴瑜伽课后来找我，她坚持上每周日的晚课已有一年之久，非常迫切地要分享一些重要收获。她说："一年前，我患上了很严重的慢性背痛，我试了很多方法都没能缓解，上了一年您的阴瑜伽课后，我的背痛完全康复了，完好如初！"我看着她熠熠发光的脸，惊喜于她这个绝好的消息。然而，她开心地离开后，我陷入了沉思："是什么治好了她呢？"我很愿意去相信是阴瑜伽的练习或者是我的教学，但事实是——我不知道答案。也许她的康复是因为学会了更敏感地觉察身体感受；也许是因为更平静的呼吸；也许是因为每个星期都能离开自己的伴侣而独处一会儿；或者是因为融入了一个新的社交集体。我不能基于这个事实就说，是阴瑜伽治好了她的背痛，但她的背痛切切实实地好了，真的好了。即便我们没办法找到准确的科学依据，这个练习依然拥有着疗愈的神奇力量。

随着我个人教学的演变，现在我只喜欢提及能解释清楚的益处，而不是重复那些长久以来被坚信却经不起推敲的教条。好在科学确实可以解释瑜伽的许多益处。近年来关于肌筋膜的研究就展示出多种达到最佳健康状况的途径。同样，也有研究指出一些体式的风险，我也将这些被提及的风险因素编入了这个新版本里。

“无常，”佛陀说，“一切皆变。”变化才是不变的永恒。瑜伽练习持续演变，我们的理解和教学也是一样。谁又能预料这本书的下一版会涵盖什么内容呢？但我确信一点，无论瑜伽的未来如何演化，依然会存在属于阴的时代。

第 1 版前言

我的上一本书《阴之观》出版问世后，许多读者发邮件告诉我，他们非常喜欢这本书的内容，也很认可阴瑜伽练习的价值。在我收到这些邮件的同期，YinYoga.com 网站论坛里也收到了许多询问，练习者想了解更多信息：如何进入书中介绍的那些体式，如何安全地退出体式，如何做上身的阴瑜伽练习，对于一些特殊情况阴瑜伽是否有所帮助等许多问题。一些读者也询问到道家的历史，以及道家哲学如何影响阴瑜伽的发展。为了解答这些疑问并深入讲解阴瑜伽的练习，《阴之观》的续作——本书应运而生。

不幸的是，我很快遇到了难题：如果在《阴之观》的基础上直接增加内容，这本书会变得非常厚重。《阴之观》这本书已经有 400 多页，在此之上延伸内容并解答读者提出的全部问题会导致这本书的体量过于庞大。修订出第 2 版《阴之观》并不是一个好办法。幸运的是，为了解决这个难题，我在决定放弃再版《阴之观》之后，反而看到了一个新的契机——撰写一本更能针对阴瑜伽练习及其益处讲解的书，减少有关瑜伽的演变及历史等内容。你们现在正在读的就是这个新契机带来的成果。

《阴瑜伽完全指南》从《阴之观》中借鉴了许多内容，但它又延伸了上一本中讨论过的许多内容。熟悉《阴之观》的读者们会发现有几个章节是重叠的，同时也会发现阴瑜伽的体式部分丰富了许多，随着更广泛的主题的展开，也更新了更多序列，同时涵盖了针对上身设计的体式。本书加入了针对一些特殊情况的讨论，如孕期练习如何调整体式，或如何利用练习备孕。此外，本书在肌筋膜的层面更全面地审视了阴瑜伽的效果。

当然，阴瑜伽的益处远远超出生理范畴，这本书也会介绍通过练习阴瑜伽所获得的心理、情绪和能量上的益处。希望读者朋友们能够像喜欢《阴之观》一样喜欢《阴瑜伽完全指南》，希望大家有所启发并真正开启阴瑜伽之旅，毕竟，阴瑜伽的时代来了！

推荐序

瑜伽的练习一直在演变，但瑜伽的本质是对专注力的培养。我们专注于什么以及如何专注在很大程度上影响着自我及生活的体验。在练习瑜伽的过程中，我们集中注意力于有形（身体和组织）和无形（呼吸、能量通道及心意状态）。现实中这些互相关联的方面彼此关联，相互影响，是生命的阴阳。通过瑜伽，我们发展并平衡这些身心层面的两极互补体验。对于许多人来说，从更可感知的层面开始，我们的身体（阳）是进入练习的普遍方式。随着我们变得更加专注、健康，大多数学生最终会对练习中隐藏的一面产生兴趣。这一面便是实相中阴的一面，是更精微的一面。只有在放松且专注的状态下，瑜伽阴性的一面才会显现。

学生们刚刚开始瑜伽练习时，可能是为了减压或者塑形，或者只是去陪伴朋友，他们通常会将大部分的注意力都放在体式的表现形式上。这有助于保证练习的安全性，而随着我们不断深入学习体式，我们的身体体验变得越来越轻松、健康，也能感受到练习体式的乐趣。最终，在有技巧的指导下，热忱的练习者不仅仅对体式的表现形式感兴趣，也会想要探索瑜伽对内在世界带来的改变——或者如作者伯尼所说，他们开始向内、向阴性的一面深入。从这一刻开始，瑜伽更深层的意义才会显现。

注意呼吸的变化，觉察身体感觉的退却与流动，追踪情绪的变化，发现心意的空间以及其中的思绪，这些都是瑜伽的一部分。这种身体、心灵、意识的连接或结合提供了超出柔韧性和力量之外的健康益处。“健康”一词来源于古英语的词根，意思是“整体”。瑜伽重建我们的自然完满，即阴与阳和谐相融的状态。

在我们的瑜伽练习中加入阴性或者更安静的一面，在我们通常经历的强度较高的运动中结合更柔和、沉静的模式，可以让我们更容易在身体—情绪—心意层面获得平静。这有助于减缓一些成瘾行为导致的失衡、不专注或郁郁寡欢。我们内在的阴性特质需要阳性能量来注入生命力，而我们内在这份阴性特质又恰好平衡了阳的剧烈。如果你觉得生活经常无法满足你的期待，那么不妨试着学一学这个古老的艺术，去深度聆听和觉察内在的、去概念化的、柔和的阴性本质，也许这会是你的疗愈之道。

阴瑜伽可以给予练习者向内探寻的机会，让我们重新调整方向，也可能会在身体层面带来意想不到的变化。练习十分简单，却又颇具挑战。它为我们提供足够的时间来感受内在的安宁，我们可以利用这样的时间感知真实发生的变化——此时、此刻的变化。它可以唤起内在的洞察力，促使我们在生活中做出重大改变，或接纳这样的事实：正在发生的一切或许只是应该发生的。我们可能发现自己敞开了心扉并将其连接到现下的真实体验，而非一味排斥或否定。

对于任何想要学习阴瑜伽并想从中受益的人，这本书提供了非常宝贵的指导。伯尼曾经是我的学生，也是我多年的朋友。我知道他是一名非常细心而虔诚的老师，他通过工作坊、网站及写作帮助了许多人。通过这本书，他无私地分享出自己受益良多的练习，旨在帮助到所有渴望真正的健康与完满的人。在本书中，你将读到阴瑜伽对身体层面的益处，也能读到阴瑜伽在能量层面、情绪层面及心意层面的益处。书中详细介绍了阴瑜伽的练习，许多体式只是被简单地提及，留有足够空间以供练习者去亲身体验。对瑜伽演变及阴瑜伽历史感兴趣的读者，也可以读到相关内容。

我发自内心地鼓励并邀请您打开此书，通过研读本书和练习阴瑜伽，开启向内的体验。

萨拉·鲍尔斯

于纽约

2011 年 9 月

致　谢

这无畏之路、慈悲之路，
源自世世代代的传承，
我们俯首感激。

摘自《触碰大地》(*Touching the Earth*)，
僧侣的伽陀（赞颂词），
法国，梅村禅修中心

写书虽是一个人的努力，但这种努力离不开他人的支持与鼓励。创作本书的整个过程中我写写停停，每次遇到困难都有朋友们出现，给予我坚持的力量。在完成这本书的过程中有太多人帮助过我，在此我希望对大家表达感谢。首先，我想感谢保罗·格里利，是他建议我开始写这本书的，我在书中呈现的很多理念也源于他的教学。永远感谢我的第一位阴瑜伽老师，萨拉·鲍尔斯，是她教会我如何慢下来，带有觉知地去练习瑜伽。当然，如果缺失了任何一位老师的教导，我都不可能完成这本关于阴瑜伽的著作，衷心感谢他们每一个人。

出版一本书需要一整个团队在幕后默默地奉献与支持。我想感谢所有参与并帮助我的人。感谢书中照片的体式示范模特：卡拉·约翰逊、舍韦勒·理查兹、黛安娜·巴茨、莉萨·帕佩兹和纳塔莉·基勒，感谢你们！感谢摄影师：克里斯蒂·科林斯和汤姆·贝尔丁，感谢你们！感谢摄影场地的提供者：温哥华盛波威瓦瑜伽馆（Semperviva Yoga Studios, Vancouver, BC）的格洛丽亚·莱瑟姆（Gloria Latham）、伯纳比瑜伽精神与健康中心（Yoga Spirit & Wellness, Burnaby, BC）的艾米莉·勒·比昂（Emily Le Bihan），感谢你们！感谢为我创编索引的皮拉尔·怀曼（Pilar Wyman）！同样感谢编辑此书的达尼娅·谢尔登（Dania Sheldon），以及负责校对的塔妮亚·谢芬斯（Tania Cheffins），感谢您！还有审校初稿的纳塔莉·基勒，再次感谢！内文排版、封面设计以及网站设计师亚历克斯·亨尼格（Alex Hennig），非常感谢！

最后，我想把祝福和谢意送给我的学生们，能够教授你们是我的荣幸——教学是最好的学习。事实上，我的学生们都是我最好的老师。

请注意！ 在正式开始任何瑜伽练习之前，先咨询您的医生或者保健专家。本书中给出的指导并不能替代医嘱，如果您正在进行专业的治疗，此练习仅作辅助之用。在编写练习指导的过程中我们尽可能严谨，但我们不对瑜伽练习中出现的任何负面结果承担责任。如果您对练习持有怀疑或感到不适，请立刻咨询医生的建议。在练习每一个体式之前，请先阅读相关禁忌说明，了解该体式是否适合您尝试。注意每一个体式的不同替代选择，选择自己能完成的即可。请全心全意投入练习。

导　语

现代瑜伽源自一片种类丰富的森林，秉持不同练习目的的众多流派交相辉映。在这片富饶的森林当中，有一棵大树在1000年前破土而出，名为哈他瑜伽，是象征力量的瑜伽。哈他瑜伽与瑜伽森林中的其他树不同，它旨在强化身体，为其他形式的瑜伽做准备——其他种类的瑜伽都是关于冥想的练习或是为了解脱与证悟；但哈他瑜伽也曾作为通向“黑暗魔法”的一条路：许多有名的哈他瑜伽士就是拥有无穷力量的勇士，还曾作为雇佣兵出征。

哈他瑜伽在今天的人们看来是一种让人更健康、更平和的练习。如今的瑜伽练习者中没有多少人是为了追求灵性觉醒，当然如果能达到那个状态也非常好。人们现在去上一节瑜伽课的目的可能就是寻求健康和陪伴。事实上，能上瑜伽课这件事本身就是很新奇的：很久以前根本不存在瑜伽课——瑜伽的学习都是通过坐在上师脚下聆听教导来实现。如果足够幸运，他会将他的毕生所学传授与你，但是这种传承方式需要你虔诚地追随上师数年。

哈他瑜伽之树也长出了许多枝杈。传统的练习其实并不限于身体姿势或体式，而是强调呼吸和手印，后者即手与身体之间的能量循环。在过去的100年里，哈他瑜伽流传到西方之后，体式才逐渐成为练习的重点。现在，哈他瑜伽的流派众多，较早的流派包括艾扬格瑜伽、悉瓦南达瑜伽，较新的嫩芽流派有水中瑜伽、舞蹈瑜伽、山羊瑜伽，甚至有红酒巧克力瑜伽。大多数的现代哈他瑜伽流派都强调身体、精神和情绪的健康。

随着哈他瑜伽的现代化，有些东西已经逐渐为人淡忘。传统的哈他瑜伽不仅仅注重强化肌肉，即阳性的练习，也同样注重柔和地打开深层组织（譬如关节），即阴性的练习。瑜伽阴性的一面被忽略了，仅在一些特定练习中出现，如修复瑜伽或者冥想练习，但往往很少有人乐于全心去投入这类练习。这种发展形势有欠考虑，因为它剥夺了学生全面发展身心健康的机会。

这本书将带领大家对那缺失的一半进行探索：阴瑜伽。我将带你学习阴和阳的哲学基础，以及用阴的视角重新审视瑜伽练习能带来哪些益处。这些益处遍及生活的方方面面，从我们身体的健康到心灵和情绪的健康。

本书详细地介绍了阴瑜伽的练习，但它并不能替代老师的角色。如果你想要更加深入地去瑜伽森林当中探索，我鼓励你去找一位阴瑜伽老师。像所有瑜伽练习一样，仅学习理论是不够的：你必须亲身实践。阅读阴瑜伽的相关内容很有趣也很有价值，但只有真正坐在瑜伽垫上才能获得益处。因此，你既然已经在阅读此书，不妨从沙发或椅子上下来，在地板上放一个坐垫，坐在或躺在地板上去阅读吧。让你的身体随心所欲地活动，尽量待在地板上，你就已经在练习了。

请注意！本中文版将原书中的引言与注释部分以脚注的形式呈现在正文中，以方便读者对照或查询。

第1章
什么是阴瑜伽

我们的人生目标不是完美，
而是完满。

现代瑜伽深深根植于东方哲学，在19世纪受到体操与摔跤运动的影响，然后又在西方的文化环境下得以重塑[①]。如今，受西方文化影响的瑜伽形式是独一无二、前所未有的：我们为了满足现代人的需求而练习西方的瑜伽。这些益处是确实存在的，我们也会在本书中讨论。如果你已经练习了一段时间瑜伽，你会发现自己可能只体验到了瑜伽的一小部分，获得的益处也是有限的。

阴瑜伽便是你可能未曾体验到的部分。现在大多数瑜伽形式都是动态的、活跃的练习，旨在强化身体的肌肉部分，即“阳性”组织。阴瑜伽旨在锻炼另一部分，即深层的“阴性”组织，包括韧带、关节、深层筋膜组织甚至骨骼。所有的组织都很重要，也需要得到充分的锻炼，才能达到最佳健康状况，使人获得充沛的活力。

锻炼关节？那不是很危险吗？是，也不是，这取决于我们如何练习。如果我

① 关于西方健身文化如何影响现代瑜伽体式练习的故事，请参阅 Mark Singleton 所著的 *Yoga Body: The Origins of Modern Posture Practice*（Oxford: Oxford University Press, 2010）和 Elliott Goldberg 所著的 *The Path of Modern Yoga: The History of an Embodied Spiritual Practice*（Rochester, VT: Inner Traditions, 2016）。

们运用智慧进行练习，便可以安全地锻炼到关节。我们如果练得不正确，则一定会伤到自己，其实对于任何锻炼都是如此。

阴瑜伽可以帮我们锻炼到深层的组织，这其实仅仅是阴瑜伽定义的一个开头。我们需要看看阴和瑜伽的定义之下有哪些练习原则，来反观我们练习瑜伽的真正意图，然后在阴瑜伽的方法中去探索相关益处。

开始瑜伽练习的目的可能有许多种，达到最佳健康状态只是其中的一种。许多人被瑜伽吸引是因为想要缓解生活中的压力。其他人希望加深自己的冥想练习体验，或者仅仅是在日常生活中可以更多地体察当下。你会发现，无论阳瑜伽还是阴瑜伽都可以提供身体、头脑、情绪和能量等多方面的益处，对于一些人来说，亦有灵性方面的帮助。整体来说，练习的目的取决于你想在哪些方面受益。

如何练习和练习什么同等重要。生活有阴和阳两个方面，瑜伽练习亦是如此，有阴性的练习体验，也有能够超越实际动作和体式的阳性课堂。阴是臣服、接纳和滋养。即便在一场活跃的、大汗淋漓的阳性练习中，我们也可以应用阴的敏锐，使自己在练习中更充分地受益。即便在非常活跃的生活状态中，我们也可以应用阴的觉知和包容，帮助自己获得更多满足感。

阴瑜伽和其他流派的瑜伽一样有其目标和宗旨。殊途同归，最大的差别在于练习的方式。练习瑜伽那个独特的初衷，自始至终指导着我们的个人化练习。了解阴瑜伽的益处可以帮我们明确练习的意图。

个别学员一开始觉得这种瑜伽非常枯燥、被动、强度过轻，但练习过程中很快又发现长时间保持姿势是很有挑战性的。阴瑜伽体式是相对简单的，但简单不代表容易。练习者可以随时随地保持体式 1 ~ 20 分钟！

请注意！书中所说的阴瑜伽并不是修复瑜伽。如果你要练习的目标组织有某种损伤，请先去治疗再参加常规的瑜伽练习。

阴与阳

我们的生活被模式定义。看看自己的周围，你就会发现一些模式。向上看，你会发现高处的事物。向下看，你会看到脚下的事物。聆听，你能听见近处的声音，也能听见远处的声音。将注意力投回自身，可以去感受到鼻尖或者头顶。现在感受脚趾尖。上、下……近、远……这些都是我们用自身主观的模式去形容及描绘的生活，或者说周边的存在。一切模式都具有相对性。国际象棋的棋盘有黑白两色的模块。反观我们的生活，也是由好时光和坏时光交织而成的。从道家的角度来看，健康的本质就是让一切相对的特质达到平衡。

表 1.1

阴	阳
黑暗	光明
冷	热
被动	主动
内	外
实	空
慢	快
暗	亮
下	上
存在	功能
水	火
物质	能量
隐秘	外显
女性	男性
月	日
地	天
夜晚	白天
偶	奇
龙	虎
柔	韧

平衡不是完全静止的状态。想象一下天平这种典型的平衡场景：在两端秤盘的中央有一个支点，当两端的秤盘中放置的物体重量大致相等时，天平会轻轻摇摆，像秋千一样；如果有一端太重，天平就会倾斜，失去平衡；即便天平两边物体重量相等，天平也会轻轻地晃动。我们重归整体与健康，就好比这个天平调平的过程。

中国古代哲学家将我们回归的中间状态称为“道”。[①] 道是一切混乱事件中平静的中心点，也是回归中心之路。无论我们是否能感受到，那个中心一直都在。当事物偏离了中心，就产生了阴与阳。

阴与阳是相对的两个词，用以描述事物的两面性。就像硬币的两个面，阴不能脱离阳而存在，阳也不能脱离阴而存在。二者相辅相成。因为存在从来不是静止的，阴和阳也在一直流动，一直变换。

---

① 道的概念不是中国独有的，纵观整个人类历史，许多文化中都能发现其踪迹。在印度，它被称为“dharma”，指的是将宇宙维系在一起的法则。在古埃及，它被称为“ma’at”，是一种天平，它所代表的宇宙平衡可以用来衡量一个人在生命终结时的灵魂，如果没有“ma’at”，就会出现混乱。古希腊人则称这种平衡为“logos”，它是宇宙的基本秩序。

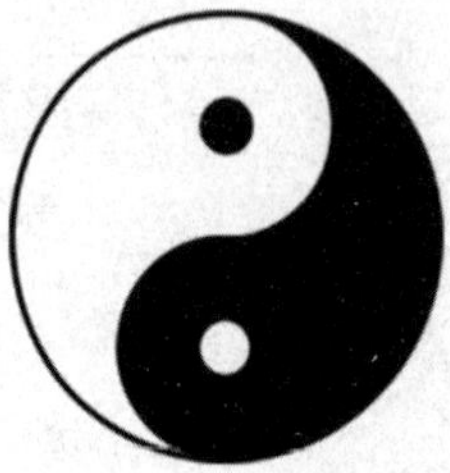

1.1

太极图或阴阳标志

古代中国人发现，一切事物都具有阴或阳的特质，这在儒家和道家的文献中都有相关描述。就比如山或河流，背阴的一面为阴，向阳的一面为阳。如果没有光照，也就没有阴影；而没有黑暗，又何谈光明。因此，我们可以在阴阳术语的最早使用中观察到基本模式的存在。

没有绝对的阴或绝对的阳。一定要看语境：提到光，暗为阴而明为阳。在其他语境中，阴可能指的是相对的密实、沉重、低矮、隐秘、顺从、阴柔、神秘及被动；阳则指与阴相反的特性：稀疏、轻盈、高大、显著、浅表、阳刚及动态。表 1.1 展示了更多相对的特性。阴与阳可以应用的场景不胜枚举。

阴中有阳

再看一下图 1.1，看到了在黑色鱼形里面的白色圆点吗？在阴的黑暗中，依然蕴藏着阳的光亮，反之亦然。以温度为例，热是阳，而冷是阴。但与沸水相比较，热水是阴，而沸水是阳；另一边，与冰相比较，冷水是阳而冰是阴。

在瑜伽练习中，有些很活跃的体式练习，我们会称之为阳。可即便在这些阳性练习当中，我们也能发现阴性的一面，比如在强有力的串联练习[①]中有意识地觉察呼吸。

阴化为阳，阳化为阴

正如我们在阳的事物中能发掘到阴的元素，我们也注意到了阴如何变为阳，而阳又如何转为阴。这些转变也许缓慢而细微，也许顷刻间剧变。四季缓慢地交替变换，难以察觉。春夏之阳日复一日转为秋冬之阴。尽管有精敏的气象监测设备，我们仍无法找到从一个季节切换到另一个季节准确的切换点。但转变也可以是急剧的：处在飓风之眼的位置相对平静，但随着风眼快速地移动，原本平静的

① 串联（vinyasa）指从一个体式到下一个体式的流畅的体式序列。字面意思是“以一种特殊的方式摆放身体”。

位置又遭受暴风雨的侵袭。

在个人生活中，我们经常会体验到或慢或快的阴阳转换。我们早上起床，阴化为阳。有时我们起床的过程很慢，很悠闲，这就是一个比较慢的转化过程；有时我们睡过头了，可能会从床上一跃而起，这就是比较快的转化过程。当我们持续工作很长时间并坚持几个星期或几个月无休（非常阳性的生活状态），我们的身体就要寻求平衡，我们可能会突然生病而无法工作（非常阴性的生活状态），或者被赐予剧烈的偏头痛，好让我们能够慢下来。这种过程就是阳迅速转化为阴。

阴抑制阳

在上一个例子当中可以看出，如果我们长时间处于不平衡的状态中，自然规律会让一切归于平衡，一下就进入另一个极端：身体不适，生活也会改变。如果我们不去满足阴阳平衡的需求，这种转变可能是毁灭性的——迫使我们回归平衡的可能是一场突发性心脏病。这些失衡通常被称为过盛或亏缺。阴或阳都可能出现盛或亏的情况。解决办法就是将相反的特质补充进来，重建平衡。

在东方的印度瑜伽士[①]和中国道家的世界观中，有关平衡的需求众所周知，也被广泛理解。[②]在西方，虽然没有阴阳这个概念，但在心理学领域，许多学者也注意到了与平衡有关的相反物质的重要意义。卡尔·荣格意识到人性的黑暗面，他称之为“阴影自我”，并且发现如果对黑暗面不予理会，压抑的能量会在人生某个阶段破坏性地发泄出来。在这种动态的张力中蕴藏着相反的可能性，可能带来毁灭，也可能是惊人的创造力。对于荣格来说，处理这些相反特质的方式是整合，或将其个性化。[③]他和这一理论的后续研究者们开发出许多达到整合的方法。阴影自我的练习包括积极想象或创建尊重内在两种特质相反的仪式。

表 1.2 摘自罗伯特·约翰逊（Robert Johnson）的著作《拥有自己的影子》（*Own-*

---

① 瑜伽士指练习瑜伽的人，性别是中性的。当特别提及男性修行者时，使用的是“yogin”，而提及女性修行者时使用的是“yogini”。

② 瑜伽中表示阴阳的近义词是“tha”和“ha”，它们共同构成了哈他这个词，著名的瑜伽流派就是以此命名的。

③ 个性化是从心理学角度使个体完整的过程，它类似于瑜伽中的某些概念。不同的是，个性化应用于心理领域，而瑜伽应用于精神领域。二者皆是必需的，正如格奥尔格·福伊尔施泰因（Georg Feuerstein）曾经说过的那样：“启蒙并不能取代人格的整合。”

表 1.2

灵性	现实
失	得
支出	收入
断食	进食
接纳	行动
给予	获得
贫穷	富有
休息	活动
禁欲	性
观察	决断
顺从	自由
责任	选择
忘形	严肃
远见	专注
少即是多	多多益善

ing Your Own Shadow)①，将表 1.2 和描述阴阳特质的表 1.1 做比较，注意它们的不同之处和相似之处。在表 1.2 中，约翰逊展示了许多我们在西方文化中表现出的相反价值。② 他在左侧列举出宗教或灵性信仰对我们的要求，而右侧是我们在世俗生活或商业世界中存在与发展的需求。注意观察其中蕴含的阴性特质和阳性能量。我们在生活中是会迎来一次意想不到的突破还是会面临一场崩溃，取决于我们能否顺应星期天早上和工作日这两种相反能量的自然变化。我们只有做好需要做的工作——无论用西方的还是东方的技巧，练好需要练的瑜伽，才可能迎来突破。

在西方，能够真正理解阴与阳的人并不多。我们很少思考这两个词的含义，我们的生活方式好像也并不提倡平衡。只有外界迫使我们注意的时候，即我们由于长期逃避阴暗面而面临崩溃时，我们才会开始探寻平衡。只有那时，我们才开始想办法重建平衡。只有筋疲力尽、生病垮下了，我们才肯花点时间休息。只有伤害到身体了，我们才肯停下来，寻找更柔和的方式去锻炼。我们如果一直以阳的状态继续下去，早晚有一天会不得不停下来。我们如果一直以阴的状态走下去，也总会被迫行动起来。我们无论做什么，都需要平衡。

阴性组织和阳性组织

前文提到，阴和阳是相对的两个词，需要在一定语境中使用，通常用作名词，也可以用作形容词。在形容我们的身体时，如果描述的是部位或密度，阳性

① 罗伯特·约翰逊是一位荣格主义分析家、讲师，著有几本关于荣格主义观念及其关系的书，如《他：理解男性心理学》(*He: Understanding Masculine Psychology*)、《她：理解女性心理学》(*She: Understanding Feminine Psychology*)和《我们：理解浪漫爱情心理学》(*We: Understanding the Psychology of Romantic Love*)。他曾在瑞士荣格研究所学习，并在印度的奥罗宾多道场学习。

② 摘自罗伯特·约翰逊的著作《拥有自己的影子》, *Owning Your Own Shadow* (New York: HarperCollins, 1993), 78。

组织可以被看作我们的肌肉、血液和皮肤，阴性组织则被看作韧带、骨骼和关节。如果描述的是柔韧性或者温度，肌肉较柔（弹性）而骨骼更韧（塑性）；[①] 肌肉温度较易升高，而韧带温度不易升高。

针对阳性组织的瑜伽通常是为了锻炼肌肉，通过节奏性、重复性的动作对肌肉细胞施以压力。弹性好、水分足的肌肉很适合这种方式的训练，效果也不错。阴性组织则不同，因水分少、弹性差，在同样的压力下会受伤。韧性更高的组织反而需要更轻柔的压力，并被施以更长的时间，才能被充分刺激进而变得更强。这就是为什么患者要以适度的（不一定总是舒服的）压力佩戴矫形牙套很长一段时间，才能重塑、矫正颌骨的形态。

我们的关节可以简单地被视为骨与骨之间可以发生移动的空间。韧带、肌肉、肌腱和筋膜包裹着骨，稳定着关节。通常，肌肉的功能之一就是保护关节。如果关节处的压力过大，最先拉伤的是肌肉，然后是韧带，最后才会伤到关节本身。如此一来，阳瑜伽不应该让关节感到压力，进入体式前要注意身体顺位，正确启用肌肉。而阴瑜伽的设计则是为了锻炼韧带，重塑关节的空间和强度。

我们可以用一个例子来展示肌肉和韧带的不同作用。将你的右手食指放在左手手掌中，伸直手指并收紧肌肉，然后用你的左手发力，将右手的手指往上推，此时看起来好像没有任何移动。肌肉的工作就是把骨骼包裹在一起，限制关节的活动。下一步，完全放松手指，甩一甩。现在保持肌肉放松，再次试着将手指往上推。注意到变化了吗？放松状态下的手指可以向上移动至 90° 甚至更多。当肌肉放松时，压力被施加到韧带和关节囊。我们可以总结出，锻炼关节的最安全方式为：

- 当关节正在承受负荷，需收紧肌肉以将关节稳定住。
- 要想提高关节的灵活度，需减少负荷并放松肌肉。

稳定性和灵活性

还记得图 1.1 中黑色鱼形中的白点吗？阳中有阴，阴中有阳。这也适用于我们的身体组织。以肌肉为例，它一般被认为是阳性组织。但我们在阳中可以发现

① 一旦施加在弹性材料上的应力结束，弹性材料就会恢复到原来的形状，塑性材料则会保持新的形状。

阴：肌肉中有30%是筋膜。我们会发现，肌肉中的筋膜掌控着肌肉的移动范围和灵活度，而肌细胞掌控着肌力。阳瑜伽对于发展肌肉中的阳性特质——力量很有帮助，然而，令人惊讶的是，练习中阴性的部分——体式的保持，能帮助肌肉扩大活动范围。

在我们的阴性组织中也能发现阳的存在：在以阴性为主要特征的筋膜和韧带中，也有像肌肉一样的收缩性纤维。同时，我们也在阴性组织中发现了弹性纤维，即弹性蛋白。因此，阴中也有阳：我们的结缔组织可以收缩、变短。

通过瑜伽练习，我们能在生理学层面上建立身体的稳定性和灵活性。如果从年龄增长曲线来看，无论快慢，每个人都是从完全阳性的状态开启人生的：我们的灵活性在一开始是最好的，但是几乎没有稳定性。新生儿需要被精心照顾，因为他们没有内在的稳定性。然后我们开始变挺直，变成更阴性的状态，随着年龄的增长获得了稳定性。当我们年幼时，不需要锻炼灵活性，因为身体已经很阳性，这时需要强化的是肌肉和力量。这是人生中最为阳性的阶段，所以我们需要更阳性的锻炼。① 到了二三十岁时，我们便会到达阴性和阳性的最佳平衡点，也就是灵活性和稳定性的最佳平衡点。但是随着年龄的曲线继续延伸下去，我们会变得更加阴性，一直到完全僵硬——去世后的完全僵硬。在人生中最为阴性的阶段，我们需要阴性的锻炼以保持灵活性。

练习理论

所有的练习都有两个共同特点：

- 首先，必须对组织施压。
- 然后，必须让组织放松。

在阳性的方式下施压会对阳性组织更有益，而在阴性的方式下施压会对阴性组织更有益。在我们的社会文化中，压力这个词有许多负面含义，因为我们忘记了整个练习理论的第二部分：放松。在生活中如果人的压力太小或没有压力，那

① 换句话说，从生理角度考虑，小孩子不需要做阴瑜伽。一些孩子可能会从阴瑜伽体式动作或冥想的练习中受益，但并不建议他们练习。他们在童年阶段就该多多玩耍，而不是静坐冥想。

就和压力过大一样具有毁灭性。通往健康的路需要阴阳平衡。对于健康来说，一切都是过犹不及的。

阳性练习的目标是阳性组织：肌肉。肌肉喜欢有节奏及重复性的移动，不需要保持静止状态太久，短暂停留即可。[①] 肌肉是有弹性的，可以进行这类活动。然而，将阳性练习应用于阴性组织可能会对其造成损害。阴性组织更强韧，需要更柔和而持久的压力。想象每天早上将一张信用卡来回弯折 108 次，用不了几天它就会被折成两半。信用卡是有韧性的，就像我们的韧带一样。有规律地反复弯折韧带，如一些学生们从站立体式进入轮式，或者从上犬式进入下犬式，反复练习，假以时日，也会像损坏信用卡一样损害韧带。因此我想警告大家：不要将阳性练习应用在阴性组织上！

将阴性练习应用在阳性组织上也是毁灭性的。如果肌肉长时间保持收缩，就会导致痉挛并受到损害。[②]

那收缩肌肉（阳）和放松肌肉（阴）哪一个更好呢？这取决于你的目的。收缩肌肉是为了保护关节，放松肌肉是为了锻炼关节。你练习体式的目的是什么呢？

许多保健专家听到锻炼关节的说法可能都会吓一跳，因为他们错误地认为锻炼只能是阳性的。事实是，用阴性的方式锻炼韧带、骨骼和关节也对人体有益。这种阴性的练习也是有必要的。

然而，因为这些组织是阴性的，我们必须用阴性的方式去练习。请记住整个理论的后半部分——必须让组织放松！[③] 许多研究已经证明对组织施压再放松的重要性，不仅能增强力量，还有许多其他益处，在此我就不展开详述了。

拉伸与施压

许多瑜伽老师会随意地使用这两个词：施压与拉伸，但我们需要理解它们的准确含义。它们并不是反义词。技术上来讲，施压是我们在组织上施加压力，而

① 短暂可以意味着 5 ~ 8 次呼吸的时长，或最多 1 ~ 2 分钟。

② 手足抽搐是一种不自觉的肌肉痉挛。痉挛可不是好玩的事！因长时间收缩而导致的肌肉痉挛并不利于我们的身体健康。

③ 这个理论也适用于我们身体组织以外的其他方面。为了保持健康，我们需要在生活的各个方面都有压力，然后再放松、休息，这包括我们的人际关系、心智能力，甚至包括免疫系统。

拉伸是组织被拉长了，很可能是施压的结果。我们总说自己在拉伸肌肉，但更准确些地说应该是：给肌肉施以压力，肌肉却未必会被拉长。例如，在等长练习中，我们也是在对肌肉施压，肌肉的长度却没有发生任何变化。

我们也可以对肌腱、韧带和其他筋膜系统施压，尤其在阴瑜伽练习中。但筋膜组织与肌肉相比韧性更强而弹性较差，因此不太容易被拉长。（即便最紧的韧带也是可以被拉长少许的，某些韧带的拉伸范围则更大！[①]）在阴瑜伽练习中，我们不是在试着拉伸关节囊或韧带，而是在向它们施压。假以时日，这些被施压的组织也许会被拉长，也许会变强壮，但在任何一节阴瑜伽课上，练习目的不一定是让任何组织被拉长。换言之，在瑜伽练习中，重点是施压，而不是拉伸。如果体式练习过程中及结束后都没有感到任何疼痛，包括练习后的 24 小时内也没有任何不适，那结果就是拉伸。但关键依然是过程中所施加的压力大小。

当我们在本书中使用拉伸一词，可能是指组织的拉长（例如，我们拉伸肌肉使其变长），或者是指向组织施压的目的是拉长组织。在阴瑜伽练习中，我们一般不会使用拉伸一词，而是说施压。

传统的阴瑜伽

哈他瑜伽作为如今西方最常见的瑜伽形式，是一种身体练习，在 10 世纪开始繁荣发展。哈他瑜伽的作用是让身体做好准备，以进入更高级的瑜伽练习——冥想和内观当中。哈他瑜伽诞生于早期的密宗瑜伽，而后者又借鉴了 2000 年前的古典瑜伽。

从来没有任何一种瑜伽可被当作所有瑜伽流派的起源，也并没有一个可以清晰地展示上千年来瑜伽的各种形式和表达之间关联的树状图。我们需要画出一片森林，才能理解瑜伽完整而多样的历史。能确定的是，哈他瑜伽并没有上千年的历史，但确实是从有着上千年历史的练习中繁衍而生的。众所周知，许多古老的

① 许多肌腱、韧带和其他筋膜结构是有弹性的，理论上可以伸展；当运动方向相反时，这种弹性组织会将能量带回到身体。例如，跟腱是弹性的，以帮助我们完成跑和跳的动作。再如，脊柱后方的黄韧带可以伸长至其静止长度的 50% 或更多，这对脊柱的灵活性而言是一件好事。欲了解更多信息，请参阅我的另一本著作 *Your Spine, Your Yoga: Developing Stability and Mobility for Your Spine* (Vancouver, BC: Wild Strawberry Productions, 2018), 132。

瑜伽都包含了一些基本的身体练习，比如打坐冥想。

你如果尝试过持续静坐约 1 小时，就会知道这并不容易。每天打坐几个小时需要特殊的身心训练来实现。背部肌肉需要变得强壮，姿势需要被纠正，髋部需要打开，头脑需要专注。虽然现存的文献并未表明 2000 年前这些古代的冥想者们做过一些身体练习来为冥想做准备，但我们可以保守地猜测他们确实做了相应的准备。为某一个姿势所做的最好准备就是练习那个特定的姿势！因此，为打坐而做的一种准备就是坐。安静地坐很长一段时间也是一种阴性的练习。我们可以设想，最早的瑜伽体式练习至少大部分都是阴性的。然而，练习方式并没有一直这样留存下来。

少量文献记载了有关 10—18 世纪哈他瑜伽的教学：《哈他瑜伽之光》《格兰达本集》《希瓦本集》等。然而，古代文献不能脱离其他文献来单独阅读，每一本的阅读都需要上师的指导，以确保真正理解书中的内容。书籍的作用更多是作为教学笔记，即真正教学内容的简短提示而已。多数的真正教义是被刻意隐藏起来的，只有在上师觉得学生准备好的情况下才会展示。仅仅通过阅读这些古老的书籍并不能了解瑜伽的身体练习是如何进行的。但可以确定的是，正如前文反复提过的，这些身体练习的目的是让学生准备好进入更深层的冥想练习。

在早期的印度灵性典籍《吠陀经》中，瑜伽并未被定义为一种解脱之路，而体式部分都没有被提及。在瑜伽词义的众多解释中，有一个含义是自律。而与体式（asana）最接近的就是“asundi”这个解释，后者意为用来坐着冥想的一块砖。在《瑜伽经》出现的时代，瑜伽被解释为心灵的练习，目标也是最终的解脱。① 而体式仅是整个练习体系中的一小部分。在《瑜伽经》全部的 196 条经文里，只有两条 ② 提及了体式这个词，并讲到体式应该是“sthira”和“sukham”：稳定而舒适的。与现今在瑜伽课中看到的练习性质相比，这些几乎都属于阴性的特质。当我们保持静止之时，头脑不受身体感受干扰，冥想自然出现。

瑜伽练习的意义就是进入冥想状态，然后从中获得自我实现或解脱。历史

---

①《瑜伽经》是在约公元前 300 年编纂的，传说是由一位名叫帕坦伽利的圣人所著。具体请参阅 David Gordon White 所著的 *The Yoga Sutra of Patanjali: A Biography* (Princeton University Press, 2014)。

② 出自《瑜伽经》，第 2 页第 29 行和第 46 行。

上，不同的瑜伽流派也用不同的方法来达到这个目的。有的流派甚至认为，在肉身中是无法真正解脱的。这些早期的二元性流派主张尽快地脱离肉体的束缚，但一定要以正确的方式。另一些流派则反对这一观点，认为我们既然只能靠身体进行瑜伽或冥想练习，就应该照顾好身体，保持健康。哈他瑜伽流派的重点就是培养强壮、健康的身体，以使瑜伽士每天能够完成几个小时的冥想。在哈他瑜伽中，体式练习的重要性也被强调。无论如何，最终目的都还是可以舒适、稳定地坐更长时间。

《哈他瑜伽之光》一书在 14—15 世纪由斯瓦米・斯瓦特玛拉玛编著。[①] 这本书的内容体量几乎是《瑜伽经》的两倍，在著成之后又被添加了许多注解，是现存最早的关于哈他瑜伽的著作之一。与今天的练习相比，书中包含的体式练习内容也是少之又少，总共只列举了 15 个体式，其中 8 个是坐姿体式。[②] 这些体式的特质都偏阴性，而其他几个体式是非常阳性的。以书中的孔雀式（Mayurasana）为例，你如果看过这个体式，就知道这个体式没有一点放松的或阴性的特征。这 15 个体式中，被称为是至上、重要的一个体式是至善式（Siddhasana），其他体式则没太多用处。[③] 至善式就是一个非常简单的、偏阴性的体式。

《哈他瑜伽之光》中讲到，湿婆神教授哈他瑜伽圣人玛茨茵德拉（Matsyendra）84 个体式。[④] 其他神话称传授了 84000 个乃至 840000 个体式。尽管如此，《哈他瑜伽之光》中只列出了 15 个，并且说明练习它们是为了获得稳定的姿势、健康和轻盈的身体。[⑤] 任何有关哈他瑜伽的文献中都没有提到保持姿势的时间，这就说明了上师指导的必要之处。然而，我们可以猜想一下，简单的坐姿体式要保持很长时间，而更需要力量的体式——如孔雀式，则保持较短的时间。在坐姿体式中，风或呼吸（vayu）通过呼吸控制法（pranayama）得到练习。莲花式（Padmasana）是练习呼吸控制法的推荐体式。[⑥]

① 请参阅 Georg Feuerstein, *The Shambhala Encyclopedia of Yoga* (Boston: Shambhala, 2000), 121。

②《哈他瑜伽之光》实际上描述了其他用于调息法或身印的姿势，但这些姿势并没有被明确列为体式。

③ 请参阅 Swami Swatmarama, *The Hatha Yoga Pradipika* (Seattle, WA: Pacific Publishing Studio, 2011), I-43。

④ 同上，I-35。

⑤ 同上，I-19。

⑥ 请参阅 Swami Swatmarama, *The Hatha Yoga Pradipika*, II-7 和 8。

随着时间的推移，后来的文献扩大了体式的数量。传说写于 17 世纪末的《格兰达本集》描述了 32 个体式[①]，其中 1/3 看起来是偏阴性的，2/3 是偏阳性的。自此开始了一种趋势：阳性体式多于阴性体式。后来的《希瓦本集》列出了 84 个体式。进入英国殖民时代后，印度文化开始受西方影响，学校教育也有所改变，瑜伽体式与体操相融合。摔跤、体操和其他运动融入并促进了瑜伽体式的练习。到了 20 世纪初，瑜伽又出现一个全新的变化：哈他瑜伽的体式练习从一对一教学，转变为在一个小教室里的常规授课；体式练习的目的从让身体为长时间静坐准备转变为培养健康的身体。另一个创新也发生在这个时期：拜日式，这个完全独立于瑜伽的练习，被纳入瑜伽体式。[②] 阳瑜伽的时代就此来临。

阴性体式并不是消失了，而是减少了：艾扬格（B. K. S. Iyengar）在 1966 年出版的《瑜伽之光》（*Light on Yoga*）一书中建议，应该保持卧英雄式（Supta Virasana）10 ~ 15 分钟。[③] 这其实就是阴瑜伽的练习方式，他只是从来没使用过这个术语。来自美国的西奥斯·伯纳德（Theos Bernard）是 20 世纪中期非常受欢迎的哈他瑜伽老师，他也建议长时间保持各种体式。问题是，虽然体式范畴中仍保留着阴性练习，但它们处在被边缘化的境地，大众练习更偏向于阳性。二者并无好坏之分，它们的性质完全不同。要想长时间坐着处于深度、不受干扰的冥想中，我们需要一个灵活而强壮的身体。尤其是髋部和下背部，它们需要通过专门的阴瑜伽练习来打开。然而，能强健心脏并使我们的肌肉更灵活、强壮的阳性体式肯定也大有裨益。

在 19 世纪末至 20 世纪初，人们越来越注重阳性体式，同时阴性练习也并不罕见，不只在瑜伽练习中才出现。从古至今，运动员、舞蹈家和体操运动员一直在训练中利用长时间保持静态姿势来帮助提升灵活性、扩大活动范围。阴瑜伽能成为一种独立的练习主要是源自保罗·格里利的贡献，他在 20 世纪 90 年代意识到，阴瑜伽可以从广义的瑜伽课中提取出来，自成一派。他是阴瑜伽课程的创始人，课程包括开始冥想、反体式、禁忌和休息术。在保罗之前，阴瑜伽只是常规

---

① 请参阅 Georg Feuerstein, *The Shambhala Encyclopedia of Yoga*, 105。

② 请参阅 Elliott Goldberg, *The Path of Modern Yoga*。

③ 在阴瑜伽中，卧英雄式被称为鞍式；请参阅 B. K. S. Iyengar, *Light on Yoga* (New York: Schocken Books, 1979), 125。

体式练习中的一小部分。保罗是首位单独教授阴瑜伽的人，他也研究了阴瑜伽的可贵价值。

正如生活中的事物一样，和谐来自平衡。通过阴阳结合，实践中的进步更有保证。但是为什么我们称之为“阴”瑜伽呢？阴不是一个印度词语，而是一个汉字。这两个术语的交集是从哪里来的？让我们从中国或道家的角度来看看身心练习同时期的发展。

道家理论

几万年前，在所有文化中，萨满教开辟了灵性之路。在印度，萨满传统演变成了我们一直在研究的瑜伽实践和哲学。但这种演变并不局限于印度河、萨拉斯瓦蒂河（现已消失）和恒河流域。在欧洲（特别是希腊）、中东和中国也有同样的发现。几个世纪以来，尽管旅途距离遥远且困难重重，但知识还是被不同文化萃取并共享。因此，我们在每个地区的实践和哲学中都发现了类似的概念。然而，它们在各种文化背景下呈现的模式与表达各不相同。

在欧洲世界，精神（呼吸）的概念与印度的生命之气（呼吸）有对应关系。在中国，生命能量被称为“气”。“气”只是中国医学实践中几个核心概念之一。这些概念是从当地的精神实践演变而来的，后者又被统称为道家。①

道家有多种形式方法来实践其教义。道有时被个人化为神，但它最常被泛化为一种仁慈但无私的力量：宇宙法则。顺应道而生活，你将受益；违背道而生活，你会受苦。

大多数西方人都是通过老子的著作《道德经》了解“道”的。②《道德经》中讲到，万物皆由道而生。道可道，非常道。每当你试图在一个概念中抓住宇宙的本质时，你就会错过你试图命名的全部。道是无穷无尽的。只有道是长存的、不变的。

---

① 道家在英文中通常拼写为“Taoism”，但由于它的中文发音应该是“d”而不是“t”，所以我采用了“Daoism”的拼写。

② 道（Dao）是道路。德（De）的意思是“美德”，但经常被翻译成“能量”。经（Ching）是一本书或一个故事集。

既然万物都是道的一部分，那么地球、天空、河流、山脉、星星和人类也都是道的一部分。人性不在这一切之外，也是其中的一部分。[①]《道德经》中有句话说："功成身退，天之道也。"阳是行动，阴是退去。道是两者之间的平衡。

在老子的道家理论中，圣人是修行生命的人。圣人修身养性的方式包括：调节呼吸，磨砺身体，获得健康，管理内部能量——包括性能量。除了修身之外，圣人还要遵循道德原则，通过冥想养性。饮食也是建立和保持健康的重要组成部分。通过所有这些实践，圣人寻求改变身体和心灵，以恢复青春和活力，能够平和地生活。

五大体系

道家有五大体系。它们有时是矛盾和混乱的，特别是对具有不同文化背景的人来说。一个体系中的许多实践在其他体系中也有应用。因此，这些体系之间的界限不是十分固定且最终成型的。

1. **仙神道学**：这是至今仍在为人实践的最古老的道家形式。在这种实践中，修行者通过调用自然元素和精神的力量来获得健康、财富和后代。
2. **占卜道学**：这一体系基于对宇宙和生命模式的理解。了解宇宙是如何运作的，能使我们与宇宙力量和谐共处，无论是在天庭还是在人间皆是如此。占卜道学通过研究从地球上看见的星星及星象来帮助我们和谐地生活。《易经》就是一本占卜之书。
3. **仪轨道学**：道学最初只是一种精神实践。与此不同的是，瑜伽始终是个人的灵性实践，而道家的这一分支演变成一种宗教，包括日常和重要的生活仪式，如婚姻和死亡。
4. **行动与因果道学**：通过适当的行动，我们可以积累功德。佛教传入中国后，伦理在精神实践中发挥了更大的作用。但道教并不是从佛教演变而生的，儒家也教导正确行为和道德的价值，并认为善行在今生和来世都会带来回报。

① 这一哲学在伊朗东部的许多教义中得到了呼应，但在西方宗教中，这是亵渎。在这些西方宗教中，人类是造物的一部分，而不是造物主的一部分：我们与造物主之间是界限分明的。这是一种二元论的创造观。东方哲学在很大程度上支持非二元论的观点，即人类是造物主的一部分，造物主亦在我们每个人的内心。

5. **内在炼金术道学：**长生不老是修行的目标。修行者致力于改变他的思想和身体，以实现健康和长寿。在这种实践中，气被认为是健康和长寿的关键。气通过非常严格的实践来收集、培育和传播。如果实践了不正确的方法，则会有危险。这条道学之路需要一位有经验的师父。中医学的发展主要来源于这一体系。

对所有这些道学形式的研究超出了本书的范围，我们最应该关注的是内在炼金术道学这一分支。[①]

内在炼金术道学

印度瑜伽修行者寻求精神永生，旨在从轮回——死亡和重生的无尽循环中解脱。修行内在炼金术道学的道家瑜伽修行者（如果我们可以把这些术语混为一谈的话）正在寻求身体的不朽：他们想要永远活在这个身体里。我们所说的炼金术的形式不是将基础材料转化为黄金，而是将一个正常的身体转化为一个完美的身体。前者只是对真正目标（后者）的隐喻。曾经有一段时间，人们研习并尝试外在炼金术，其中涉及大量有毒物质，比如汞。在数百年的中毒致死后，这种形式的炼金术被摒弃，取而代之的是从内部改变的方法。

要想让身体长生不老，一个人需要变得真正健康，而这又需要大量的奉献和努力。虽然听起来不可思议，但我相信这是可以做到的！或者至少，有一些仙人已经长生不老，或鉴于这些道家神仙并不容易被凡人察觉，我们可以暂且假设他们是神话中的人物。当然，许多人相信炼金术道士寻求的真正不朽是在超凡脱俗之后的精神不朽。无论是精神不朽还是肉体不朽，内在炼金术道家的修行都和印度瑜伽修行者的修行一样具有挑战性。

内在炼金术道士们的首要任务是保存自己的能量。人在出生时被给予了一定数量的三种主要能量：生殖能量（称为精），它能满足我们的性欲；生命能量（称为气）；精神能量（称为神）。我们在母亲的子宫里成长时，这些能量正不断发

① 这里引用的是依娃·王（Eva Wong）对道家五大体系的定义。如果你想研究这一领域，可以参阅她的书 *Taoism: An Essential Guide* (Boston: Shambhala, 2011)，这本书是一个很好的起点。

展，思想和身体也已经开始分离。当我们出生时，由于无知，我们开始消耗自己的精力。每当想到性的时候，我们就会损耗生殖能量；气通过我们的情绪泄漏出来；当思想流动时，我们的神就被消耗了。这些精、气、神的泄漏削弱了我们的能量，导致疾病，最终造成死亡。[①] 通过炼金术练习和内部转化，我们可以重建原有的能量储存，也可以恢复健康和长寿。

炼金术道学注重阴阳能量的刺激和平衡。阴性能量是龙；阳性能量是虎。为使阴阳结合，我们必须清除全身所有的阻塞，如此一来这些能量才能在三个能量中心处联合起来，这三个中心被称为丹田。[②] 刺激这些能量的过程涉及我们的呼吸。快速的呼吸将把阳火引向中上丹田，缓慢而柔和的呼吸将刺激阴性能量来孵化我们的内在能量。

转变修行包括身体和精神两方面，以改变我们的骨骼结构和精神状态。在精神变化之前，我们必须修炼身体的变化。修行的工具包括一系列磨砺身体的练习：易筋、按摩、武术以及更广为人知的太极拳和气功练习。一旦这些基本训练成功，炼金术士便会继续转化他的内力。他们会将储存在肾脏中的生殖能量提炼并转化为生命能量，包括腹部区域的练习，以及将性欲降至最低的精神修炼。修行中必须小心，不能被消极情绪（如愤怒、恐惧、沮丧或悲伤）损耗能量。此后，炼金术士已经准备好进入最后阶段：将生命能量转化为精神能量。这一过程需要冥想。头脑必须清空，所有二元性的迹象必须熄灭。现在，主体和客体、思想者和思想之间没有区别。

当道法足够精进时，炼金术士就准备好开始通过一种称为微观轨道的实践来循环能量（在第 7 章中有描述）。如果能量流动的所有障碍没有被清除，或者如果精神或感官受到刺激，炼金术士将不会成功。20 世纪 30 年代，理查德 · 威廉姆（Richard Wilhelm）[③] 在其翻译的《太乙金华宗旨：中国的生命之书》（*The Secret of the Golden Flower: A Chinese Book of Life*）中描述了“光之始回”的好

---

① 请参阅 Eva Wong, *The Shambhala Guide to Taoism* (Boston: Shambhala, 1996), 173。

② 下丹田位于腹部，也就是肚脐周围。它是能量的主要所在。修行者在腹部发现了火（阳性能量），生殖能量由此转化为生命能量。中丹田位于胸部，在这里，生命能量转化为精神能量。上丹田位于眉心，这里也是瑜伽中第六脉轮的位置。在这里，精神能量被收集、储存，最终与道本身的原始之气融合。

③ 威廉姆被称为“发现中国内在世界的马可 · 波罗”。

处。《太乙金华宗旨》在8世纪被写下来之前，已经被口头传播了几个世纪。威廉姆写道：

> 如果生命力向下自然流动，也就是说，没有被迫或受阻进入外部世界，灵气就战胜了怨气，但由于“灵体”或“金花”没有被开发，那么在死亡时，人的自我会丢失。如果生命力被引导“倒流”，即被节约，并使其上升而不是被消散，那么怨气已经胜利，自我在死亡后依然存在。然后，它被神灵所拥有。一个一生都坚持节制的人可能会达到“金花”的阶段，然后将自我从对立的冲突中解放出来，它再次成为道的一部分，不可分割的伟大的一部分。

最终，修炼成功了！不朽是通过改变身体、管理能量和冥想的内在炼金术实践来实现的。炼金术士在修行中还会使用很多草药并遵循特定的饮食规则，生活方式也需要改变。这并不是一条容易的道路。

修身

易筋？那是什么东西？我们如何易筋？为什么这一点如此重要？好问题。道家使用的术语在我们西方人耳中听起来很熟悉，但它们并不完全对应我们所理解的含义。例如，西方常说的器官一词指的是在身体某一特定区域执行特定功能的身体分化组织。然而，对道家来说，脏腑①不仅指我们所熟知的身体器官，还指其散布在全身的功能。同样，道家眼里的血液不仅流经我们的静脉，还流经我们的经络，滋养我们的筋。筋不仅仅是连接肌肉和骨骼的结缔组织，在道家理论中，筋包括韧带、肌肉、筋膜、神经及其他软组织。②

易筋是针对各种组织的练习，包括对这些组织施加压力、强健和按摩。易筋不仅针对肌肉，还针对关节和韧带。其目的是恢复我们自然、动态的状态，并且建立原始或最佳的身体活动范围。道家修炼身体的方法包括阴阳两种形式的练习，就像最初的哈他瑜伽一样。

---

① 注意，为了区分一个词的西方名称和与其相近但不确切对应的道家术语，我在英文书中将对应的道家术语大写。

② 请参阅 Eva Wong, *The Shambhala Guide to Taoism*, 212。

骨骼锻炼包括一种叫作“洗髓”的技术。这种技术并不是真的提取骨髓以进行清洁，然后再把它吸回骨骼中。此“髓”非彼“髓”。洗髓会缓慢、平滑地对关节和骨骼施加压力，用一种阴性的方式来强化骨骼和关节。也有更阳性的方式，包括敲打和研磨骨头，但这种技术相当深奥。

在修身练习中，呼吸也很重要。修习者采用的是腹式呼吸，自然而非强迫的，具体包括嘴呼吸、鼻呼吸、嘴呼吸和鼻呼吸结合、通过会阴呼吸，以及其他一些更深奥的练习。龟式呼吸是值得注意的：鉴于乌龟寿命那么长，它们一定有延寿妙法。它们蜷缩在壳内时，呼吸非常轻。事实上，它们几乎都没有在呼吸。①

我相信大家对道家中的一些经典练习是非常熟知的，比如太极拳和气功。这些练习看起来像是慢动作版健美操，但实际上它们是为了在身体内部传递能量而设计的。它们结合了伸展、呼吸和冥想。它们可以在坐着、站着甚至走路的时候进行。如果我们的筋健康而柔软，如果我们的能量通道是开放的，那么这些练习将促进内在能量的流动。

① 巧合的是，印度瑜伽中也有同样的解释，一个人生来的呼吸量只够其活到 108 岁。如果我们呼吸得太过急促，一生中的呼吸配额很快就会被用完，也就不会活到那个美好的年龄。许多人已经认识到放慢呼吸是长寿的关键，就像海龟一样。在第 7 章，我在介绍阴瑜伽中的呼吸法时将再次回到这个话题。

第 2 章
阴瑜伽练习要旨

如何练习比练习什么重要得多。很多时候，学生强迫自己摆成扭曲的姿势，而不考虑他们所做的是在帮助还是在伤害自己。他们被小我控制了，而小我想要在别人面前表现出众。瑜伽从来不是一项竞技性运动①，它是一种内在的练习，旨在建立觉知、不执、平静和满足感。我们不是利用身体进入体式，而是利用这个体式进入身体。加以正确地练习，瑜伽可以提供许多生理上的好处，同时提供深层的内心平静和年长瑜伽练习者所珍视的洞察力。我们只需要带着正确的意图，用心练习。

在本章中，我们将讨论如何练习阴瑜伽。在第 3 章中，我们将了解阴瑜伽中最常用的体式。阴瑜伽的体式远不及阳瑜伽的体式多，最多可能有 36 种体式（不包括变体）。第 3 章会介绍最常见的体式，并详细讲解它们，包括变体、替代选择和一些禁忌。

在第 4 章中，我们将继续探索几个序列，这些序列只是根据主题或目的将体式按逻辑顺序衔接在一起。其中采用的体式不会调用阴瑜伽中的每个体式，这些串联也不是非常全面、穷尽的。② 阴瑜伽虽然一般针对下半身，但实际上可以应用于任何部位。在第 5 章中，我们将简要介绍一些针对上半身的阴瑜伽练习，以

① 也就是说，瑜伽直到 20 世纪初才成为一项竞技性运动。现在还有瑜伽比赛，这是一个有趣的悖论。

② 在 YinYoga.com 网站论坛中，瑜伽老师和学生提供了自己喜欢的序列。请随意查看并分享你最喜欢的序列。

及可能从阴瑜伽受益的特殊情况，比如怀孕、膝盖不适和下背部疾病。

如何练习阴瑜伽

> ［他自己］坐在……的房间内，没有任何焦虑，［学生］应该按照导师（也称古茹，guru）的指示练习瑜伽。[①]

上面的建议看起来直截了当。但有些人还是不理解："需要什么样的房间?"这个房间大概是：

> 一个约 4 肘尺见方（1 肘尺约为 44 厘米）的小房间，没有石头、火、水等各种障碍物，在一个管理得当、正义有序的国家，那里居住的都是善良的人，很容易获取丰富的食物……房间应该有一扇小门，没有孔洞，既不太高也不太低，涂上牛粪，没有灰尘、污垢或昆虫。[②]

显然，针对过去那种条件的建议对现在的我们来说可能并不适用。因此在练习路上，一位好老师的教学是无价的，他须能解释昔日古茹的教导和意图，并以现代的方式将这种教导传授给我们。在印度，白天气温较高，有时酷热难耐，体式练习通常在清晨进行。那么清晨便是做阴瑜伽的最佳时间吗？下面我们来探讨一下这个问题。

何时练习阴瑜伽

凡事没有绝对。何时练习阴瑜伽这个问题没有唯一的答案，它取决于我们希望通过练习实现什么目的，也就是我们的意图。

我们可以在以下时间做阴瑜伽练习：

- 当我们的肌肉处于冷却状态时（这样它们就不会从深层组织中分走压力，我将在第 6 章中对此做出解释）。

---

① 请参阅 Swami Swatmarama, *The Hatha Yoga Pradipika*, I-14。

② 同上，I-12 和 I-13。1 肘尺是男人前臂的长度，从肘部到指尖，约 44 厘米。这就意味着你至少需要 2 米见方的练习空间（500 年前的瑜伽修行者身高显然不会超过 1.8 米）。

- 清晨（当肌肉更容易冷却时）。
- 晚上睡觉前（在睡前看可以使头脑平静）。
- 在积极的阳性练习之前（同样，在肌肉变得过热之前）。
- 春季或夏季（与一年中自然的阳性天气相平衡）。
- 当生活变得非常忙碌时（平衡生活中的阳性能量）。
- 长途旅行后（旅行是阳性的，即便我们经常处于坐着的状态）。
- 在月经周期中（为了保存能量）。

我们可以设定一个目标，使阴瑜伽练习对我们的关节和结缔组织产生的生理益处最大化，或者使我们情感或心理上的益处最大化，以深化正念练习。或者我们可以着眼于能量层面，以增加能量流动或消除能量障碍为目标。根据我们设定的意图，最佳练习时间可能会有所不同。

生理层面上，阴瑜伽练习的目标区域是深层结缔组织。如果肌肉是温暖而活跃的，它会承受体式中的大部分压力，因此练习阴瑜伽的目的是让肌肉放松，并让深层组织得到应有的锻炼。当我们选择在清晨做阴瑜伽练习时，肌肉还没有苏醒，这也可以解释为什么我们刚醒来时会感到身体有些僵硬。[①] 同样，在积极的阳性练习之前先进行阴性练习，可以稍后让压力深入我们的组织。

到了一天的结束之时，我们的肌肉已经经过充分的热身，达到了最柔韧的状态。在这个时候进行练习的话，对身体层面的益处会更少，而对心理层面的益处会更大。白天的活动是阳性的，睡觉前的阴性练习可以平衡这种能量。同样，春季和夏季是一年中较为阳性的季节，这两个季节也适合练习阴瑜伽。当生活忙碌时，或者当我们花很多时间旅行后，人都会处在相对阳性的状态下。我们如果选择在这些情况下培养阴性能量，便可以获得平衡。

然而，当我们已经非常平静时，就不推荐阴瑜伽的练习。在阴沉、黑暗、潮湿的冬日里，当我们坐在书桌前长达 8 小时后，更活跃的阳性练习比阴性练习更能创

① 通常情况下，醒来后立即做任何剧烈运动都不是一个好主意。由于渗透作用，椎间盘会在夜间肿胀，使背部的韧带和筋膜承受更大的压力。如果在早上醒来后的 30 分钟左右练习瑜伽，可能会对这些组织施加太大的压力。腰背部不适的人，如椎间盘突出、椎间盘膨出或椎间盘滑脱患者，晨起首先要注意的就是腰背的屈曲幅度。

造平衡。倾听你内心的指引便会给你最好的答案：此时我需要阴还是阳呢？①

高温阴瑜伽

高温阴瑜伽？这有什么意义吗？难道这不是一个矛盾的措辞吗？高温阴瑜伽教室的常规温度是 78 ~ 95 华氏度（25 ~ 35 摄氏度），与高温瑜伽课程中常见的 105 华氏度（约 40 摄氏度）相比，可以说是一个“较凉”区间。尽管如此，在这样的温度条件下，练习高温阴瑜伽仍意味着肌肉会比较温暖，这似乎与在肌肉冷却时练习阴瑜伽的想法背道而驰。那么，为什么这么多工作室和学生喜欢高温阴瑜伽的课程呢？这还是取决于练习的意图。

我们已经了解，当身体温度较低时，更多的压力会到达韧带和更深的结缔组织（参见第 6 章“凉爽的肌肉与温暖的肌肉”一小节），但这并不意味着当身体温度较高时，对我们的组织施压就毫无益处。在肌肉较暖的情况下，韧带也会受到一些压力。对许多人来说，只有当身体温度够高时，他们才能移动到足够深的位置，从而对他们的目标组织产生压力。换句话说，一些学生需要温度来获得拉伸的感觉或压力。

一言以蔽之，组织的温度越低，体式产生的压力就越多地被深层组织感受到，但这并不意味着以阴的方式对温热的身体施加压力就没有效果。大多数学生可能不会从高温阴瑜伽中获得最大化的生理益处，但他们仍然会受益。而对某些学生来说，只有通过热身才能得到这些益处。

要知道，阴瑜伽的好处不仅仅是身体上的，学生也可以从练习中获得平静——即使在一个较热的房间里，他们也仍然有机会达到极限边缘，变得安静，体会到觉知。事实上，在较热的房间里可能会产生更多需要我们关注的感觉。每次平心静气 3 分钟、5 分钟或 10 分钟，练习正念的机会就会增加，房间的温度升高不一定会降低正念练习的质量。事实上，这也是许多人在瑜伽练习中加入高温阴瑜伽的原因之一——这是他们平静心灵和来到当下的机会。

另一个好处是阴瑜伽中得到的能量刺激。当我们感觉到极限边缘，当体式

① 倾听你内心的声音，注意，要真正倾听！大多数人倾向于做他们喜欢的事，而不是他们需要的事。

姿势开始挑战我们的身体，组织都会受到压力。这些压力产生机械、电和化学信号，这些信号通过身体传播，并且改变了传递这些信号的组织的质量。在东方，这些信号被称为普拉那（prana）或气（chi），它流经经脉或经络。道家称机械刺激为穴位按压。即使在很热的房间里，身体也能感受到穴位按压，从而刺激能量流动。

虽然在凉爽的环境中练习确实可以使人获得更多的生理益处，但这并不意味着在温暖的房间里练习阴瑜伽就不健康或无益。高温阴瑜伽已经流行的事实证明了人们正在从这种练习中受益。但一些人仍有疑虑：在较热的房间里，组织是否存在压力过大的危险？当然了，任何事情都可能过犹不及。然而，与高温阴瑜伽相比，高温阳瑜伽的风险更大，因为高温阳瑜伽的动作比阴瑜伽的动作更剧烈、更动态。无论在冷或热的房间里，学生们都必须随时保持警觉，聆听他们身体的声音，并尊重这些信号。从本质上讲，如果你喜欢待在温暖的房间里，那就没有理由拒绝高温阴瑜伽，享受它吧！这比不做任何阴瑜伽练习要好。

练习之前

尽管阴瑜伽被认为是比阳瑜伽更为温和的练习，但练习者仍需考虑一些常见的注意事项。请注意，这不是一份详尽的清单。如果你有问题，请咨询瑜伽老师或医疗专业人员。

- 如果你怀孕了或有严重的健康问题，如关节损伤、近期做过手术、癫痫、糖尿病或任何心血管疾病（尤其是高血压），一定要与你的医生讨论你练习瑜伽的目的。
- 练习时不要喷香水或古龙水。有意识的呼吸是练习的一部分，你不会想深深地吸入这些干扰性的气味。
- 至少提前 1 ~ 2 小时不吃任何东西，练习前至少 3 小时内不吃大餐（如果是做阳性练习，练习前需留出更长的消化时间）。
- 在开始之前，洗个澡会更好；排空大小便；这些都是常规清晨仪式的一部分。起床后给自己至少 30 分钟的准备时间，再开始任何形式的瑜伽练习。

- 如果你已经筋疲力尽了，那么确保练习的简短和温和。
- 如果你刚晒过日光浴，请避免练习。长时间日光浴会耗尽身体的能量。身体在承受进一步的压力之前应先得到恢复。
- 取下手表和任何在身上绕成完整圆圈的金属物品。[①] 如果可以，也请取下眼镜。
- 穿着宽松、舒适的衣服，以免身体受到限制。
- 练习不会在体内产生热量，因此可以多穿几件衣服，套双袜子。同时让房间比平时暖和一点。
- 在身边准备靠垫、砖块和毯子，便于垫高身体，以进行大多数的前屈体式和冥想。
- 排除明显的干扰：关掉手机，把猫或狗放在另一个房间，告诉家人你需要一些安静的时间。
- 避免气流和冷空气的流动。

最重要的是，以放松的方式练习。如果你在练习后马上有事情要做，最好提前结束练习，这样你就不会感到匆忙。不要期望有一个“完美的练习”，这种期望可能适得其反。尽你所能做到最好即可，让结果顺其自然吧。

功能性瑜伽

通常，在瑜伽课上，老师的口令中会隐含对体式的关注。这是理所当然的，因为体式是我们练习时使用的工具，但任何体式背后的意图都应该在身体上产生对应的效果，而不该只是简单地模仿姿势或让体式看起来令人惊叹。这是功能性瑜伽和美学瑜伽的主要区别。当老师或学生自己开始根据体式的外观而不是感觉来判断体式时，练习的意图就不再是以健康为主。你在一个体式中所呈现的样子是无关紧要的，你在这个体式中的感觉才是重要的。

你如果想练习功能性瑜伽，则要熟悉一个重要的概念：目标区域。目标区域

① 金属圈会干扰电磁能量流，后者可能是气的一种形式。

是我们想要关注并施以压力的任何身体部位，可以是肌肉、关节、筋膜群、肌群，甚至是内脏器官。这个概念可以扩展到身体层面之外，比如调动能量、体察感觉或深化冥想。采取这一思路，你的瑜伽练习就会很自然地从纯粹的美学或表演性质，发展为功能性的练习。如果你的目标是最大限度地发挥自己做某些体式或体操动作的能力，那么你可以继续进行美学瑜伽练习，但如果你做瑜伽的目的是恢复或保持最佳的健康状态，那么功能性的练习则是必经之路。无论修行方式是阴性或阳性，这个选择都适用。

按照功能性方法进行瑜伽练习前要了解三个重要问题：

1. 你试图影响哪些目标区域？
2. 你在目标区域的实际感受是什么？
3. 如果在体式中找不到感觉，你如何改变姿势以产生你想要的感觉？

即使身体顺位不够完美也没什么问题，随意、自在地移动身体。在体式中来回动动，看看这些轻微或剧烈的调整是否让你产生了想要的感觉（一旦找到了想要的感觉，就要保持静止）。记住，只要动作不产生任何疼痛，体式看起来如何并不重要，谁会在乎你看起来如何呢？让身体接近极限。有时候，你需要的调整可能非常微小，也许仅仅使用一块瑜伽砖或一个抱枕就能提供你找到极限所需的支撑。但有时候，你需要做的是后退一点。令人惊讶的是，对于一些人来说，在体式中稍微后退一些会比达到他们移动幅度的极限产生更多的感觉。例如，在蜻蜓式中，你不必总是让双腿最大限度地分开。保持双腿靠得更近可能会影响到多年来一直被忽视的内收肌群。

如果调整体式没有效果，不妨尝试其他能帮助你在目标区域获得感觉的体式。例如，如果你在鞋带式中感受不到臀部外侧的拉伸，但你的目标区域是臀大肌和髂胫束，那么你可以尝试方块式。如果方块式也没有效果，可以再尝试盘根式和仰卧扭转式。不断尝试，直到找到你想要的感觉。

阴瑜伽练习的三个原则（Tattvas）

梵文“Tattva”的意思是一个事物的本质，比如其基本概念或主要性质。萨拉·鲍尔斯提出三个非常简单、有效的阴瑜伽练习原则：

1. 以适当的深度进入体式。
2. 下定决心以保持静止不动。
3. 保持体式一段时间。

在练习时记住这三个原则，一切都会变得简单。第一个原则适用于任何瑜伽体式，通常被称为“探索我们的极限边缘”。

探索我们的极限边缘

阴瑜伽练习的第一个原则是：每次进入一个体式时，到达身体感受到明显阻力的深度即可。不要试图尽可能深地进入体式。给身体一个敞开自我的机会，并等待被邀请进入得更深。30 秒或 1 分钟后，身体通常会放松，然后你可能就会进入更深的位置，但也并非总是如此，你需要倾听身体并尊重它的要求。

把你的意志和你的身体看作两个舞者，它们相伴舞蹈。许多刚开始学习瑜伽或有经验的瑜伽学生将这两者的关系变成了一场摔跤比赛——思想与身体的较量，迫使身体做出它正在抗拒的姿势。请记住，瑜伽是舞蹈，不是摔跤比赛。

阴的本质是臣服。阳是为了改变世界，阴则是接受世界的本来面目。没有哪一个更好的说法。的确，有时改变世界是恰当的，甚至是必要的；而其他时候，最好让事情以自然的方式呈现。修行阴瑜伽的一部分目的就是学习这种臣服。

在下面一段不确定来源的祈祷词中也体现了这种哲学。这段话在世界上流传了大约 100 年[①]，谈到了平衡阴阳的挑战：

神啊，请赐予我平静，接受我无法改变的事物。

请赐予我勇气，改变我能够改变的事物。

---

① 这段话已被匿名酗酒者协会采纳，被称为宁静祈祷。维基百科声称这最初是由神学家莱因霍尔德·尼布尔（Reinhold Niebuhr）在 20 世纪 30 年代或 40 年代初写的一段话。

请赐予我智慧，让我知道两者的区别。

生活中的和谐或平衡来自这种智慧，这种智慧必须通过我们自己的体验去获得和学习。我们的第一个练习原则就是获得这种智慧的机会。倾听你的身体，试图到达你的极限边缘。当身体打开并邀请你进入更深处时，接受邀请并进入下一个极限边缘。一旦到达新的极限边缘，再次停下并等待身体的下一次敞开。

以这种方式，我们不断探索自己的极限，等待每一个新的邀请。我们在极限边缘的位置轻柔地、流畅地呼吸着，就像冲浪者在大海中冲浪一样。冲浪者不对抗海洋，而是顺应着波浪起伏。

当你进入体式时，放下自己应该是什么样子的期望。在西方的瑜伽实践中有一个破坏性的迷思：我们仿佛要在每个体式中达到一个标准的形态，也就是说，看起来要像瑜伽杂志封面上的模特。为了消除这个迷思，我们应该记住下面的箴言：

我们并非用身体进入体式，
而是通过体式进入我们的身体。

到达极限边缘后，暂停。感受身体内部如何。如果你能感觉到身体被拉伸、挤压或扭曲，这个体式就是有效的。实践中还要牢记的另一句箴言是：

有所感，即有所为。

如果你已经感觉到明显的拉伸、挤压或扭曲，就不需要再进一步。走得更远是小我的驱使，待在原地才能拥抱阴。

这不是打退堂鼓和不去深入体式的借口。我们探索极限时，会遇到巨大的阻力，这会带来一些不适。阴瑜伽并不意味着舒适，它会带你走出舒适区。尽管大脑迫切地请求身体离开体式，但这种练习的大部分益处恰恰就来自于停留在这个非舒适区。这也是练习的一部分。

只要没有感觉到疼痛，就继续保持停留。疼痛是退出体式的返程票——一个我们正在拉伤自己的身体或快要拉伤的信号。练习中不应出现灼热感、刺痛、放射性疼痛，如有，练习者应立即退出体式。而发麻、微痒的感觉是可以接受的。

没有老师能知道你的感受，所以在这些时候要做自己的导师，开启你的内在智慧。

金发姑娘和三只熊的哲学

还记得金发姑娘和三只熊的故事吗？金发姑娘发现熊妈妈的床太软，熊爸爸的床太硬，但熊宝宝的床刚刚好。金发姑娘的哲学不是指某个具体的姿势，而是对我们在体式中深入程度的建议，以确保我们的最佳健康状态。注意：这里不是在谈论最佳表现，而是我们必须理解的平衡。无论何时，我们都需要清楚自己练习瑜伽的意图。我们是在追求最佳健康状态，还是在努力实现某些运动表现目标？运动员、舞蹈家和体操运动员总是努力最大限度地增加他们的活动范围，但这并不意味着他们正在变得更健康。恰恰相反：许多运动员和舞蹈演员在晚年都有严重的关节问题，因为他们年轻时为了获得最佳运动表现而对身体施加了危险的压力。

金发姑娘和三只熊的哲学告诉我们，为了达到最佳健康状态，体式的深入程度不宜太高也不宜太低。图 2.1 显示了一条典型的 n 形曲线，该曲线说明了超出极限的危险。如果我们对组织施加的压力太小，它们就会萎缩——所有生物都需要一定的压力才能保持健康。然而，如果我们施加太大的压力，组织就会损耗。许多科学研究已经证实了这条 n 形曲线的合理性。[①] 为了获得最佳健康，我们需要找到一个体式中肌肉张力“恰到好处”的地方——不要太深，这会导致损耗；也不要太浅，这会促进萎缩。

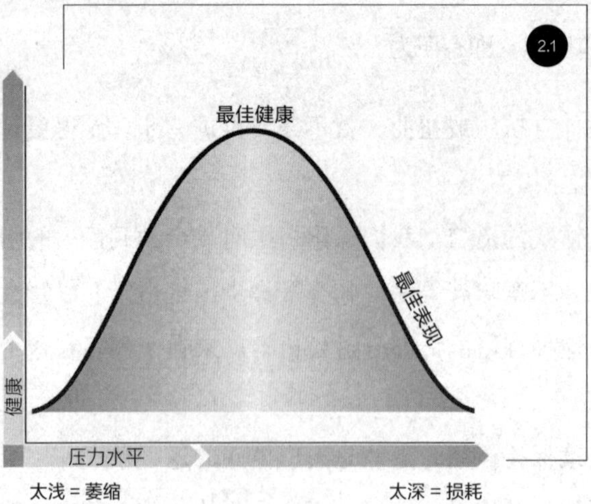

反脆弱

人类具有反脆弱的特性。反脆弱是指从随机、压

① 请参阅 Stuart McGill, *Low Back Disorders* (Champaign, IL: Human Kinetics, 2002), 32。

力和无序中获益的一种特性。以我们的骨骼为例，木头会随着时间的推移而分解（木头是脆弱的），而我们的骨骼会因为经受反复的压力而变得更强壮，骨骼是反脆弱的。在一定程度上，骨骼会随着压力的增加而变强。脆弱的事物在混乱和变化中会受尽磨损。机器——如计算机或汽车——就是脆弱的，它们会随着时间的推移和累积的压力而受到磨损。在能够承受的一定范围内，活着的有机体则会因压力而变得更强壮。

人不是一台机器。压力（在一定程度上）使你更强壮，而不是更虚弱。人是反脆弱的。如图 2.2 所示，当压力增加到图上 B 点所示的极限前，你会持续收获健康。如果超过了极限，你就会失去平衡而变得脆弱。然而，长期处在没有压力的状况下也会降低你的健康水平。待在 A 点可能很舒服，但并不健康。舒适是压力的反面。现代生活倾向于寻求无压力的环境，在那里我们感到舒适，但这带来了可怕的代价：脆弱。换句话说，舒适是脆弱的！

建议受伤的人对受伤部位施加压力，似乎与我们的直觉背道而驰。显而易见的做法是让它休息，好把所有的压力从受损或虚弱的组织上释放出来。虽然这很舒服，但我们为这种舒适付出了代价：受保护的组织会萎缩，变得更加不健康。我们需要一些压力，但在受伤的情况下，压力过大和压力不足之间的界限很狭窄。在处理受伤的组织时需要非常小心，以确保我们不会做得过度，但我们仍然需要使组织承受一定的压力。金发姑娘和三只熊的哲学在此颇为适用。是的，我们可能会因为过度施加压力而损坏关节，但这并不意味着另一个极端——休息——就会更健康。从不对关节施加压力会导致组织萎缩、病症和脆弱。我们必须找到不太多也不太少的中庸之道。一句流行的谚语总结了反脆弱的现实：“用进废退。”

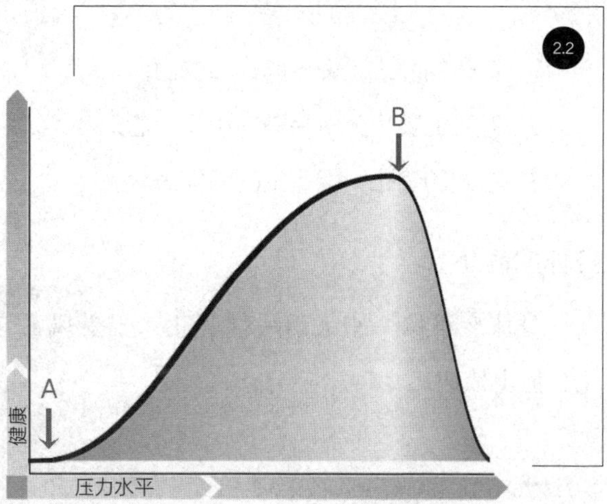

其他极限边缘

极限边缘不仅仅是身体上的，还有情感和精神上的。某些时候，你可能会不知缘由地无法深入，以避免痛苦的记忆、想法或感觉泛滥。这说明你可能还没有准备好。无论它们在哪种压力程度下出现，都请尊重你的极限边缘，最重要的是，注意到它们的存在。

探索极限边缘并不总是非要“更进一步”。通常，我们会向前走，停下来，或者后退一点，等一等，然后再往前走，或者就停在那里。我们的极限总是在变化，今天的可能与昨天的已经大不相同。我们的身体也在变化，某几天组织中存留的水分比其他几天更多。[①] 水分影响我们的灵活性。我们的极限边缘不会每天都在同一个地方。接受这些变化，接受出现的所有情况。接受是阴的本质。

下定决心以保持静止不动

阴瑜伽练习的第二个原则是静止不动。我们一旦找到了极限边缘，就可以停留在体式中并静止不动了。这需要我们的决心和承诺。无论头脑中产生什么样的冲动，无论身体中产生什么样的感觉，我们都必须保持静止。

但这一原则有两个例外。第一，如果我们感到疼痛或者很难继续保持这个姿势，我们就应该适当动一动。第二，如果身体已经打开并邀请我们走得更深，我们也可以动一动。除非出现这两种情况中的一种，否则就继续保持完全静止。

我们寻求的是三种静止：

1. 身体的静止，像一座雄伟的山。
2. 呼吸的静止，像平静的山间湖泊。
3. 心灵的静止，像天空的深蓝。

身体的静止

身体变得像一座大山一样静止，不受风云变幻的影响。云来云去，雨雪融化，但山依旧。

---

① 对女性来说尤其如此，她们的身体在月经周期中会发生变化。

身体静止意味着肌肉不再活跃。我们的每次移动都涉及肌肉活动。对应地，肌肉也会自然地完成伸展运动。肌肉的工作之一是保护关节。只有让肌肉保持非常镇定的状态时，才能让拉伸的效果深入关节。

换句话说，请务必放松。为什么？因为当运动时，我们的肌肉需要能量，而能量是通过呼吸获得的。移动身体便会影响呼吸。身体的静止导致呼吸的平静。为什么要这样？

呼吸的静止

这里的静止并不意味着停止，而是让呼吸变得平静、自然、柔和。就像山间的湖面，任微风吹过却依然平静。平静的呼吸是有规律的、均匀的、缓慢的、自然的和非强迫的。

一些学生更喜欢在他们的阴性练习中使用柔和的乌加依（ujjayi）呼吸控制法。[①] 这完全没问题。阳性练习中的乌加依呼吸控制法可能会在湖面上掀起波浪。柔和的、有节奏的、海洋般的呼吸声将有助于平静心灵。[②]

你的呼吸不需要浅或短，而应该是有规律的和非强迫的。你可以尝试将每次的吸气和呼气延长到 4 秒或更长时间。吸气和呼气之间可能会出现自然停顿。呼吸之间的停顿即是最深层次的寂静。允许呼吸平和而缓慢，但不一定很深，方能使这种寂静呈现。

一旦呼吸变得安宁，更深层次的寂静就会出现。

心灵的静止

很久以前，瑜伽修行者注意到用头脑控制心灵是非常困难的。这好比日本武士的禅修，修行需要极大的意志力。然而，呼吸可以帮我们到达心灵的一扇后门。心灵和呼吸就像同一池水中的两条鱼：一个移动，另一个也随之移动。如果我们的心烦躁不安，我们的呼吸就会短促而起伏。同样地，如果呼吸短促而起

① 乌加依呼吸控制法是通过稍微收缩喉咙后部实现的，就像你试图对着镜子或眼镜哈气一样。嘴唇紧闭时，阴性乌加依中吸气和呼气时都会发出“哈气”的声音。这声音可能会让你想起树上的风或岸上的波浪。阳性乌加依中的呼气和吸气可能听起来更像科幻电影《星球大战》里面的反派达斯 · 维达发出的声音。在阴性练习中应培养柔和的、听起来像海洋的呼吸。

② 一些科学研究表明了乌加依呼吸控制法的好处。这些内容将在第 7 章中得到介绍。

伏，心就会变得烦躁不安。反之，如果我们放慢呼吸速度，更加均匀地呼吸，思绪和心灵也会减慢波动。

天空永远存在。云可能会挡住我们的视线，但我们知道，在云的背后，湛蓝的天空依然存在。天空是我们真实本性的隐喻。我们很少看清自己是谁或是什么，因为太多的想法和思绪让我们看不清真正存在的东西。只有当思绪的乌云散去时，我们才能看到自己真实的本性。为了清晰地看到本性，保持心灵的宁静是必要的。心灵的静止不能强迫，必须自发产生。然而，我们可以为这种发生创造条件。

要使心灵平静，呼吸必须平静。要使呼吸平静，身体必须静止。当这些条件得到满足时，人是有可能进入深层意识的。这种状态只有通过虔诚和付出才能实现。致力于静止，允许任何出现的事物呈现它本来的样子。

保持体式一段时间

我们到达体式的极限边缘后，静止不动，接下来要做的就是保持在这儿。作为阴瑜伽练习中的目标，阴性组织没有太多弹性，它们也不适合持续性的移动：它们更具韧性，需要长时间保持合理的牵拉力才能得到适当的刺激。

短时间内承受最大压力的练习方式对阴性组织的影响不大。保罗·格里利注意到，篮球运动员经常上下跳跃，对足部韧带施加了巨大的压力，但他们不会出现足弓塌陷，因为足部韧带承受压力的时间非常短暂。他们更容易出现骨折或足部韧带撕裂的问题，而不是足弓形态改变。然而，一名体重 100 磅（45.4 千克）的女服务员每天站立 8 小时，是足弓塌陷的“最佳人选”。她的足部韧带在很长一段时间内都承受着温和的压力。这才是改变阴性组织的条件。

根据练习的风格，阳性瑜伽体式可以保持 5 次呼吸或几分钟。阳性组织需要阳性练习。阴性体式通常至少保持 1 分钟，有时可长达 20 分钟。阴性组织需要阴性练习——对其长时间施加温和的压力能使它们变得更强壮。

但是，把阳性练习和阴性练习混在一起可能是危险的。通过阴性方式锻炼阳性组织会导致其损伤。可靠的教练绝不会建议你试着坚持 5 分钟内用半屈体位举一个沉重的杠铃来加强肱二头肌。肌肉需要反复移动才能变得更强壮。同样，以阳性方式对阴性组织施加压力也会造成损害。从站立体式到轮式的反复练习会使下背部韧带过度疲劳，最终导致韧带磨损。我们必须确保以阳性方式锻炼阳性组织，以阴性方式锻炼阴性组织。

进入多深

每个人的身体都是不同的，但总的来说，施加在组织上的每一个压力都会降低该组织的耐受水平。这就是练习的全部内容：我们对组织施加压力，使其耐受力变得更弱（至少最初是这样）。一旦我们释放压力，组织就会恢复并变得更强壮。如果我们施加过多的压力，或者坚持太久，又或者组织没有足够的休息，那么我们就处于危险之中。

图 2.3 和图 2.4 显示了这三个变量是如何协同工作的。在图 2.3 中，曲线显示了组织在受损前可以承受的压力水平。下面的锯齿线则显示了反复施加的压力（或一个长期、稳定的压力）。横轴代表时间。

请注意，随着反复施加的压力和时间的增加，我们组织所能承受的压力耐受度（顶部曲线）是如何减少的。最终，如果我们继续施压，直至这两条线的交叉点，就会造成伤害。[①] 然而，请注意图 2.4，我们可以看到休息的恢复作用，这段

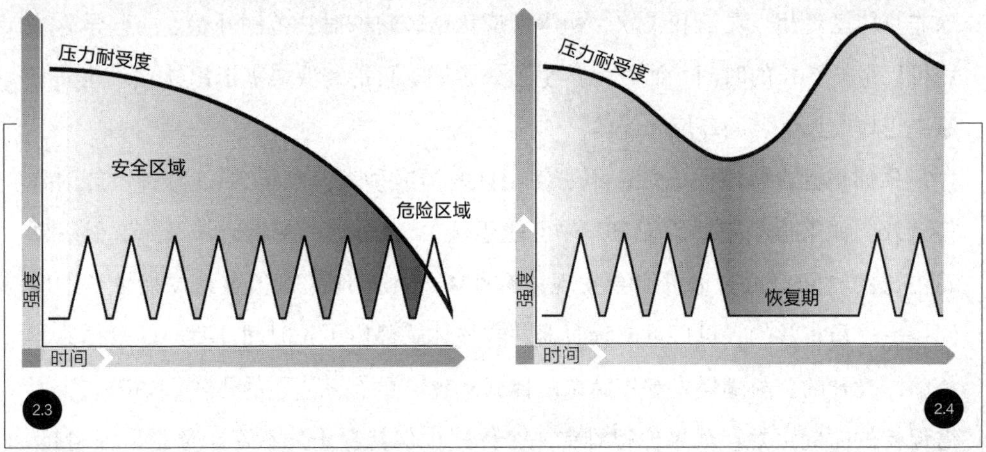

① 两线交叉时产生的压力可以被看成"压垮骆驼的最后一根稻草"。这施加的可能是一个很小的压力，比如弯腰把袜子从地板上捡起来。当受伤时，我们喜欢指责最后一个动作导致了伤害，这也被称为近端事件。事实上，正是我们承受的所有压力的累积为受伤创造了条件。有时，学生会在瑜伽课上受伤，然后责怪老师或瑜伽馆。或者，当员工在家捡起一个袜子并伤到背部时，工人赔偿委员会判定工人的工作不应对这个伤害负责。在这两种情况下，最终受伤来自随着时间的推移而产生的重复性损伤，而不是近端事件。

休息的时间也被称为不应期。

如果我们对组织施加压力，然后使其休息，其耐受水平将超过先前的极限。因此，关键是施加的压力不要过大、过于频繁或保持时间过长而使组织承受的压力过载，而是要让组织有足够的时间恢复并变得更强壮。

无论阴阳，在所有体式中都要遵循金发姑娘和三只熊的哲学。不要进入太深或强度太大（除非你的目标是运动表现而不是健康）。也不要在没什么感觉的位置停留太久。从生理学角度看，在阴瑜伽练习中神奇的配方是时间，而不是强度。深入练习阴瑜伽意味着要尽可能久地保持体式，但不一定要过深地进入一个体式。①

还要记住，任何事都可能过犹不及。不要让你的阴瑜伽体式保持太久，以至于超过组织的承受能力。找到中庸之道。

保持多久

和找到正确的深度一样重要的是，我们还必须考虑保持体式的时长，以获得最大的健康益处。同样，每个人的身体都是不同的，对同伴有用的练习对你来说可能是危险的。给自己一点时间去打开身体：可能需要几周甚至几年的时间。在关于体式的第 3 章中，你会发现一些关于每个体式保持时长范围的建议。比如，除非身体已经相当灵活和柔软，初学者应该从较短的时长范围开始。一些学生当然可以保持更长的时间，而其他学生（如孕妇）可能需要早点退出体式。这完全取决于你个人练习的环境和经验。

你如果独自练习阴瑜伽，不妨使用计时器或秒表，停留 3 ~ 5 分钟可能对你很有效。如果你刚刚开始练习，你可能想从 1 ~ 2 分钟的保持时长开始，然后朝着更长的时间努力。你可能会发现，有些体式比其他体式很容易保持更长的时间——这是正常的，可以重置计时器并在该体式停留更长时间。我们的身体并不是整体打开的。与蝴蝶式等较简单的体式相比，更有挑战性的体式，如鞍式，所需保持的时间更短。如果你很难在一个体式中保持静止，不管计时器是否响起，都请立刻退出体式。

---

① 练习阴瑜伽的过程中，更灵活的学生不需要做越来越难的体式，他们只需要在体式上停留越来越长的时间。

练习频率如何

针对阳性练习，我的建议是每次锻炼之间让肌肉至少休息一天。这是为了让肌肉有机会修复训练过程中出现的微观损伤，并清除代谢废物。根据这一规律，我们可以选择在连续的日子里锻炼不同的肌群：前一天锻炼上肢，后一天锻炼下肢。在阴性练习的世界里，情况完全不同。在阳性练习中产生的废物是肌肉细胞产生能量的结果。阴性练习不会过多调动肌肉，不会代谢我们的能量，因此不需清除或只需清除少许废物。

练习阴瑜伽确实会对结缔组织造成微观损伤，但不像阳性组织那样需要时间来愈合并变得更强壮——研究表明，我们不必在训练之间等待几天来让这种愈合发生。一项针对受损关节治疗压力应用的研究得出结论："临床中针对（非骨性）关节炎伴随被动活动受限的理想治疗方案是轻度拉伸，每周 7 天，每天 24 小时内，尽可能多地进行拉伸，并在关节可以活动后立即开始该计划。"①

这项研究试图证明，卧床休息从来不是从任何疾病中康复的最佳选择，我们需要经常给身体施加压力。② 但是这会做得过度吗？当然，我们做任何事情都可能过度，包括阴瑜伽。然而，想想在年轻时戴牙齿矫正器的人。如果你也戴过的话，可以回忆一下，你每晚睡觉前都把牙套摘掉吗？当然不是。你会一直戴着牙套，几年也不摘下。牙套带给下颌部位的阴性组织（骨骼）压力。这种长期持续的压力虽不是你下巴所能承受的最大压力，但对矫正而言是有显著效果的。时间比强度更重要，阴瑜伽练习也是如此。我们可以每天都这样做，不需要时间恢复，至少对正常健康的组织来说是这样。你如果正受伤、受过伤或有某些特殊情况，则可能需要更多的休息。

还记得第 1 章提到的年龄增长曲线吗？年轻的时候，我们正处于人生的阳性时期，身体富有灵活性，此时需要的是稳定性和阳性练习。随着年龄的增长，我们进入了生命的阴性时期，身体变得更加僵硬，因此我们需要灵活性和阴性的练

---

① 请参阅 George R. Hepburn, "Case Studies: Contracture and Stiff Joint Management with Dynasplint," in *Journal of Orthopaedic and Sports Physical Therapy* 8.10 (April 1987): 498–504, doi:10.2519/jospt.1987.8.10.498。

② 请参阅 Selina M. Parry and Zudin A. Puthucheary, "The Impact of Extended Bed Rest on the Musculoskeletal System in the Critical Care Environment," in *Extreme Physiology and Medicine* (2015), doi:10.1186/s13728-015-0036-7。

习。年龄越大，每天练习阴瑜伽的次数就应该越多。

无论是在练习中还是在练习后的第二天，都要注意自己的感受。如果你开始感到疼痛或刺痛，想想你在瑜伽练习中所做的可能导致不适的事情（无论是阴瑜伽还是阳瑜伽），然后修正自己的练习：不要进入得太深，不要坚持太久。再次强调，既要有意图地练习，也要用心练习。

灵活的阴瑜伽

阴瑜伽非常灵活，你可以随时练习。你不需要瑜伽馆，甚至不需要瑜伽垫。你所需要的只是地板上 4 肘尺见方的空间。也就是说，你所需要的只是足够的伸展空间。你可以在进行其他活动时做这些体式。虽然这可能不会给你带来最深层的好处（通过专门的练习而获得的冥想体验），但仍然可以影响身体组织。在阅读或打电话时，在咖啡桌旁吃饭或看电视时，以阴性体式坐着，将有助于打开紧张的髋部。①

最后一点建议：人们倾向于做他们想做的事情。换句话说，当你处于平衡状态时，你会倾向于做保持平衡的事情。然而，当你失去平衡时，你会倾向于继续做让你失去平衡的事情。积极的人喜欢做积极的瑜伽，比较平静的人喜欢做平静的瑜伽。不要总是实践你所偏爱的活动方式，而是要练习你实际所需要的！喜欢活动身体的人可能比其他人更需要做阴瑜伽练习。

使用辅具

许多学生和老师在潜意识中把使用辅具视为作弊。他们内心可能是这样想的：“我可以完成这个体式！我不需要辅助工具！”这是一种非常阳性的态度，但阴瑜伽练习者需要了解一些阳瑜伽练习者还没有完全掌握的窍门：他们练习瑜伽的目的不会受限于任何特定的方式，重点是带着意图感受这一特定的练习方式。阴瑜伽练习者不在乎自己是否需要一点额外的帮助才能让感觉进入目标区域：如

---

① 由于一种被称为椅子的“阴险”发明，我们西方人的背部非常虚弱，臀部非常紧绷。我们经常靠在椅子和沙发的靠背上，这意味着我们的背部肌肉不需要做任何工作。为了真正加强我们的背部，保持腰部的自然曲线并打开髋部，我们应该离开椅子，从沙发上滑下来，尽可能地躺在地板上。

果辅具有用，就使用辅具吧！

使用辅具的益处

在我们的体式练习中使用辅具有几个关键原因：

- 增加目标区域的压力。
- 减少风险区域的压力。
- 创造长度和空间。
- 确保某些部位可以被拉伸到。
- 提供支撑：当骨骼感觉到支撑时，肌肉才可以放松。
- 增加舒适度，这意味着我们可以在这个姿势下停留更长的时间。

我们在瑜伽练习中采用功能性方法时，要先决定我们的目标区域，然后决定我们想要在身体上施加压力的部位和压力的性质（是一种拉伸的压力，即张力；或者是一种挤压的压力，即压缩）。如果无法在目标区域获得我们想要的压力，那么我们可以选择不同的体式或使用辅具。当压力太小时，辅具可以帮助增加压力；当压力太大时，辅具可以帮助减少压力。

辅具可以帮助延长或打开身体，以创造更多的活动空间。例如，在半蝴蝶式中，在大腿内侧垫一个沙袋，就能让内收肌群和大腿内侧的筋膜有更充分的感觉。通过创造额外的空间，学生可能更容易使骨盆实现屈曲和前屈。

辅具也可以帮助完成某些做不到的体式。如果一个学生不能停留足够长的时间来真正沉浸在这种充分的练习中，可能有很多原因。其一就是身体比例。例如，在迷你龙式中，一些人的手臂比胫骨短，他们不能轻易地将手放在地板上。这意味着学生的上半身重量都将由髋臼支撑，这可能没什么问题，但如果支撑的压力过大就会让人无法忍受。对于另一些学生来说，骨盆顶部 / 前部压迫大腿会导致他们觉得非常痛苦或不舒服，他们不喜欢长时间保持这种姿势。他们的身体会收紧以避免不适，这便与阴瑜伽练习的意图背道而驰了。我们希望学生能够放松并停留在可以忍受的范围内，而不是紧张地坚持，还在心里对老师犯嘀咕。在这两种情况下，在手臂下方放置砖块可以将学生的身体稍微抬高一点，减少体式带来的压力，以停留更长的时间。

阴瑜伽的原则之一是放松肌肉，使体式的压力渗透到更深的结缔组织中。如果肌肉参与，它们将承受压力，而使目标区域需要的压力减少。萨拉·鲍尔斯是这样说的："当骨骼感觉到支撑时，肌肉才会放松。"因此，使用辅具的另一个好处是使骨骼得到支撑，使肌肉可以释放张力。非常有经验的瑜伽练习者往往忽略了这一点：他们的身体非常灵活，不需要使用辅具，但如果他们试一下在蝴蝶式中用砖块垫起膝盖，他们可能会惊讶于自己之前的姿势调动了那么多的肌肉来参与。现在，随着骨骼得到支撑，肌肉完全放松，体式的压力就会深入筋膜。

从生理学上讲，阴瑜伽的神奇配方是时间：我们长期沉浸在微妙的体式练习中。辅具可以帮助延长停留在体式中的时间。阴瑜伽的目的是达到一个适当的边缘并停留。但是如果到达这个边缘时的感觉太剧烈，我们将无法停留。使用辅具可能会让体式稍微放松一些，从而让我们更加享受练习。这并不是一个偷懒的借口——我们不是不想感觉到任何压力，而是需要适当的压力，只是不宜太大。使用辅具以让我们停留更长时间是一个很好的折中办法。

全套辅具

第 3 章包含阴瑜伽体式的各种内容，其中将展示一些使用辅具的例子。[①] 但是，对于什么物品可以用作辅具，目前还没有明确的描述。表 2.1 只列出了瑜伽馆中常见的标准辅具和特殊情况时可以替代使用的辅具。这不是一个详尽的列表，但足以让我们开始了解如何以各种方式使用辅具。同时，别忘了你练习的意图！我们希望使用辅具来帮助进入体式的目标区域，或者帮助在体式中停留更长时间。如果一个辅具不能帮助我们停留更长的时间，也不能让我们感觉到想要的极限边缘，那么使用辅具是没有意义的。

坐垫　坐垫的一般用途是帮助我们增加高度。坐在坐垫上可以使我们坐得更高，使腰椎的曲度更自然。当我们开始前屈时，坐得更高也会让我们在重力作用下屈曲得更为深入。坐姿体式中如果我们的腘绳肌过紧，姿势将会受限——无法

---

① 你可以在 www.YinYoga.com/newsletter19_using_props.php 上观看黛安娜·巴茨和我本人的视频，其中演示了在阴瑜伽练习中使用辅具的多种方法。

将髋部屈曲 90°，更不用说超过 90°，那么此时坐垫的作用就至关重要了。额外的高度改变了我们的方向，重力发挥作用，我们就能屈曲得更多。常见的例子包括蝴蝶式和毛毛虫式。如果直接坐在地板上，许多学生无法充分屈曲骨盆向前。他们需要调动腹肌和臀部屈肌，才能保持坐直。然而，坐在坐垫上可以改变身体方向，肌肉不再用力，让重力来完成这项任务。

表 2.1

常规辅具	替代辅具
坐垫	浴巾或毛巾
砖块	球或墙
抱枕	椅子或台阶
伸展带	绳子
毯子	书作为砖块
沙袋	手提包或钱包
	瑜伽垫
	家具
	伴侣或宠物

砖块　与坐垫类似，砖块帮助增加身体的高度或长度，使练习者能（有效）完成更多的体式。砖块通常比坐垫高（厚），但较硬，因此不太舒适。坐在垫子上可能不足以让人达到重力发挥作用的“点”，因此可能需要将多个垫子叠放在一起或在垫子顶部放置一块瑜伽砖。有时候，我们试着坐在脚后跟上（鞍式或金刚坐）时，在两脚之间夹一两块砖会使这个姿势更容易实现。

砖块对于简单的支撑也很有帮助：你可以在前屈中将砖块放在弯曲的膝盖下，如蜻蜓式或毛毛虫式，让骨骼放松，从而使肌肉柔软。砖块的用途广泛，在做阴瑜伽练习时，可以多准备几块。

抱枕　与砖块相似，抱枕也有助于减轻骨骼的压力。砖块可以帮助增加身体的高度或长度，而抱枕主要用于在体式中放松身体。记住，骨骼不喜欢悬空，因为这样肌肉便会参与支撑。阴瑜伽需要肌肉放松，所以在骨骼下面放一个抱枕就可以实现这一点。一个很形象的例子是具有挑战性的鞍式。对于许多不能完全躺到地面上的人来说，脊柱下面的抱枕可以让他们在这个体式中感到放松。我们可以利用多种方式来使抱枕支撑身体：前屈时上身可以趴在抱枕上放松，如半蝴蝶式。

伸展带　伸展带可以防止不必要的移动，折叠几次后还可以垫在身体两个部位之间。第一个用处的例子是靠墙鞍式——腿需要尽可能地完全分开。对许多学生来说，这个动作带来的感受可能过于剧烈。使用一两条伸展带来限制腿的外展，可以让学生到达适当的极限边缘，然后放松，而不必调动肌肉来让自己保持姿势。

折叠几次后，伸展带可以用来保持身体的两个部分分开，例如，在练习半蝴蝶式时在屈曲的膝盖后面垫一条折叠好的伸展带（适用于膝盖完全屈曲时感觉疼痛的情况），或者在练习龙式时将其垫在髋部和大腿之间（适用于在该部位感到疼痛或不舒服的情况）。

伸展带的最后一个常见用途是创造更大的伸展范围。例如，在鞋带式（又称牛面式）中，当我们想将双手交握在背后但够不着时，可以抓握一条带子（辅具不限于伸展带。如果没有伸展带，就用领带或毛巾，结实的袜子也可以，只要在使用之前洗一下即可）。在哈他瑜伽课上，伸展带经常被用来帮助学生在直腿坐姿体式中够到双脚，或者在俯卧的后弯体式（如弓式）中够到双脚，用带子套住双脚即可实现目的。在阴瑜伽中，我们不需要主动拉紧伸展带，只需维持足够的张力，以保持对目标区域施加适当的压力。

毛毯 毯子能保暖，这并不奇怪。因为这个功能，我们多把它们用于摊尸式。阴瑜伽是一种凉爽的练习，练习时不会热身，所以我们可以用毯子来保持温暖和舒适，以让自己充分沉浸在体式中。除了调节体温的作用外，毯子还可以像坐垫（折叠几次）或抱枕（卷成圆筒）一样作为支撑物。许多老师建议学生用毯子辅助完成倒立体式，如肩倒立式或犁式——当头部保持在地板上时用来帮助抬高肩膀。这会改变颈部的角度，并减轻体式带来的压力。我们可以以这样的方式在阴瑜伽中练习蜗牛式。

阴瑜伽中的毯子也可以用来代替普通的瑜伽垫。阴瑜伽中没有站立体式，所以我们需要的不是一个防滑的瑜伽垫，而是一个柔软的瑜伽垫。我们身下的毯子会让青蛙式变得易于完成——毯子可以使膝盖下方感到舒适，帮助它们滑开得更远。基于同样的原理，在龙式或天鹅式中将毯子垫于后腿的膝盖下方可以帮助避免疼痛。

沙袋 沙袋能帮助增加阻力、稳定性和负重。记住，阴瑜伽的一个关键原则是找到合适的极限边缘并保持。但许多人进入体式后，并没有找到真正的边缘。沙袋有助于使体式更有感觉（“滋味”），但别忘了金发姑娘和三只熊的哲学，也不要变得太有“滋味”！在蝴蝶式或半蝴蝶式中，置于大腿内侧的沙袋会增加你需要的额外压力。在半蝴蝶式或婴儿式中把沙袋放在脊柱上，也会让练习者觉得非常舒服。

沙袋还可以创造稳定性，防止我们从体式中不慎退出。例如，练习香蕉式时在脚边放一个沙袋可以帮助固定姿势。在弯曲的膝盖上方放置一个沙袋可以帮助固定膝盖——即使膝盖下面的垫子已经支撑住了它，也可能需要再固定。

替代辅具　只要你记住使用辅具背后的意图，就可以使用很多东西来替代辅具。你可以用墙壁或一件笨重的家具来代替沙袋以限制你的移动（再想想香蕉式：可以用一面墙或沙发腿来阻止你的脚滑出体式）。你可以用很多手边的东西来支撑你，并帮助你保持姿势。许多瑜伽馆没有辅具，但它们有瑜伽垫！一个或两个卷起来的瑜伽垫可以充当坐垫、砖块或抱枕。你的狗或伴侣可以在你的下背部充当一个很好的垫子，帮你完成桥式。如果你身边没有靠垫或小孩，可以用椅子或咖啡桌帮助支撑前屈坐姿体式，比如毛毛虫式。你可以将前腿放在楼梯上、椅子上或厨房的柜台上来完成天鹅式。正如我们将在第 4 章末尾发现的那样，墙是一个非常不错和有趣的辅具。发挥创造力吧，但记住你的练习意图。

开始练习

许多学生在家练习瑜伽时感到颇具难度，他们被各种可能性压得喘不过气来，也不知道该如何进行。初为老师也面临同样的困境：我该怎么做才能开始？在你开始练习之前，考虑一下你的意图是很有帮助的。一旦你清楚了这一点，就很容易选择你要做的体式。

意图

你今天为什么要做瑜伽？你可能从来没有问过自己这个问题，但你仍然感到有动力去练习。为什么？这没有标准答案。任何把你带到垫子上的原因都是值得尊重的。了解你的内在动力将帮助你专注于你的目标，让我们先集中注意力在这上面。

在整个练习过程中提醒自己为什么要做瑜伽将有助于你达到目的。对一些人来说，目的是恢复或保持最佳的健康状态。如果这是你的意图，提醒自己在练习时感受你的健康状态，感受流经体内的疗愈能量。当你记住这个意图时，你会恢复得更快。对于一些人来说，目的也可能是强健身体或提高灵活性。

也许你正在经历一段忙碌的生活，你需要放慢脚步。这就是你今天的目标：平衡。有些人练习瑜伽是想将其作为冥想的一部分，或者是因为他们觉得完成练习后会感觉更好。

这些都是练习瑜伽的充分理由。但我们可以设定更多超越自身利益的意图。我们可以为他人的利益奉献我们的实践。这可以在每次练习开始时完成。当然，所有其他的身体、心理和情感上的好处仍然存在，但我们可以实现更多。几个世纪以来，祈祷就是以同样的方式进行的：我们将自己的努力奉献给比我们自身利益更伟大的目标。

在瑜伽经文中，这被称为 ishvara-pranidhana，即向比你自己更伟大的事物臣服。你在练习开始时处于坐立或站立的状态时，想起现在需要帮助的人或事，你可以采取的另一种态度是感激。在你的修行过程中将你的努力奉献给你所感激的或想要帮助的人或事。这一奉献精神能让你下定决心，全神贯注地进行练习，并在练习中始终致力于这一意图。当一个具有挑战性的时刻来临时（通常会发生在练习中），由于奉献精神，你将会获得额外的力量。

唱诵祈求

把练习意图变成奉献会将你的能量向外释放。有时候，这不是你需要的，你真正需要的是通过唱诵将能量吸引到内心。从外部寻求资源和支持是开始瑜伽练习的一种常见方式。

唱诵祈求可以很简单，如吟唱“Om”，让声音的振动充满我们的身体，然后再不断徘徊。长时间的唱诵也很有益。唱诵是一种很好的呼吸练习，它不仅刺激能量在我们体内流动，而且使我们的大脑恢复平静、集中注意力。尝试多种唱诵形式，有些唱诵太让人兴奋和分心，这不是你现在需要的。找到并使用那些让能量集中和抚平思绪的形式。

并非所有的祈求都需要唱诵，你可以调用与之相关的任何符号或能量。只需在你的脑海中寻求它们的支持、力量、指导或任何你现在觉得需要的东西。你的实践就是你的回报。

开始冥想

一旦你清楚了今天为什么要练习，你就准备好了。大多数阴瑜伽课程都以温和的方式开启练习。一小段的冥想很有助益。坐下、躺下或者采用山式站立的方式冥想。花 3 分钟或更长时间清理思绪，并觉知当下。

可以选择这样做：首先让你的意识沉入下腹部。从这里开始，注意自己呼吸的节奏。感受每一次吸气和呼气时腹部的起伏。不要试图改变任何事情。注意并接受呼吸本来的状态。

几次呼吸后，继续拓展你的觉知。注意身体里的其他感觉：感受身体下方的大地……上方的天空……皮肤上空气的温度……衣服的触感……周围的空间和声音。

一段时间后，带着觉知向内，到心的位置，在这里觉察自己的情绪状态。这可能很困难，此时你的情绪不一定是剧烈的、戏剧性的。仔细观察，不要忽略出现的任何情绪。这种情绪也许小到无聊，这可能让你有点恼怒。满足感也会不时出现。关键是要注意到正在发生的事情，而不是评判自己。不要因为无聊或恼怒而评判自己，也不要因为满足而自我欣赏。你只需觉知当下的每一种情绪。

一两分钟后，让你的意识上升到两眼之间的那一点。从这里开始，关注产生的想法。不要试图阻止任何想法。看着每一个新的想法出现，观察到它，再让它飘走。

然后开始调动你的能量。阴瑜伽消除了我们结缔组织深处的阻塞，让气或生命能量畅通无阻。在阳瑜伽练习中，我们用动作来开启能量的流动，但这会调动肌肉，而在阴瑜伽练习中我们通常会避免这种调动。在阴瑜伽中，我们可以使用其他技巧，这些内容将在第 7 章中讨论。

当你进入、保持和退出这些体式时，继续保持觉知。注意到这个练习是如何影响你的身体、情感和心理的。接受你发现的一切，保持好奇心。在一次短暂的冥想中，你可能没有足够的时间来进行上述所有练习。别担心，在保持体式的过程中，你会有很多时间来继续观察觉知。

序列编排

根据你设定的意图和目标区域，你对体式的选择会有所不同。知道自己想做什么会让你更容易选择体式。例如，假设今天的练习目标是髋部，那么从第 3 章的诸多体式中，你可以从以髋部为目标的几个体式中做选择。如果某一个体式不适合你，就试试做另一个体式来锻炼同一部位，通常你会找到合适的体式。

第 4 章提供了几个针对特定主题或意图所设计的练习序列，包括髋部、脊柱、上身和腿部的序列，甚至还有一个作用于整个身体的序列。如果你的意图是影响体内能量的运行，有两个推荐序列可供选择：一个作用于肾脏，另一个作用于肝脏。[①] 如果你的意图是拥有一个更专注、冥想体验更丰富的练习，那么这些序列都可以帮你实现。对于那些没有什么阴瑜伽练习经验的人，书中提供了三个入门序列。随着时间的推移，你将开始本能地知道哪些体式适合你，便可以编创自己的序列。在此之前，参照并使用第 4 章中的序列即可。

开始体式练习

在练习开始时，我们务必温柔地对待身体。在深入后弯体式之前，我们需要做一个更温和的后弯体式以做准备。这同样适用于前屈体式或扭转体式。在进入更高阶的体式之前，先以轻松的体式打开身体。

与更积极的阳性练习不同，在阴瑜伽中，我们并不做热身，而是希望肌肉保持相对凉爽，这样它们就不会承受身体姿势带来的所有压力。当肌肉冷却时，压力会深入结缔组织。以下是一些开始体式，它们帮我们由浅入深，而不是旨在让我们热身：

- 蝴蝶式：放松髋部和脊柱。
- 婴儿式：稳定和安抚。

① 注意，这里的肾脏和肝脏是道家语境下的用词。

- 毛毛虫式或悬挂式：放松脊柱，为更深入的前屈动作做准备。
- 青蛙式（蝌蚪式版本）：放松髋部和上背部。
- 狮身人面式：放松脊柱，为更深入的后弯动作做准备；同时刺激肾脏经络，这有助于支持所有其他器官。

这些体式都可以针对相应的目标区域起作用，并为进入更高阶的体式做好身体准备。考虑你的意图和你想要针对身体的哪个部位，然后选择你的第一个体式来逐步达到目标。对于本身就已非常灵活的学生，只要掌握阴瑜伽练习的第一个特质——找到适当的极限边缘，几乎就可以以任何体式开始练习。然而，进入一些体式之前也需要准备，即使是最灵活的学生也最好循序渐进地进入蜗牛式、海豹式和翼龙式等体式。在做蜗牛式之前，先放松颈部。在做海豹式等极为深入的后弯体式之前，先做一个较温和的后弯。在做极为深入的开髋体式之前，先从较温和的版本开始。

蝴蝶式非常适合作为练习的第一个体式，因为它可以温和地锻炼到髋部和脊柱：包括脊柱和髋部的轻微屈曲，大腿的轻微外展和髋部的轻微外旋。从这个体式开始，你可以向多个主题发展：无论是更深入的开髋，还是更深入的脊柱练习，等等。然而，如果你一整天都蜷缩在电脑屏幕前，在晚上才开始练习阴瑜伽，你可能希望从一个温和的后弯开始练习，比如狮身人面像式，而不是蝴蝶式。关键是要有意识地选择你的第一个体式，要考虑到你当天想做什么和做了些什么。

专注当下

记住这句话："觉知当下的体验，并接受它。"[①] 它是一个伟大的正念秘方，正念是冥想的同义词。第 8 章讨论了正念练习的好处，但目前我们先简单开始即可。有目的地以特定的方式觉知。注意你的感知。如果你已经为本次练习选择了一个目标区域，观察这个区域有什么感觉。（如果你在目标区域没有什么异常的感觉，那么可以左右晃动一下，或者加入辅具，直到找到感觉。如果你仍然没有

---

① 摘自 Ronald D. Siegel, *The Mindfulness Solution: Everyday Practices for Everyday Problems* (New York: Guilford Press, 2009)。

发现想要的感觉，也许可以换另一个体式来帮助产生你想要的感觉。）

回答“你感觉到什么？”可能会让你迷茫和疑惑。因为这不是在回答“你感觉怎么样？”而是“你有什么感觉？”。有什么感觉？我们不习惯察觉内心，所以很多人在没有指导和练习的情况下无法识别自己的感受。它需要专注力、意图和坚持。

你一旦能识别出这些感觉，就要深入探索。例如，如果你察觉到的是一种身体上的感觉，它到底在哪里？它是浅表的还是深入的？它是集中于一处还是分散在多处的？它是什么形状的？——像一条缎带，还是球形或块状？它是否有一种时间方面的性质——是来了又走的悸动？还是保持不变？有温度方面的性质吗？是冷的、温的、热的还是灼烧似的？（如果它是灼烧似的，请不要停留在这个姿势中！）它是弹性（张力）的还是黏性（压缩）的？它是尖锐的、迟钝的还是疼痛的？（如果是尖锐的，不要停留在这个姿势中！）它是刺痛的还是电样的？（如果是这两种，就不要停留在这个姿势中！）当刚刚察觉到的主要感觉消失时，注意下一个最明显的感觉，并对此进行观察。

表 2.2 说明了阴瑜伽练习中可能产生的一些感觉类型。这不是一个完整的总结。除非感觉疼痛，否则就在当前的姿势中稍做停留以继续觉察发生了什么。接受这种感觉，不要试图改变它，也不要逃避它。记住：意识到当前的体验并接

表 2.2

张力感受	压力感受	疼痛感受
浅表的	柔和的	钝痛的
局部的	黏的或弹性的	灼烧的
扩展的	挤压或卡压的	痒的
舒展的	硬的	环绕的
拖曳的	卡住或阻塞的	辐射的
紧的	深入的	尖锐的
线性或绳状的		闪烁的
木讷的		电性的
温暖的		放射性的
热的		无聊的
灼烧的		危险的
悸动的		

受它。

对于初学者来说，最明显的感觉可能是身体上的，但随着时间的推移，你也可能会注意到情绪、心理甚至能量上的感觉。它们是什么？我们可以观察一切发生的事情。这也适用于呼吸：我们可以观察呼吸。

海洋呼吸

到这一刻，你已经在串联练习中了。你进入了一个体式，然后应用练习的三个原则。现在，我们来探索一下前面提过的阴性的呼吸方式——“海洋呼吸”。

瑜伽中有许多呼吸控制法。有一些练习非常活跃和刺激，在一些场景下也是非常有益的。而为了开启副交感神经系统，即放松和消化的系统，我们可以采用缓慢、均匀的呼吸方式，即乌加依呼吸控制法，意为“胜利呼吸”。另一个诗意的名字就是“海洋呼吸”。[①]

马克斯·斯特罗姆（Max Strom）在《值得呼吸的生命》（*A Life Worth Breathing*）一书中描述了有关海洋呼吸的练习[②]：想象你要擦太阳镜，正对着镜片哈气。在吸气和呼气时，都试着发出哈气的声音。一开始可以张开嘴巴做，然后慢慢让这种潮水一样的呼吸声成为习惯，不用思考便自然发生。在这之后，闭上嘴巴继续做这样的呼吸。

马克斯提到，海洋呼吸可以使肺变得活跃，帮助拓展肺部空间，动态地吸入新鲜空气并排出浊气和压力。他发现，这种呼吸可以使头脑平静下来，对处理悲伤的情绪也很有帮助。如果你练习海洋呼吸时涌现了悲伤的情绪或泪水，那么不妨把练习当作一次疗愈的过程，接受这种体验。[③]

已故的德斯卡查尔（T. K. V. Desikachar）在他的著作《瑜伽之心》（*The Heart of Yoga*）中建议练习者首先关注呼气。练习观察你的呼气，直到你完全了解它的节奏。然后用你的意识拥抱吸气，了解吸气的一切。不要着急做屏息练习，即在

---

① 当你在体式中保持姿势时，缓慢的海洋呼吸将助你减轻压力，激活副交感神经系统，改善心脏和肺功能，降低血压，指引你走向更健康、更幸福的生活。仅仅从简单的呼吸中我们便能获得很多好处，因此我将在第 7 章详细解释这些内容。

② 请参阅 Max Strom, *A Life Worth Breathing: A Yoga Master's Handbook of Strength, Grace, and Healing* (New York: Skyhorse Publishing, 2010), 111。

③ 同上，112–113。

肺部充满气体或排空气体的情况下停止呼吸。[①] 相反，让海洋呼吸的过程慢慢延长，但不要强迫性延长。驾驭呼吸，随波而流。德斯卡查尔认为，延长呼吸对我们有好处，但这不是重点。关键是尽一切努力专注在当下，专注于呼吸。有关延长呼吸在生理和心理上的好处，我们将在第 7 章中探讨。

同样值得一提的是，在阴瑜伽练习中，我们不必一直使用海洋呼吸。因为我们正在关闭紧张的战斗或逃跑状态（交感神经系统）并打开副交感神经系统，一旦切换完成，我们就不必一直采用这种呼吸方式。这就像打开一盏灯：你已经打开了开关，你就不必再打开它了。几分钟的海洋呼吸就可以关闭你的交感神经系统，打开副交感神经系统。一旦切换完成，就没有必要继续这样做了。

如何练习海洋呼吸？当你在第一个体式中保持静止时，开始发出潮水般的哈声。从张开嘴开始，让呼吸变慢。吸气时数到 4，暂停 1 秒，呼气时数到 4，然后再次暂停 1 秒。一呼一吸总共 10 秒，相当于每分钟呼吸 6 次。接下来，闭上嘴试着练习。逐渐让它成为一种习惯——当你开始瑜伽练习时，开始几分钟的海洋呼吸。最终，你将能够利用海洋呼吸来帮助你平静下来，并在生活中的其他时刻帮助释放压力。

一旦放松了，就把你的全部注意力集中在内心。释放呼吸，让它适应当下需要的状态，但是注意呼吸的感觉。关注你呼吸过程中的一切，以及呼吸时发生的一切。探索呼吸阴性的一面。

体式串联

在阳瑜伽的世界里，修行者喜欢创造奇妙的流动。就像跳舞一样，我们从一个姿势移动到另一个姿势。这些流动带有节奏和逻辑：它们分阶段打开身体，让我们为更具挑战性的体式做好准备，然后把我们带到更高阶的程度，并留给我们一段平静的恢复时间。阴瑜伽的世界与此完全不同。练习者保持体式的时间更长，因此在练习中不会变换着做很多体式。

---

① 德斯卡查尔警告："很多（甚至任何）人都认为，通过练习呼吸控制法，他们可以在瑜伽道路上快速进步，但实际上，这种强调往往会产生问题。"具体请参阅他的著作 *The Heart of Yoga: Developing a Personal Practice*, 2nd ed. (Rochester, VT: Inner Traditions, 1999), 60。

阴瑜伽需要练习者先以较简单的体式开始练习旅程，由浅入深。前面提到的例子提到，如果你想锻炼脊柱或刺激肾脏，可以从狮身人面式或桥式开始。在一个温和的后弯后，再进入更具挑战性的体式，如海豹式或鞍式，因为海豹式会给脊柱带来更多压力。

许多体式似乎天然地彼此匹配：鞋带式似乎能自然地串联到天鹅式。扭转体式很容易从一侧串联向另一侧；蜻蜓式向一侧腿前屈上身后很容易再向另一侧腿折叠过去，最后回到中间再前屈。这非常自然。

在阳瑜伽中，做完每一个需要深入保持的体式后，可以用反体式来释放组织中的压力。反体式使身体朝与上一个体式相反的方向移动。在阴瑜伽中也可以采用反体式，但不是马上就做。（在第 6 章中，我们将讨论为什么反体式如此必要，因为这涉及一种“蠕变”现象——组织承受恒定应力时的自然伸长。）在两个体式之间做一些温和的阳性动作颇有益处，这可以缓解任何刚出现的僵滞，让能量再次流动。然而，没有必要在任何特定的体式之后立即练习反体式。在进入后弯之前，你可以任意地做所有的前弯体式。在开始反体式前，不限于做任何髋部练习。但是如果你真的想在任何时候都做反体式，不要做得过多，只做一个就好！

反体式是非常合乎逻辑的。后弯能平衡前弯，反之亦然。右平衡左。髋部的内旋平衡外旋。扭转可以用来平衡几乎任何涉及脊柱的体式。有时这些体式只是简单的动作，有时则是体式本身的长时间保持。一些阳性体式似乎是为了让我们退出阴性体式而设计的：在天鹅式之后做一下下犬式会很舒服。如果你以前从未真正了解过下犬式，在龙式中沉浸 5 分钟后，你会很快了解为什么下犬式是瑜伽练习者最好的朋友。

当你完成练习的时候，确保你已经做了所有深度练习的反体式。第 3 章末尾我提供了一些建议练习的阳性反体式。

除了反体式，另一种选择是让身体在每个体式之间休息一段时间，特别是体式很深入的情况下。如果从阴性体式中产生很强烈的脆弱感，可以选择保持静止，享受前一个体式的余韵。保罗 · 格里利建议在每一个阴瑜伽体式后做一分钟的摊尸式（他称之为“五角星”）。在静谧中，享受保罗所说的“反弹”的感觉，那是“气”流动的感觉。尊重身体的意愿，在两个体式之间花点时间体会当下的感受。

结束体式

在阳瑜伽中，老师会在练习末尾留出大量时间以让学生的身体降温。在阴瑜伽的练习中，这是没有必要的，因为我们并不会做热身练习。但我们仍需用某种方式回归中立和平衡。任何一个用于课程开始的体式在结束时都一样有效。然而，仰卧扭转式是最常用的，这个体式能让身体完全放松和释放，是所有体式中最具阴性的体式之一。

脊柱的扭转可以向更高或更低的位置调节，以缓解练习中压力较大的部位。将膝盖向上移动，通过向前屈曲脊柱来使脊柱扭转的位置更靠上；膝盖指向正侧方会使脊柱保持中立，以使脊柱扭转更均匀；膝盖向下移动会使脊柱略微后弯，将扭转带到腰部 / 骶骨区域。

扭转脊柱可以在多个方向进行。你可以坐着或躺着做。这并不是结束练习的唯一方法，但扭转能有效松解身体的僵滞感。

其他需考虑的因素

对一些学生来说，身体的一侧肯定比另一侧更灵活。许多老师建议先从更灵活的一侧开始体式。僵硬一侧会惊奇地注视着正在发生的事情，也会被召唤着打开。当然，如果你不知道哪一侧更灵活，也没关系。只要确保你不会在同一侧做两次——确保这种情况不会发生的办法就是，总是先从右侧开始，这样你就会知道下一个方向是左侧。[①]

如果你时间不够，则可以少练习几个体式，而不是减少每个体式的练习时间。每个体式的最后几次呼吸都是最有益处的。就像最后一次俯卧撑最能让肌肉强壮，或者最后一个裹满糖的奶油甜甜圈最能让你发胖一样。当然，凡事没有绝对，所以你可以自由地做你想做的事情。如果你时间非常紧张，就用更少时间做更多体式。但是缩短进入体式的时间会让我们背离练习的阴性目的。如果你只有做一个体式的时间，就做蝴蝶式或狮身人面式。

最后，注意总体练习的时间。开始的冥想和体式练习可能会占用 15% 的时

① 黛安娜・巴茨和我一起教授阴瑜伽教师培训课程，每年 1 月 1 日我们会交换班次。通常她不记得自己具体是从哪一侧开始的，但她会记得这是一个左侧开始的年份，还是右侧开始的年份。

间，包括摊尸式在内的结束体式可能还需要 15% 左右的时间。也就是说，你只有 70% 的时间进入关键的体式练习。练习时掌握好总体时间。练习中你可能会被有趣的体式吸引住，停留许久。但不要匆忙收尾，摊尸式可是练习中最重要的部分。

结束练习

虽然阴瑜伽不需要冷却和放松，但身体需要恢复到中立状态。一旦我们完成了最后一个体式，就到了休息的时候了，需要过渡回我们生活的现实世界。这个休息过渡就是摊尸式。

任何练习都包含两个部分：给身体施加压力和让身体休息恢复。大多数老师、培训师和学生花大量时间学习如何以各种方式给身体施压。值得注意的是，摊尸式同样重要，它是我们整个练习的尾声，也是个让我们意识到自己刚才锻炼到的组织是多么重要的好机会。[①] 可惜的是，太多的学生没有意识到平衡压力和休息的必要性。如果他们在家里或独自练习，他们可能会跳过摊尸式或缩短休息时间。如果必须缩短，最好缩短其他体式的练习时间，一定要为摊尸式保留全部时间。

并非所有休息的效果都是一致的。一项医学研究表明，与简单地坐着或躺下相比，摊尸式能在更短的时间内减轻压力的影响。[②] 这是一种积极的放松形式，这种形容听起来似乎有点矛盾。不过，摊尸式已经被证明是一种非常有效的休息方式。不要跳过它！

当我们完成练习时，我们应该感到完全平衡。摊尸式之后，甚至在它之前，一些安静的呼吸控制法或能量练习可能会有所帮助。在摊尸式之后，你可能会发现自己处于一种深入的、阴性的、转变的状态。一些引导呼吸的练习可以平衡你的阴阳能量并让你再次唤醒自己。经络清洁呼吸控制法（nadi shodhana），也称交替鼻孔呼吸，是平衡阴阳能量的好方法（将在第 7 章中讨论）。

---

① 感谢萨拉·鲍尔斯对摊尸式的可爱描述。

② 请参阅 D. D. Kulkarni and T. K. Bera, “Yogic Exercises and Health—A Psycho-Neuro Immunological Approach,” *Indian Journal of Physiology and Pharmacology* 53.1 (January 2009): 3–15。

结束冥想

在放松和平衡能量之后，你可能希望以一个简短的冥想来结束。这与你的开始冥想相对应。也许你会提醒自己练习意图和内部觉知。接受任何状态。

你可能希望以某种完成的姿势结束。双手合十，两手之间留出一点空间，这象征你心中的空间。向大地低头致敬。

然后抬头时，你可能想简短地唱诵。比如“Om”，你也可以念一句“Lokah samastah sukhino bhavantu”①。或者对你生活中所有指导过你的老师说一句“Namaste”②。

对于虔诚的瑜伽修行者来说，摊尸式之后还要做一个完整的冥想练习。这时的身体是开放而强壮的。坐着冥想可能会感觉更轻松些。现在，你的呼吸很平静，并感到心满意足。这是训练心意的最佳时机。

回归接下来的生活

当练习结束，生活琐事都在等着你的时候，不要马上跳回去，先享受片刻的宁静。无论你下一步的行动是什么，都用心去做。让这种更好的意识状态维持在接下来一天的时间里。注意你移动时身体的舒展感。经常微笑，经常停顿，不时再度觉知。

---

① 意思是：“愿世上所有生灵都幸福。”

② Namaste 是对自己和其他人的神性的一种认同。

第 3 章
阴瑜伽的体式

《哈他瑜伽之光》中只列出了 15 个体式，其中 8 个是坐姿。书中说，应该尽可能长时间在这些体式中保持不动。这些体式在我看来更像阴性体式。在保罗·格里利的《阴瑜伽》（*Yin Yoga*）一书中，他列出了 18 种阴性体式和 5 种穿插其中的阳性体式。如果你计划每个体式都保持 5 分钟，并在两个体式之间休息 1 分钟，再加上开始冥想时的 5 分钟和结束时 10 分钟的摊尸式，90 分钟内你将只能完成约 12 个体式。如果每个体式在左右两侧各做一次或做其他变体，完成的则会更少。

在阴瑜伽练习中，你不需要做很多体式。保罗在他的书中指出："阴瑜伽练习越多，所需的变化就越少，重点要放在一些基本体式上。"他还强调："20 个就够了！"

本章将描述 25 个单独的阴瑜伽体式，并遵循以下结构：

- 体式演示图片，包括一些常见的变体。
- 体式的意图，标注关键目标区域。
- 禁忌（需避免做该体式的原因）。
- 如何进入这个体式。
- 替代体式和备选。
- 如何退出这个体式。

- 一些可用的反体式。
- 可能刺激到的经络及相关器官。
- 建议保持时间。
- 其他注意事项，包括体式的深层益处。

虽然体式演示图片能用以参考示范，但请记住，每个人的身体都是不同的，外形并不重要。引用戴维·威廉姆斯（David Williams）的话：真正的瑜伽是看不见的。记住，重要的不是体式的样子，而是感觉。

体式描述中列出的意图和益处并不详尽，但仍可以提供指导，能帮你选择何时将特定的体式添加到练习中。如果你想为身体的某个特定部位安排练习，这些建议可能会很有用。其他注意事项中偶尔会引用几句艾扬格声称的几种潜在好处。然而，需要注意的是，艾扬格的说法是基于传闻证据，参考了 20 世纪初印度瑜伽研究人员的其他说法，还有他自己的推论和推测。今天，西方医学界对这些说法持怀疑态度，必须指出的是，它们还没有得到现代科学研究的证实。[①] 事实上，每种体式的所有好处都是可能性而已，不能保证每个学生都能实现这些好处。然而，流传的证据仍然是证据。你会从这些体式中受益吗？只有你知道！

在第一次尝试体式之前，一定要查看对应的禁忌。书中列举的禁忌证来自包括劳伦·费诗曼博士（Dr. Loren Fishman）及其网站“瑜伽损伤预防”（Yoga Injury Prevention）的联合开发者的建议。[②] 该网站为想深入研究的读者解释了为什么某些体式被视为特定情况下的禁忌。

了解并尊重你的极限。如果某个体式不适合你，不要坚持，还有很多其他的

---

① 请参阅 Elliott Goldberg, *The Path of Modern Yoga*。哈他瑜伽的早期文献针对体式于健康的益处（哪怕是最简单的体式）略有夸大。例如，《哈他瑜伽之光》声称莲花式可以治愈所有疾病。到了 20 世纪初，科学、理性的虚饰被添加到瑜伽营销中，以吸引广泛的潜在从业者。彼时，瑜伽被推销成一种健康疗法，而不再是一条精神解放之路。直到今天，这些医学主张仍在流行，但现在这些声明给人们带来一种新的感觉。我们不能断言瑜伽对每个人都能产生特定的好处。充其量只能说，它可能会帮助患有特定疾病的人，但同样也可能不会。的确存在很多关于瑜伽帮助患有特定疾病的人的事例，目前严格的双盲对照研究正在进行，这些研究已经驳斥了许多早期的空想说法，但也指出了对许多人甚至大多数人的一些可证实的益处。然而，瑜伽对每个人都有帮助是不可能的。我们只能说，它有潜力帮助特定情况下的一些人。

② 瑜伽损伤预防官网（https://yip.guru）通过提供各种体式的禁忌证，帮助身体状况各异的人进行全面的、安全的瑜伽练习。这些禁忌证是通过搜索科学和医学文献来提供的。研究结果会随着时间的推移而变化，因此瑜伽学生和老师应该不时查看内容是否更新。

方法来处理目标区域。从替代体式和备选的建议中选择另一种更合适或更容易做到的体式。或者完全跳过这个体式，选择另一个你可以完成的。

保持体式的时间建议是主观的。这些只是指导原则，如果不适合你，你应该完全忽略它们。一些学生在体式中停留的时间比建议的要长得多，另一些人则必须早早退出体式。例如，孕妇可能希望将在任何体式中停留的时间限制在 3 分钟内。听从你内心的老师，尊重你身体的独特需求。

我们在退出一个体式时，可能会感受到一种不由自主的脆弱感——我们一直在对身体施压，并保持在那里。这种解脱感是可以预料的。享受你的练习吧！退出体式时，微笑吧！笑，哪怕哭也没问题。感谢支持和帮助你的所有人，最后喊出来："Om namah Shivaya！"[①] 享受这一刻。

阴瑜伽的好处之一就是从体式中退出来的体验。在一个深入的、长时间的开髋之后，你可能会觉得自己无法走路了，但请相信，脆弱感总会过去（前提是你没有经历任何疼痛！记住，疼痛是退出体式的一张返程票）。有时，反体式有助于更快地消除脆弱感。它是使我们回到中立的平衡体式。本章末尾简要介绍了一些反体式。从一个体式退出来之后的另一个选择是保持完全静止，在摊尸式保持一会儿，用一两分钟观察身体的回响。

有练习经验的学生对这些体式会感到很熟悉。然而，在阴瑜伽中，体式命名可能不同于以往熟悉的名称。例如，阴瑜伽中的天鹅式看起来与阳瑜伽中的鸽子式相同，但在阴瑜伽练习中，我们需要放松肌肉，锻炼目标是深入关节和包裹关节的深层组织，而不是更浅表的肌肉组织。瑜伽界对体式命名没有共识，一种体式可能有不同的名字。本书用的是阴瑜伽传统中更常用的名称，但它们不是通用的，这些体式可能还有其他名称。

体式

本章所选的阴瑜伽体式足以锻炼到一般常见的目标区域：从肚脐到膝盖，也就是髋部和下背部。

---

① 粗略翻译成字面意思的话，是"感谢湿婆神"。更正式的说法应为"向吉祥者致敬"。

1. 融心式
2. 脚踝伸展式
3. 香蕉式
4. 桥式（支撑桥式）
5. 蝴蝶式
6. 半蝴蝶式
7. 猫拉尾式
8. 毛毛虫式
9. 婴儿式
10. 悬挂式
11. 鹿式
12. 龙式
13. 青蛙式
14. 快乐婴儿式
15. 仰卧扭转式
16. 鞍式
17. 鞋带式
18. 蜗牛式
19. 狮身人面式和海豹式
20. 方块式
21. 蹲式
22. 蜻蜓式
23. 天鹅式和睡天鹅式
24. 脚趾蹲式
25. 摊尸式
26. 针对上身的阴瑜伽体式

融心式

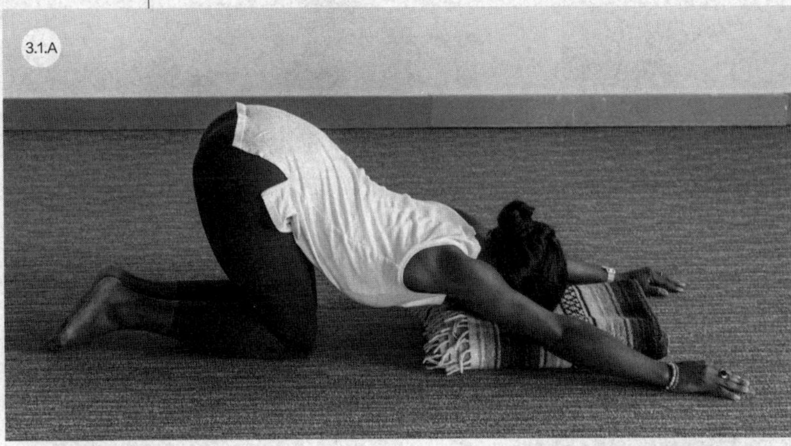

意图和目标区域

- 主要目标区域：中背部和上背部（伸展）。
- 次要目标区域：颈部（伸展）和手臂 / 肩部（屈曲）。

禁忌

- 如果你的颈部不舒服，要小心，因为向前看的版本可能会使颈部过度紧张或引起头晕目眩的感觉。
- 注意手或手指的刺痛感！这通常是神经被压迫的迹象，如果你继续压迫，可能会对其造成永久性的损伤。如果你感觉到刺痛，调整手臂和手的位置（图 3.1.B）或直接跳过这个体式。

进入体式

- 从四足支撑式开始，双手向前走，直到让胸部落向地面（图 3.1.A）。保持髋部在膝盖上方。找到双臂间合适宽度的中立位（可能与肩同宽，也可能不）。

替代体式和备选

- 如果肩部的疼痛或刺痛阻碍手臂向头顶上方移动，可以将手臂分开得再宽

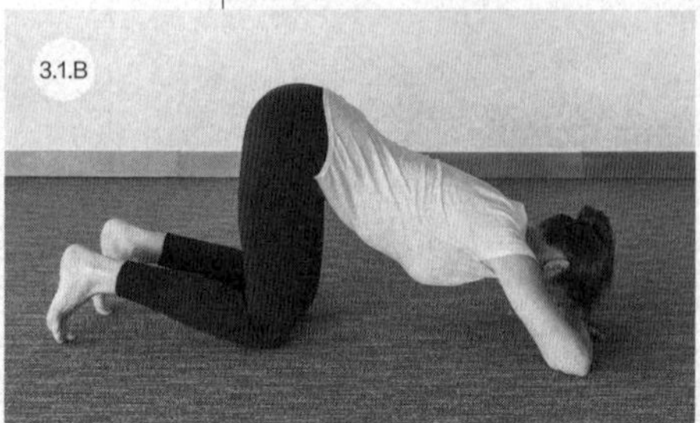
3.1.B

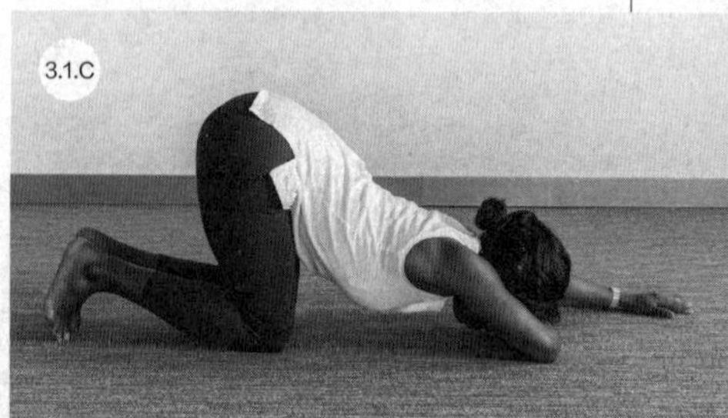
3.1.C

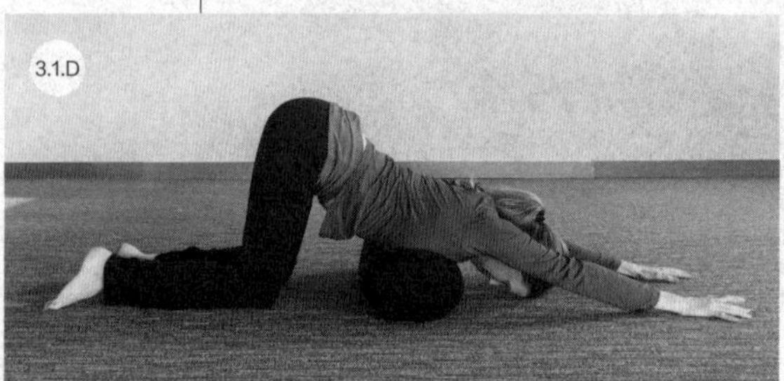
3.1.D

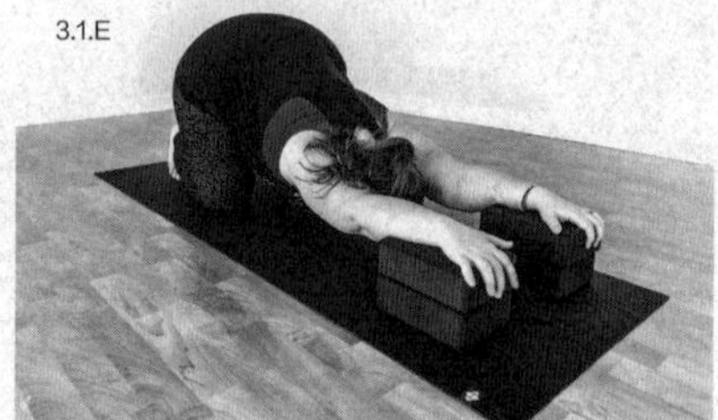
3.1.E

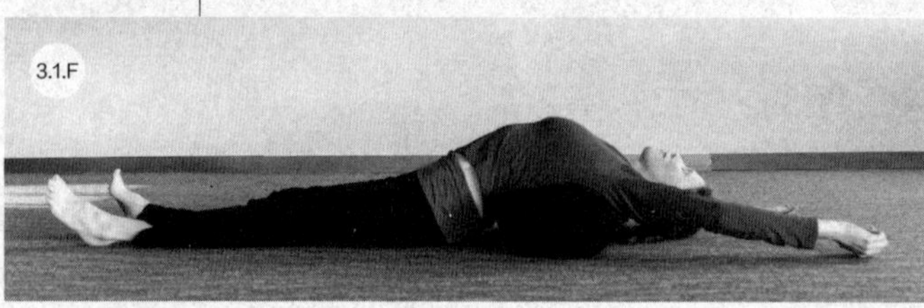
3.1.F

些，或将前额放在前臂上（图 3.1.B）。

- 你也可以一次只伸展一只手臂（图 3.1.C），将前额放在另一只前臂上。
- 如果你的身体非常灵活，可以把下巴放在地板上并向前看，但这可能会对颈部造成压力。
- 如果你的膝盖不舒服，可以在膝盖下面放一条毯子。脚趾可以回勾踩地（图 3.1.B）。
- 胸部可以置于抱枕上，让身体放松（图 3.1.D）。另一个选择是将伸出的手放在砖块上（图 3.1.E）。
- 如果这个体式不适合你，让上背部得到伸展的另一种姿势是仰卧在抱枕上，如图 3.1.F 所示。

退出体式

- 退回到婴儿式，或向前滑至俯卧姿势。

反体式

- 俯卧姿势或婴儿式都很有效。因为融心式是一个后弯体式（伸展），所以婴儿式是一个很好的选择，因为它让脊柱轻微地前屈（屈曲）。

影响的经络和器官

- 沿着脊柱中上部的感觉（压迫）可能会刺激膀胱经。
- 胸部的压力可能会刺激胃经和脾经。
- 这种姿势可能会滋养通过肩部的手臂经络，尤其是心经和肺经。

建议保持时间

- 3～5 分钟。
- 如果将下巴放在地板上，则保持的时间可能需要缩短。留意并观察颈部的感觉。

其他注意事项

- 这个体式的其他常见名称是半犬式或小狗式。
- 能对脊柱下部适度伸展和压缩。
- 如果向前看，将下巴放在地板上，头部和颈部也会伸展。
- 如果你担心瑜伽垫的干净程度，在额头下方垫上毛巾或毯子，如图 3.1.A 所示。
- 上背部伸展可能有利于矫正脊柱后凸。
- 我们一整天都要花很多时间来弯曲脊柱上部（坐在椅子上等）。这个体式有助于为上背部创造平衡。
- 如果膝盖大大分开，这就成了青蛙式！
- 可用作较深入的后弯体式的准备体式。
- 如果你感到肩部后侧受到挤压，则可能达到了挤压点。外展手臂（将手臂相互远离）可以让你避开挤压点。

脚踝伸展式

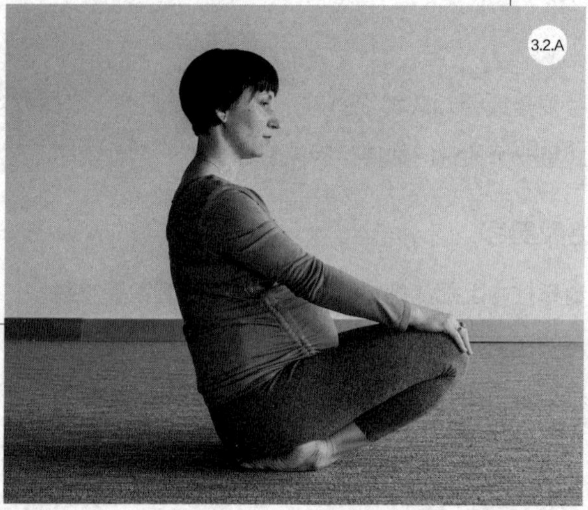

意图和目标区域

- 主要目标区域：脚踝（跖屈）。
- 次要目标区域：膝盖（完全屈曲）。

禁忌

- 如果脚踝出现剧烈疼痛，请从体式中稍微退出。
- 在坚硬的地板上练习时可能会感到压痛，这可以通过在脚下放一条毯子或毛巾来缓解。
- 膝关节问题（膝关节置换、韧带或软骨损伤、慢性炎症）可能会使你难以坐在脚跟上，坐在垫子上可能会有帮助。你也可以试着在膝盖后面放一条卷起的毛巾，或者在大腿和小腿之间放一个坐垫。
- 如果你的脚踝或膝盖仍不舒服，这个体式可能不适合你。跳过它，试试天鹅式或龙式（后腿的脚也会跖屈，但压力要小得多）。

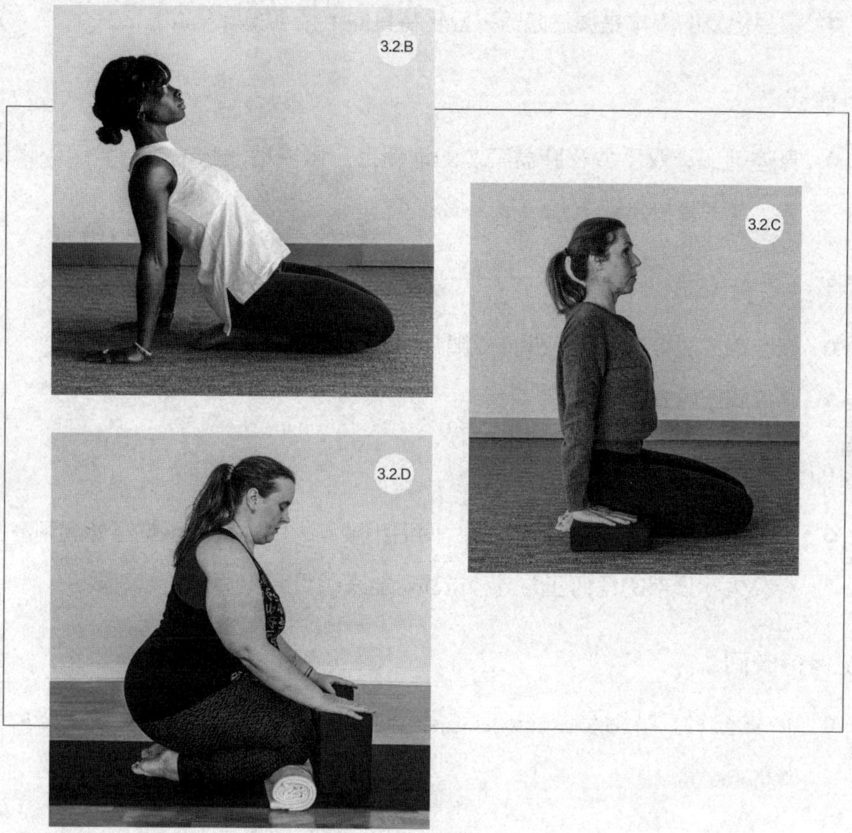

进入体式

- 从坐在脚跟上开始（图 3.2.C）。如果坐在脚跟上对你来说太难，那就坐在双脚之间的砖块或垫子上，这对脚踝也能产生足够的刺激。在尝试其他备选之前，先观察自己的感受。如果感到强度太大，试着在身后用手支撑身体（图 3.2.B），然后再次觉察。

替代体式和备选

- 用双手支撑（图 3.2.B）是最容易、压力最小的版本，但注意不要向后塌腰弓背。保持胸部朝前，想象你正试图做后弯。
- 几分钟后，将手放在地板上或放在腿旁边的砖块上（图 3.2.C ）。
- 垫高膝盖可以使体式更易于完成（图 3.2.D）。

- 最具挑战的版本是握住膝盖并轻轻将其向上拉（图 3.2.A）。

退出体式

- 身体前倾，双手放在膝盖旁边的地板上。慢慢地一步一步回到俯卧撑的姿势，或者直接趴下来。

反体式

- 俯卧撑、肘板式或任何伸直双腿并将脚趾回勾的体式。
- 悬挂式或蹲式。

影响的经络和器官

- 沿脚尖的感觉可能会刺激胃经，而沿小腿和大腿后部的感觉可能会刺激膀胱经。大腿顶部的任何压力或感觉都可能表明胃经和脾经受到刺激。

建议保持时间

- 1～3 分钟，特别是当感觉相对强烈时。经过练习，你最终可能会坚持坐很长时间。

其他注意事项

- 这是一个足部背屈体式的反体式，足部背屈体式包括脚趾蹲式、下犬式、蹲式和一些盘坐冥想姿势。对一些人来说，它甚至可以用来缓解膝盖问题。
- 坐在脚跟上被称为“坐禅”（一种东方冥想姿势），艾扬格称之为“英雄坐姿”。但他不建议抬起膝盖。英雄坐姿的其他版本还包括坐在双脚之间，一些瑜伽老师将这种姿势称为“金刚坐”，但艾扬格认为这是英雄坐姿的变体。他建议最初保持这个姿势 1 分钟，最多练习 5 分钟。他声称这个体式可以帮助强化足弓，改善扁平足，缓解痛风，改善足部循环，缓解足跟刺、膝盖疼痛和膝盖炎症等，甚至可以纠正突出的椎间盘。[①] 这些声明未经科学证实。

---

① 请参阅 B. K. S. Iyengar, *Yoga: The Path to Holistic Health* (London, UK: Dorling Kindersley, 2001), 84 and 188。

香蕉式

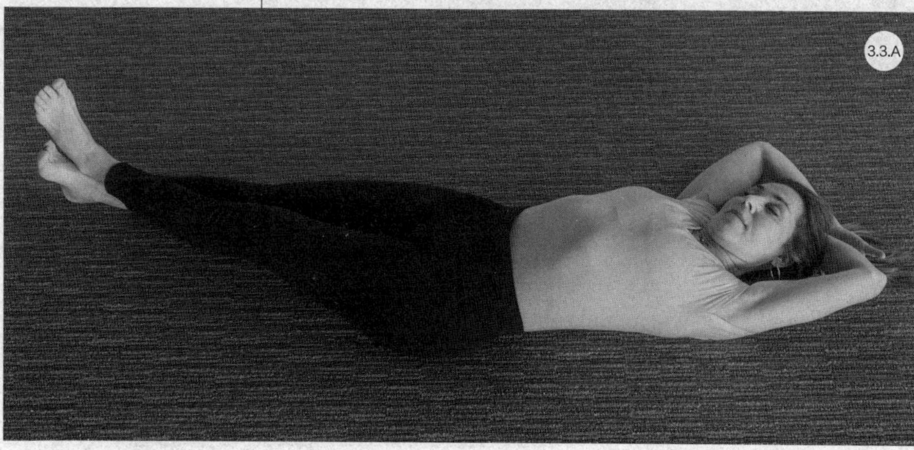

意图和目标区域

- 主要目标区域：躯干、颈部和臀部的外侧（侧屈）。
- 次要目标区域：腋窝（外展）。

禁忌

- 如果将手臂伸向头顶时双手刺痛，可能需要在手臂下方垫一个抱枕，或者将双手放下。
- 如果你有下背部问题，则最好不要在这个体式中进入得太深。

进入体式

- 仰卧，双腿并拢，手臂伸向头顶，紧握双手或肘部。臀部紧贴地面，将上半身向右侧屈。当上身已经不能再动，开始向右移动双腿（图 3.3.B）。注意顺序！移动双腿更容易，所以要在最后移动。你的身体现在就像一根成熟、完美的香蕉一样弯曲。注意髋部不要扭转或离开地板。找到你的极限边缘。当你的身体能进一步打开时，再将双脚向右移动，并将上半身进一步向右移动。

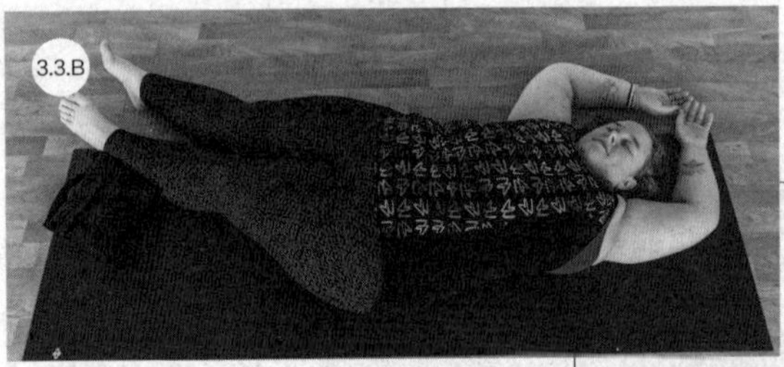

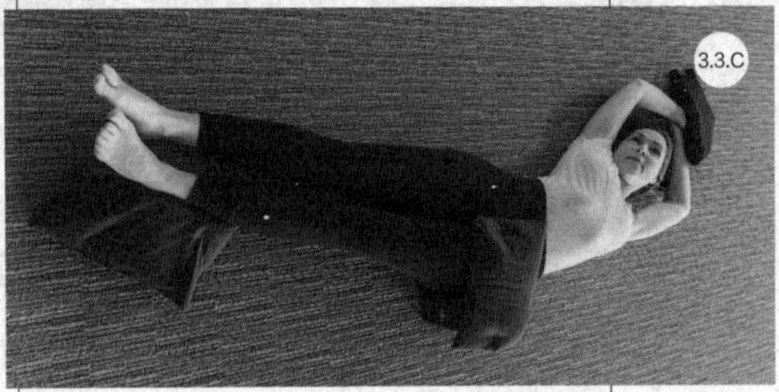

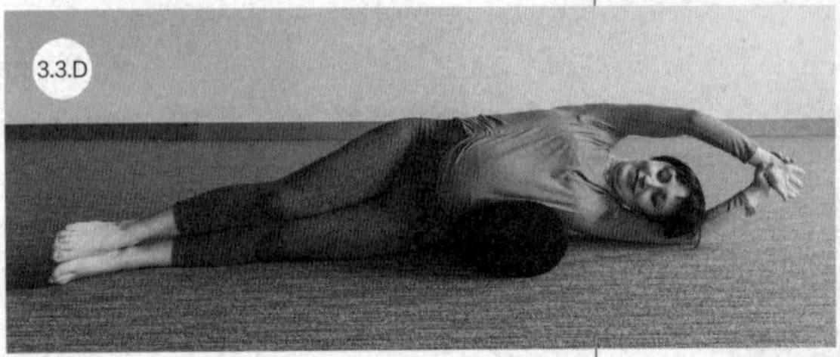

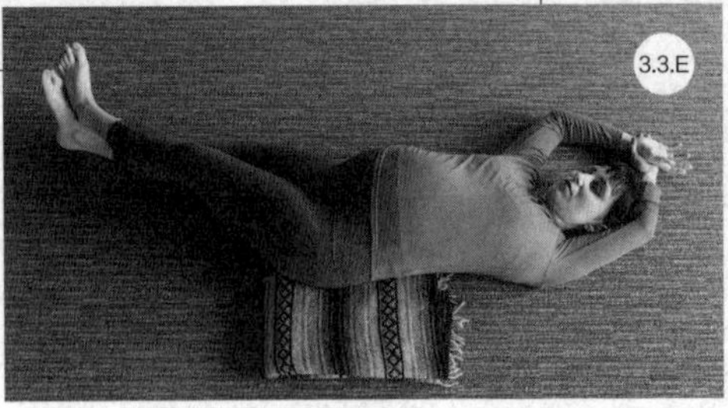

替代体式和备选

- 保持一段时间后，试着交叉脚踝（图 3.3.A）。大多数学生在外踝越过内踝时感到明显压力，但有些学生感觉相反的交叉方式更有“锁定感”。试试看。
- 如果感到双手有刺痛感，请用抱枕支撑手臂或将手臂放在前额上。如果刺痛感持续存在，请放低双臂。
- 如果髋部倾向于离开地面，沙袋或沉重的抱枕可能会有帮助。如果辅具容易从髋部滑落，可以在髋部旁边放一块瑜伽砖来支撑它。脚踝外侧也可以放置沙袋来固定双脚。或者可以用沙袋固定在头顶上方伸出的手臂（图 3.3.C）。

- 背部不舒服的孕妇可以尝试躺在抱枕上侧屈。如图 3.3.D 所示，在下胸腔和侧腰下方放置一个抱枕，以最大限度地增加曲度。
- 孕妇的另一个选择是在一侧髋部下方垫一块毯子（图 3.3.E）。

退出体式

- 将双腿移回中正的位置，双臂放下。保持安静，享受体式的回响（别忘了做另一侧的练习）。

反体式

- 将膝盖抱至胸前，轻轻向前折叠上身，释放背部压力。
- 绕动膝盖，以按摩骶骨和腰椎。
- 自发地做任何想做的体式。

影响的经络和器官

- 沿着髋部和躯干侧面的感觉可能会刺激胆经。
- 靠近脊柱的压力可能会刺激膀胱经。
- 双手举过头顶时，沿着手臂和肩膀的压力可能会刺激心经和肺经。

建议保持时间

- 3～5 分钟。

其他注意事项

- 这是半月式或风吹树式的仰卧版本。
- 这是一个可以施压于整个身体侧面的好方法。它使脊柱从髂胫束到侧肋顶部都进行侧屈，能够伸展腹斜肌和侧肋间肌。如果你感觉髋部外侧（股骨大转子）有拉扯感，那么你可能在锻炼阔筋膜张肌（连接髂胫束和髂嵴的肌肉）或臀大肌，两者都附着在髂胫束上。
- 别忘了两侧都要做。然而，如果脊柱有明显的不对称，如脊柱侧弯，你最好使一侧比另一侧保持更长的时间。在这种情况下，可以在更紧张的一侧保持更久的时间，或者完全跳过不紧张的那一侧，而在紧张的一侧练习两次。

桥式（支撑桥式）

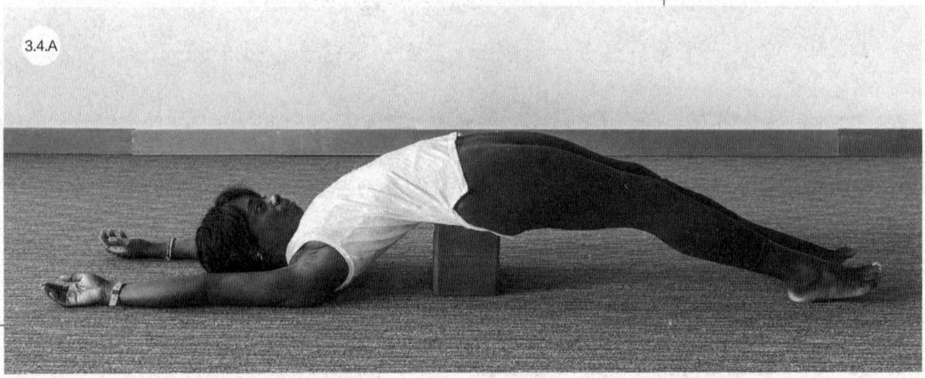

意图和目标区域

- 主要目标区域：骶骨 / 下背部（伸展）。
- 次要目标区域：手臂在头顶时的手臂 / 肩膀（屈曲）。对许多学生来说，双臂举过头顶也会给下腹部带来很大的压力，这种紧张可能通过髋屈肌产生。

禁忌

- 患有髋关节炎、做过髋关节置换术和腰背痛的学生可能会觉得体式带来的压力太大。将砖块调低或直接跳过这个体式。
- 如果你的手臂在头顶上时双手有刺痛感，请将前臂放在前额或砖块上。如果这不能消除刺痛感，则完全放下手臂。
- 这个体式对孕妇来说并不舒服，她们可能更喜欢在大腿和肘部下方垫上抱枕来做狮身人面式。
- 瑜伽损伤预防官网指出的禁忌证：前路全髋关节置换术、脊椎前移滑脱、髋关节炎、胃食管反流病、疝气（腹部）、颈椎间盘突出、准分子激光手术、腰椎管狭窄症、鼻出血。

进入体式

- 从仰卧开始，膝盖弯曲。将髋部抬得足够高，以便在骨盆下方放入砖块或抱枕。确保砖块位于骨盆 / 骶骨下方，而不是腰部下方（图 3.4.B）。腰椎不

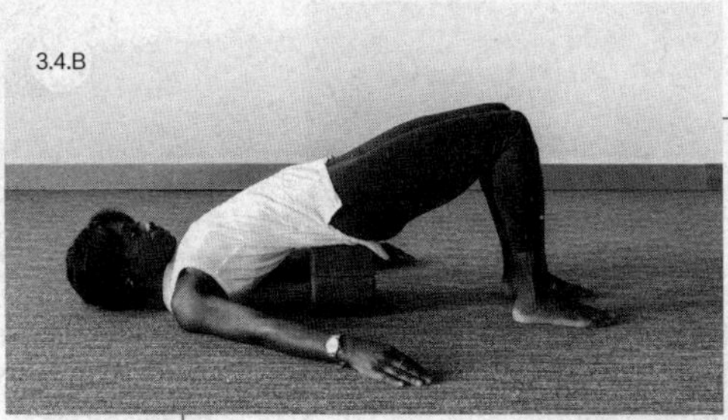

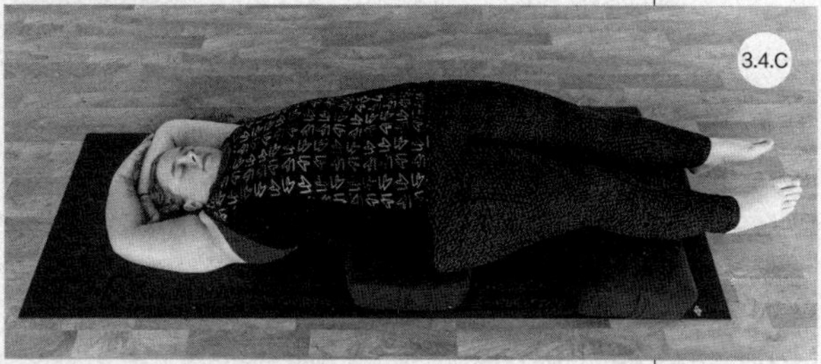

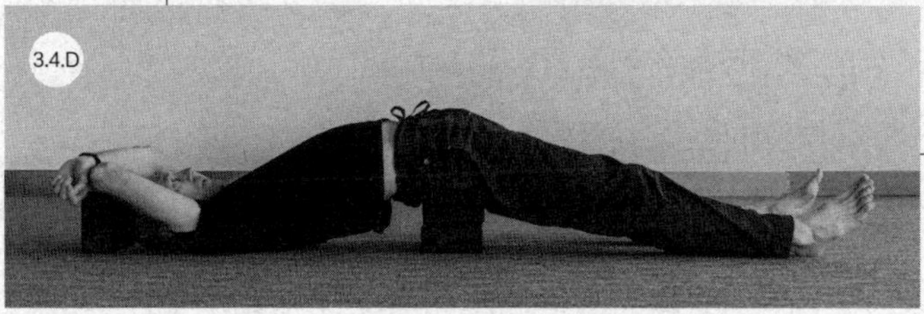

应受支撑。不要用砖块的窄面支撑身体，因为它可能不够稳定，并且在你进入体式时可能会翻倒。要用砖块更宽的一面支撑。如果需要更多高度，请添加砖块数量。

替代体式和备选

- 一旦骨盆得到支撑，将双脚抬起，然后伸直双腿。腿完全伸直（图 3.4.A）会使下背部、骶骨和髋屈肌产生最强烈的压力。
- 把双腿放在一个抱枕上可以减缓体式深度（图 3.4.C）。但仍然会在下背部产生一些挤压感。
- 几分钟后，更灵活的学生可能会想增加支撑的高度，可以增加更多的砖块。
- 将手臂举过头顶（图 3.4.A）会增加下腹部和髋屈肌的紧张感。如果双手产生刺痛感或电流感，有两种方法可以减少这种感觉：将手臂放在砖上（图 3.4.D）或额头上。

退出体式

- 这是个很“有滋味”的体式，所以务必慢慢地、小心地退出。首先，再次弯曲膝盖，让双脚走回身体一侧。启用你的核心肌群，然后将髋部稍抬，高度足以让你拿出支撑物。慢慢地把你的髋部回落到地板上，然后怀着敬畏的心情停留一会儿。

反体式

- 给自己 1 分钟左右的时间，然后再移动。因为这个体式中我们在伸展脊柱，稍微屈曲一下即可：把膝盖抱在胸前。

影响的经络和器官

- 沿着骶骨和脊柱下部的感觉可能会刺激肾经和膀胱经。
- 沿着大腿或下腹部的压力可能会刺激脾胃经以及肾经。
- 双手举过头顶时，沿着手臂和肩膀的压力可能会刺激心经和肺经。

建议保持时间

- 我们可以在这个体式中沉浸相当长的时间，但是 3 ~ 5 分钟就足够了。

其他注意事项

- 这个体式与桥式肩倒立（Setu Bandha Sarvangasana）非常相似，但阴瑜伽中的桥式不是用手臂来支撑髋部，而是用辅具。这使得我们可以长时间被动保持体式。
- 桥式是深度后弯的绝佳准备体式，同时它本身也是一个有效果的下背部练习。
- 在艾扬格的版本中，髋部是用一个木凳来支撑的。他建议先保持这个姿势 3 分钟，随着练习渐进，最多 5 ~ 8 分钟。他声称它可以帮助缓解背痛和颈部紧张，预防静脉曲张，改善消化，缓解头痛，改善血液循环。[①] 这些益处未经科学证实。

---

① 请参阅 B. K. S. Iyengar, *Yoga: The Path to Holistic Health*, 219。

蝴蝶式

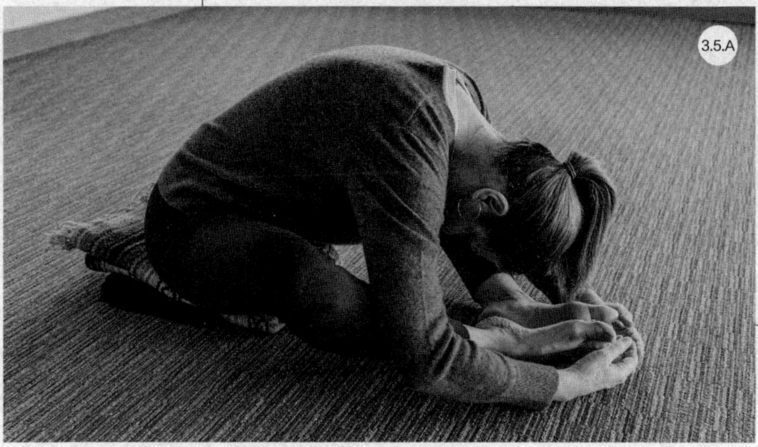

意图和目标区域

- 主要目标区域：整个脊柱（屈曲）和髋部（屈曲、外旋、外展）。
- 次要目标区域：大腿内侧 / 内收肌（张力）和腘绳肌（张力）。

禁忌

- 可加重坐骨神经痛。如果你有坐骨神经痛，坐在坐垫上以抬高髋部，使膝盖低于髋部。如果你有椎间盘源性坐骨神经痛，避免脊柱屈曲。在任何一种情况下，如果这个体式使症状恶化，直接跳过它。
- 很多人做这个体式时膝盖不舒服。如果你的膝盖不舒服，把脚放远一点，用砖块或坐垫支撑大腿（图 3.5.B），或者跳过这个体式。
- 如果你有任何不允许脊柱屈曲的下背部疾病，则不要做任何弓背的动作：尽可能保持背部中立。你可以选择许多孕妇喜欢的仰卧版（图 3.5.C）或靠墙蝴蝶式（图 3.5.D）。
- 如果你做过髋关节置换术，在尝试这个体式之前，请咨询你的外科医生。
- 如果你有颈部问题，请避免头部低垂。
- 瑜伽损伤预防官网提出的禁忌证：髋关节炎、膝关节炎、髌软骨软化症、腰

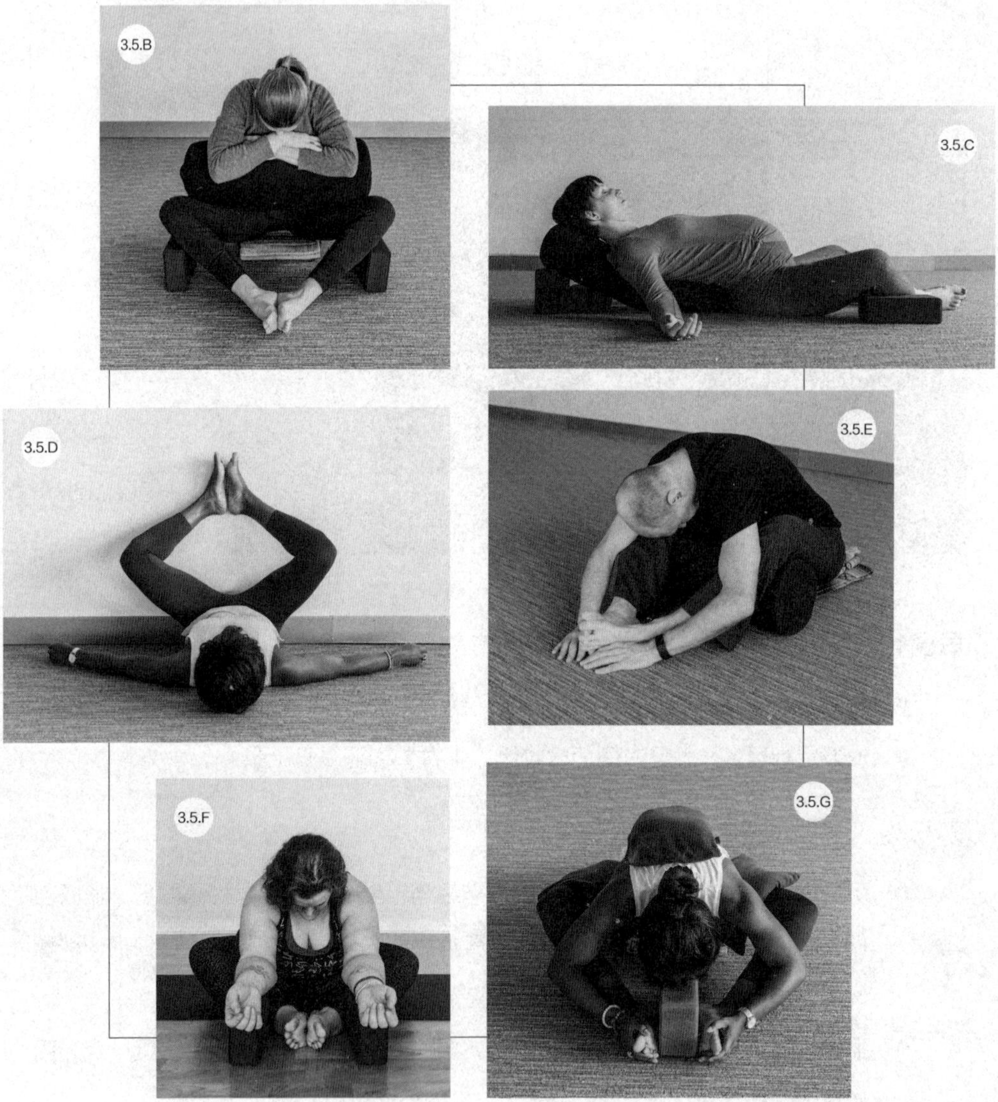

椎间盘突出症、骨质疏松症、后路全髋关节置换术、视网膜裂孔、脊椎后移滑脱、骶髂关节紊乱、脊柱骨折（椎体）、压缩性骨折、全膝关节置换术。

进入体式

- 坐在垫子上，双脚相对，脚底互碰，然后让它们保持互碰的状态并滑离你的身体。前屈上身，双手轻轻放在脚上或前方的地板上。头可以垂向双脚（图

3.5.A)。

替代体式和备选

- 用抱枕或垫子抬高臀部有助于身体前屈。
- 如果颈部压力过大，用手支撑头部，将肘部放在大腿上或砖块上，或用抱枕支撑头部。
- 可以将胸部落在横跨大腿的抱枕上（图 3.5.B)。
- 为了使膝盖更舒服，把砖块（图 3.5.B ）或抱枕放在双腿下方来支撑大腿（图 3.5.E)。
- 手 / 手臂可以放在任何位置上：双脚保持不动，双手放在前面的地板上，或在身体后面放松手臂。另一种选择是在手下放置砖块（图 3.5.F)。
- 如果背部不适，可以做仰卧的变体：躺下，保持双腿呈蝴蝶形。你可以用抱枕支撑身体（图 3.5.C ）或靠墙放松。
- 另一种选择是靠墙蝴蝶式（图 3.5.D)，这同样可以保护脊柱，释放压力。
- 大腿内侧、脚上或下背部的沙袋会在前屈无法更深入的情况下帮助增加感觉（图 3.5.G)。你还可以把沙袋和膝盖下面的砖块结合起来使用。
- 在两脚之间放置砖块会增加腿部外展的程度，从而减轻髋部的压力水平（图 3.5.G)。

退出体式

- 用手将身体推离地板，然后慢慢抬起上身。
- 在伸直双腿之前，双手向后撑，先收回双腿。然后慢慢地伸直每条腿。

反体式

- 这是脊柱屈曲体式，所以之后做一下脊柱伸展会很舒服。做一个轻柔的坐姿后弯或仰卧后弯。也可以做猫式呼吸或串联进入桌面式。
- 坐姿扭转是另一种释放脊柱的方法。
- 这个体式也包含髋部外旋，所以一些内旋体式——比如雨刷器扭转式，可能会让你感觉不错。

影响的经络和器官

- 沿着臀部外侧的感觉可能会刺激胆经。
- 通过内膝、大腿和腹股沟的感觉可能会刺激肝经和肾经。
- 沿着脊柱的感觉可能会刺激膀胱经。

建议保持时间

- 3～5 分钟或更长时间（如需）。

其他注意事项

- 这是一个很好的能对下背部施压且能锻炼腿部后侧肌肉的体式。
- 如果脚离腹股沟更远，腘绳肌将承受更大的压力。如果脚靠近腹股沟，内收肌会承受更大的压力。
- 萨拉·鲍尔斯建议，如果你只有一个体式的时间，就做蝴蝶式。这也是一个很好的阴瑜伽入门体式，因为它能温和地锻炼脊柱和髋部。
- 如果双脚靠近身体，内收肌或下背部的紧张可能会阻止你前屈上身。把双脚彼此移远一点。（做这个体式时双脚靠得很近并没有错，这会给内收肌带来更大的压力，但也会让很多人感到髋部屈曲困难。双脚离得越远，髋关节可能会屈曲得越充分，这也会让脊柱屈曲得更充分。）
- 对于孕妇来说，这个体式很友好，因为腿部外展，为腹部提供了空间。
- 艾扬格将这个体式称为束角式（Baddha Konasana）。只不过他建议双脚靠近腹股沟并保持脊柱中立。他还声称该体式对肾脏和前列腺有好处，能治疗泌尿系统问题，预防疝气，消除睾丸负担，调节月经，帮助卵巢正常运行，使分娩更容易。① 这些结论未经科学证实。

① 请参阅 B. K. S. Iyengar, *Yoga: The Path to Holistic Health*, 88, 89 and 190。

半蝴蝶式

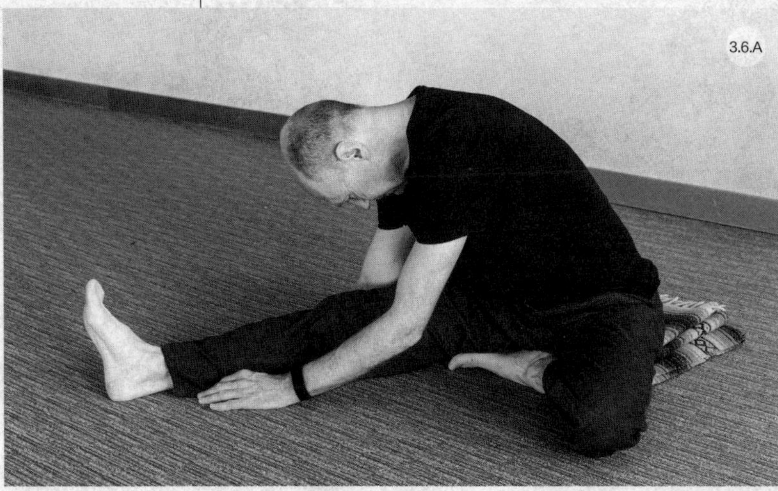

意图和目标区域

- 主要目标区域：整个脊柱（屈曲和侧屈）和髋部（屈曲、外旋、外展）。
- 次要目标区域：腘绳肌（张力）。根据腿外展的程度，大腿内侧和膝盖内侧可能会有一些张力。

禁忌

- 该体式会加重坐骨神经痛。如果你有坐骨神经痛，坐在坐垫上以抬高臀部，使膝盖低于臀部。如果你有椎间盘源性坐骨神经痛，避免脊柱屈曲。在这两种情况下，如果这个体式使症状恶化，直接跳过它。
- 如果你有任何不允许脊柱屈曲的下背部疾病，则不要做任何弓背的动作：尽可能保持背部中立。
- 双腿相距太远时，很多人的膝盖会出现剧烈疼痛。如果你在这方面有问题，把腿靠得更近一些。
- 如果膝盖弯曲时不适，将支撑物放在大腿下方（图 3.6.B）或将脚从腹股沟移开。一些学生通过在弯曲膝盖的后方放一条折叠的伸展带或卷起的毛巾来缓解压力。

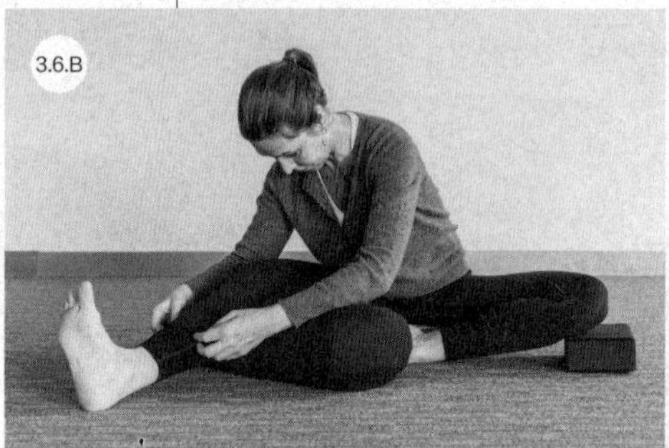

3.6.B

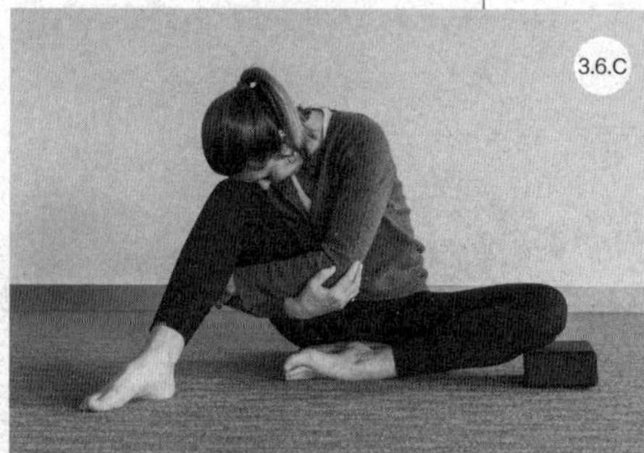

3.6.C

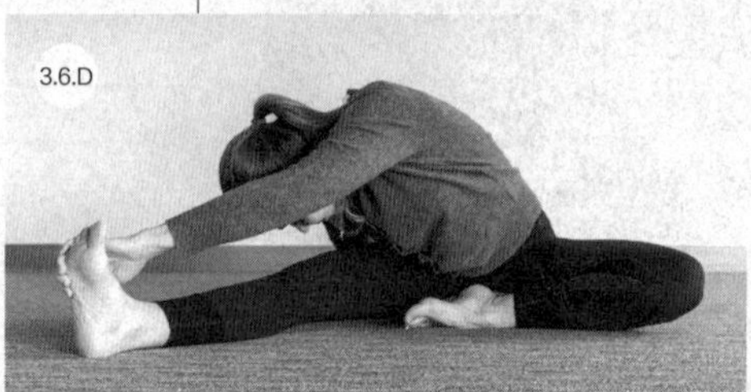

3.6.D

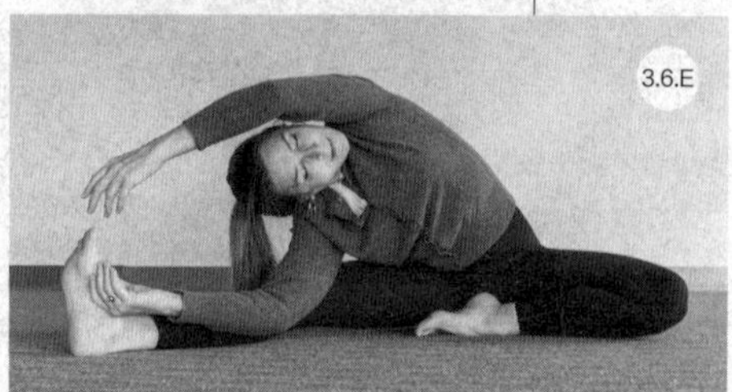

3.6.E

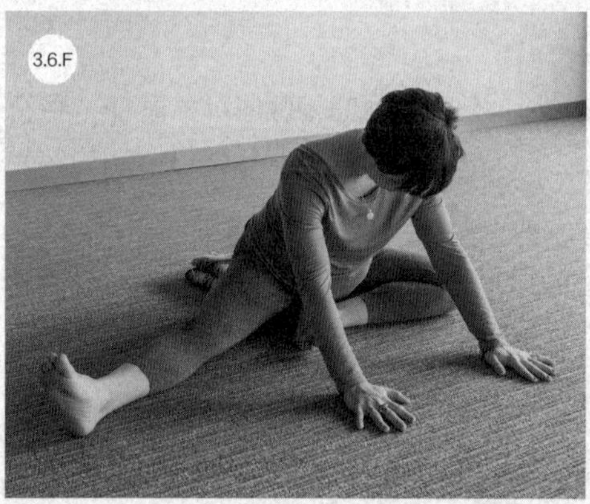

3.6.F

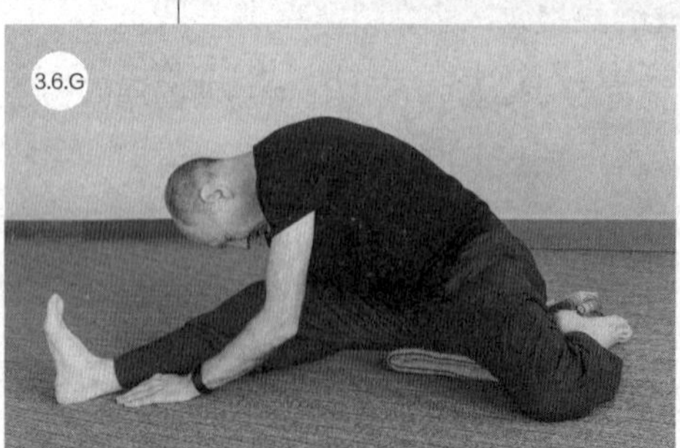

3.6.G

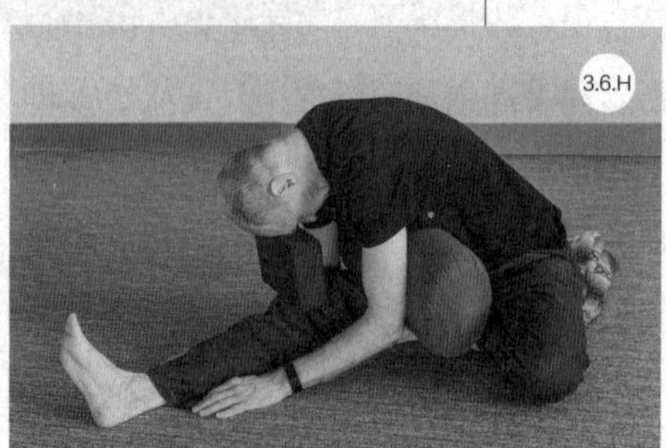

3.6.H

- 如果腘绳肌感到不舒服，弯曲伸直的腿并在大腿下垫一块毯子或砖块。
- 瑜伽损伤预防官网指出的禁忌证：前交叉韧带撕裂、髋关节炎、膝关节炎、髌软骨软化症、腰椎间盘突出症、坐骨滑囊炎、外侧半月板撕裂、内侧半月板撕裂、骨质疏松症、后路全髋关节置换术、脊椎后移滑脱、脊柱骨折（椎体）、压缩性骨折、全膝关节置换术。

进入体式

- 从坐姿开始，将一只脚向自己收回，将另一条腿伸直到旁侧。你可以弓背，将上身屈曲至伸直的那条腿（图 3.6.A）。

替代体式和备选

- 弓背可能会使背部筋膜承受更大的压力。保持脊柱中立可能会给髋部和腿部后方带来更多的压力。你的目标区域是哪个？
- 如果腘绳肌绷紧，上身前屈可能会受到限制。肌肉非常紧绷的学生可以弯曲膝盖，让脚踩在地板上（图 3.6.C）。这种情况下，可以将手臂环绕在大腿下方，随着时间的推移，让腿适应并伸直。
- 将对侧手伸向伸直一侧的脚，同时降低肩膀，以重点拉伸脊柱的一侧（图 3.6.D）。
- 将肘部放在伸直腿的大腿上，再让头部靠在肘部上（或对于更灵活的学生，可以将手臂放在直腿旁边），并将另一只手臂放在背后或头部上方。将胸部朝向天空扭转（图 3.6.E）。这会加深肋骨和脊柱一侧的压力。
- 向中间前屈（图 3.6.F）可以改变你感受压力的位置。也许你想让内收肌或腹股沟内侧更有压力。你自己来决定哪种效果更好。这可能是怀孕学生的首选姿势。
- 半蛙式可以作为备选，将弯曲膝盖的脚换成英雄坐的姿势（图 3.6.G），但前提是膝盖没有任何不适。我们很少有机会做髋内旋的瑜伽练习。
- 身体更灵活的学生很容易将胸部放在大腿上。而不够灵活的人可以试试在胸部下面放一个抱枕，以获得更多的脊柱屈曲感（图 3.6.H）。

退出体式

- 用手将自己推离地板，慢慢地抬起上身。在伸直另一条腿之前，双手向后撑，释放髋部。然后慢慢伸直（别忘了完成另一侧的练习）。

反体式

- 这是脊柱屈曲体式，所以之后做一下脊柱伸展会很舒服。做一个轻柔的坐姿后弯或仰卧后弯。也可以做猫式呼吸或串联进入桌面式。
- 坐姿扭转是另一种释放脊柱的方法。
- 这个体式也包含髋部外旋，所以一些内旋体式——比如雨刷器扭转式，可能会让你感觉不错。

影响的经络和器官

- 沿着脊柱和直腿后侧的感觉可能会刺激膀胱经。
- 如果你在髋部外侧或肋骨两侧有感觉，这个体式可能会刺激胆经。
- 通过膝盖内侧、大腿和腹股沟的感觉可能会刺激肝经和肾经。

建议保持时间

- 最多可保持 5 分钟，2 ~ 3 分钟后增加变体。

其他注意事项

- 这个体式对孕妇来说是非常友好的，因为腿部的外展为腹部提供了空间。
- 艾扬格称这种体式为单腿头碰膝式（Janu Sirsasana），但在其阴性版本中，背部可以扭转。他声称这种体式可以缓解头痛，改善膀胱控制，防止前列腺增大（仅男性），减少经期痉挛（仅女性），同时缓解阴道干燥和瘙痒。[①] 这些益处未经科学证实。

---

① 请参阅 B. K. S. Iyengar, *Yoga: The Path to Holistic Health*, 94, 95 and 201。

猫拉尾式

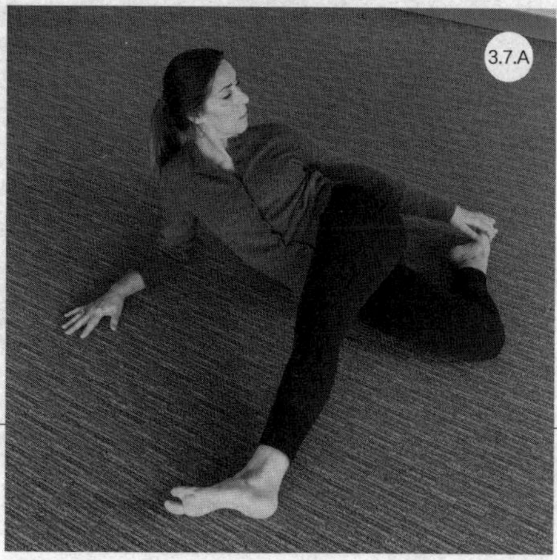

意图和目标区域

- 主要目标区域：股四头肌和髂腰肌（张力）。
- 次要目标区域：脊柱扭转，可能伴随髋部和腰部的轻度伸展。

禁忌

- 如果有腰背痛的情况，请小心进入和退出体式。你可能根本无法把脚拉开。
- 不建议大多数孕妇练习此体式。

进入体式

- 首先，双腿朝前坐好。向右扭转身体，身体斜靠在右肘上。保持你的下方（右）腿伸直，将你的上方（左）腿向前伸。弯曲下方腿的膝盖，使脚跟朝向臀部。你的上方（左）手后伸并抓住下方腿的脚。将脚朝远离身体的方向拉开（图 3.7.A）。
- 你也可以从仰卧位开始。从这里开始，向右侧卧。保持你的下方（右）腿伸直，将你的上方（左）腿向前伸向一侧。弯曲下方腿的膝盖，使脚跟朝向臀部。你的上方（左）手后伸并抓住下方腿的脚。将脚朝远离身体的方向拉开（图 3.7.B）。

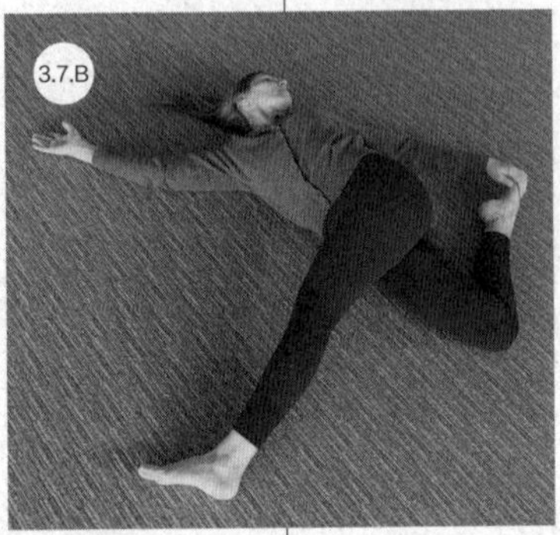

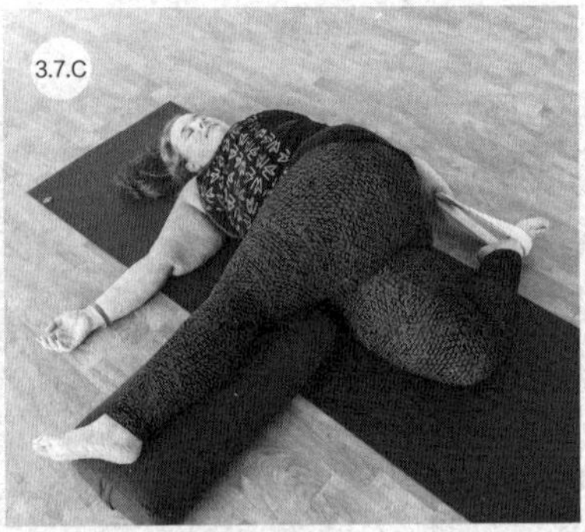

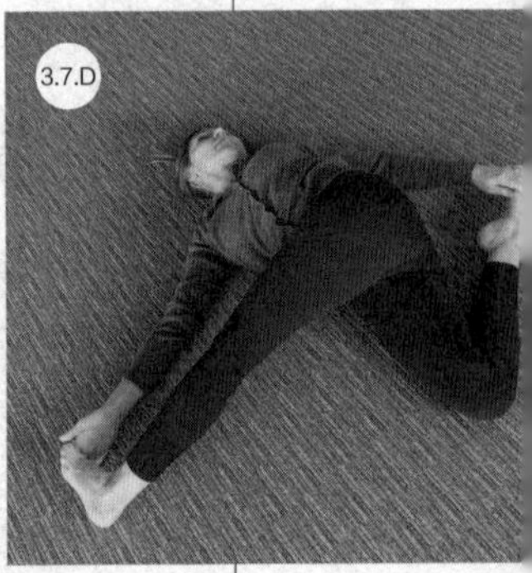

替代体式和备选

- 用一只手臂支撑身体的版本最容易（图 3.7.A）。
- 更具挑战性的是斜倚身体，头从肩膀看向下方腿的脚（图 3.7.B）。这是带有后弯性质的仰卧扭转体式。试着把脚拉远。大多数学生无法把脚拉得太远，这没关系。
- 如果无法抓到脚，尝试使用伸展带来帮助完成（图 3.7.C）。
- 在伸直腿的下方垫个抱枕，这可以帮你更容易地完成体式（图 3.7.C）。
- 使体式更深入的选择是双手分别握住双脚（图 3.7.D）。

退出体式

- 手松开脚，然后翻身呈俯卧姿势。伸直腿。也可以选择呈仰卧姿势。

反体式

- 将双膝抱到胸前，然后以仰卧姿势或婴儿式轻轻向前屈曲上身，释放下背部的压力。

影响的经络和器官

- 沿着大腿顶部的感觉可能会刺激胃经和脾经。
- 沿着下背部的感觉可能会刺激膀胱经和肾经。
- 如果你的胸腔一侧有扭转感，这可能会刺激胆经。

建议保持时间

- 作为前屈体式的反体式，保持 1 分钟。
- 作为斜倚扭转体式练习的话，可以保持 3 ~ 5 分钟。

其他注意事项

- 这是较为深入的前屈体式（如蜗牛式或毛毛虫式）的反体式。
- 如果你把脚拉开很大的距离，这个体式就会变成阳性体式。在这种情况下，你可以缩短保持时间或在 1 分钟后稍微释放脚上的压力。

毛毛虫式

3.8.A

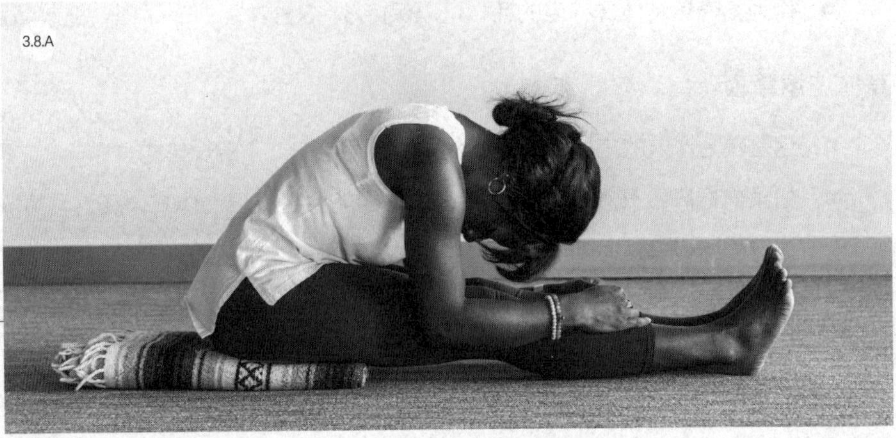

意图和目标区域

- 主要目标区域：脊柱、髋部（屈曲）和腘绳肌（张力）。
- 次要目标区域：小腿（踝关节背屈）。

禁忌

- 该体式会加重坐骨神经痛。如果你有坐骨神经痛，坐在坐垫上以抬高髋部，使膝盖低于臀部。如果你有椎间盘源性坐骨神经痛，避免脊柱屈曲。在任何一种情况下，如果症状仍难以缓解，则直接跳过这个体式。
- 如果你的腘绳肌非常紧绷，应该弯曲双腿，并在膝盖下方垫一个抱枕来支撑（图 3.8.B），这样可以使髋部屈曲得更充分。
- 如果你有任何不允许脊柱屈曲的下背部疾病，则不要弓背。尽可能使脊柱保持中立位（图 3.8.C），或做双腿靠在墙上的版本（图 3.8.F）。
- 腿伸直的姿势可能会使膝盖超伸，但这对膝关节来说可能非常有益。所有的关节都需要压力，包括膝盖，它们天然被设计成略微超伸的状态。然而，如果过度伸展对你来说很痛苦，就弯曲一点膝盖，也可以在下面垫一条卷起来的毯子。

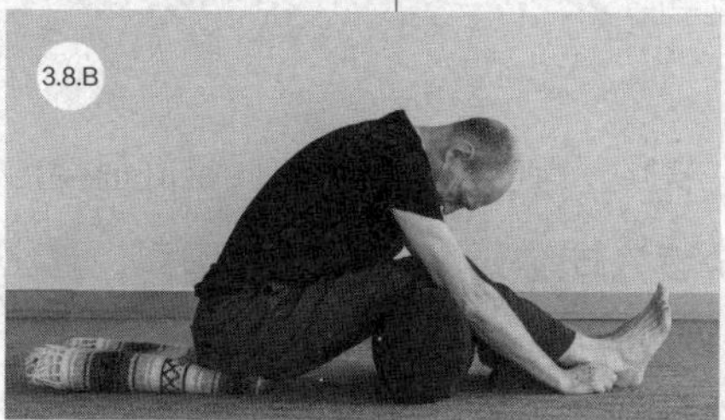
3.8.B

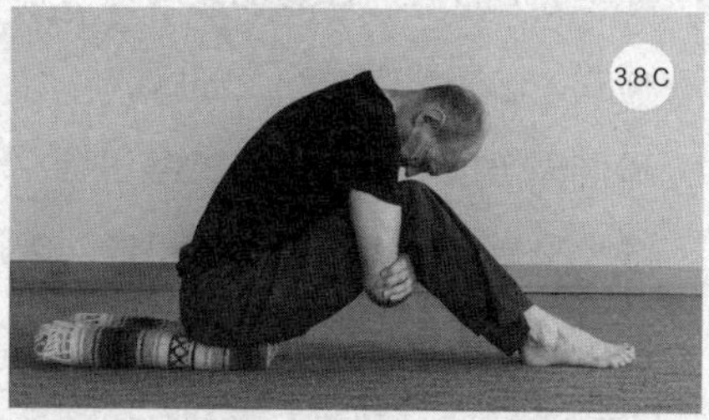
3.8.C

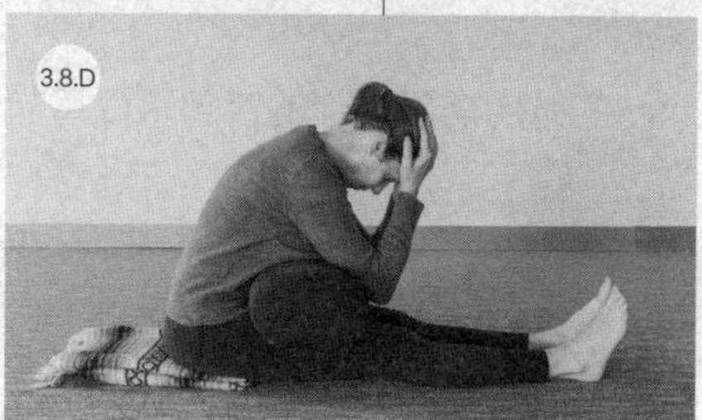
3.8.D

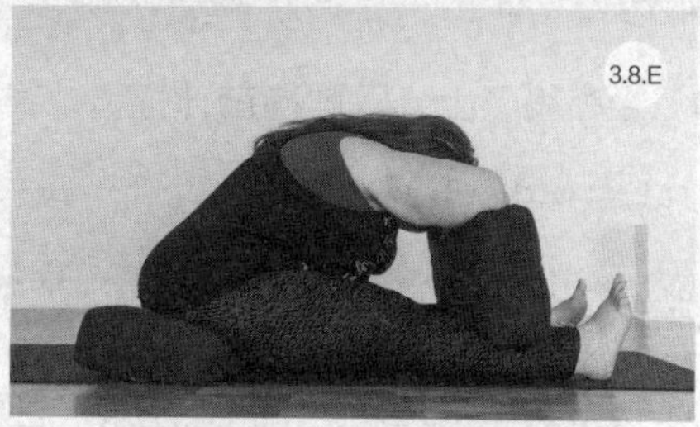
3.8.E

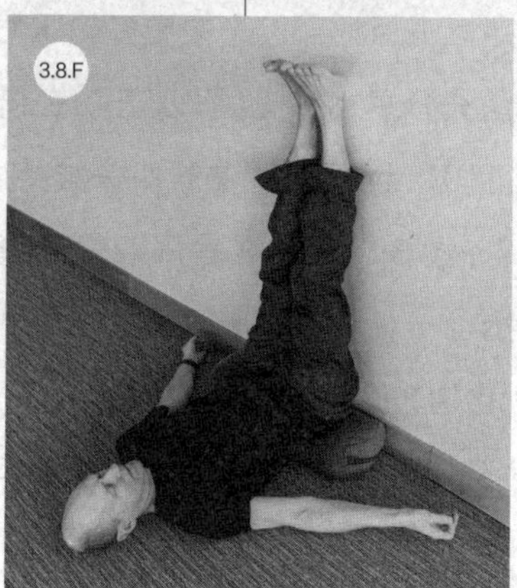
3.8.F

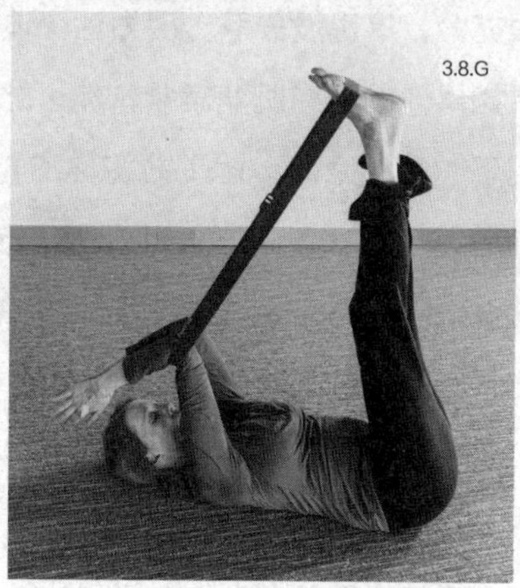
3.8.G

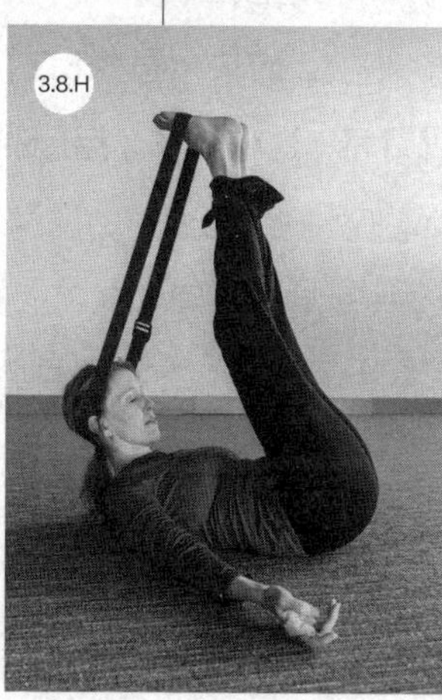
3.8.H

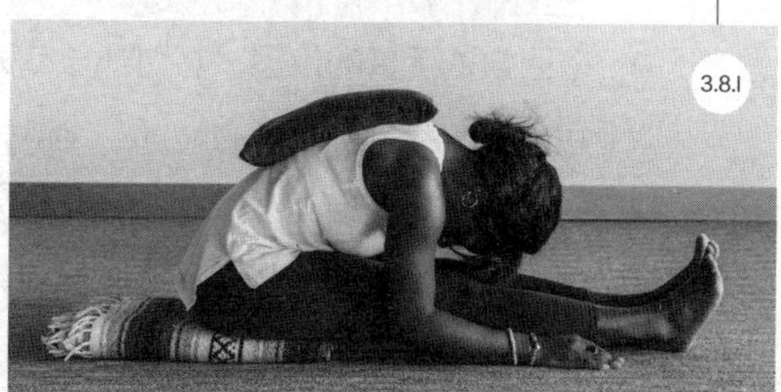
3.8.I

- 如果分开双腿，让腹部能够置于双腿之间，大多数孕妇都应该能够完成这个体式。这是蜻蜓式的迷你版。
- 瑜伽损伤预防官网指出的禁忌证：髋关节炎、胃食管反流病、腰椎间盘突出症、坐骨滑囊炎、骨质疏松症、后路全髋关节置换术、脊椎后移滑脱、脊柱骨折（椎体）、压缩性骨折、腘绳肌撕裂。

进入体式

- 坐在垫子上，双腿向前伸直。上身朝双腿的方向前屈，你的背部可以弓起（图 3.8.A）。

替代体式和备选

- 大多数学生必须选择屈膝还是不屈膝。如果腘绳肌较紧，髋部就不会屈曲得很充分，这也没关系，因为这个体式足以在目标部位产生更多的压力。但是如果你的腘绳肌非常紧，你可能无法充分屈髋并使躯干坐正。在这种情况下，弯曲膝盖，让重力将你的脊柱回正，而不是调动腹肌来维持中立。你可以在膝盖下面放一个抱枕来支撑（图 3.8.B），或者用双臂环绕膝盖（图 3.8.C）。此外，还可以试着坐在坐垫上，使骨盆更加前倾。
- 将下巴拉向胸部会加深颈部的屈曲，也会增加后侧筋膜链上的压力。
- 如果颈部因头部重量而感到紧张，用手支撑头部，将肘部放在腿上或抱枕上（图 3.8.D）。
- 可以将胸部靠在抱枕上休息（图 3.8.D），以帮助放松。
- 来回尝试手臂的位置。将肘部放在大腿、抱枕、砖块（图 3.8.E）或地板上。或用手握住脚趾（不必拉动），保持双脚背屈，这将使身体后侧的张力更强。
- 对于那些不想屈曲脊柱但仍然想要在腘绳肌处产生强烈压力的学生，还有两个其他选择：仰卧，双腿靠墙，骨盆下垫一个抱枕（图 3.8.F），这个姿势对整天站立的人来说非常舒适。另一个选择是当脚靠在墙时，在脚上放一个沙袋。或者双腿悬空，用伸展带固定双脚（图 3.8.G）。你还可以再加些练习趣味：在脚和后脑勺之间使用一条伸展带来固定姿势（图 3.8.H）。注意：带子不要放在脖子后面！你会觉得这看起来并没有什么挑战性，不妨试试看。

- 在大多数情况下，沿着脊柱放置沙袋可以为练习增加感觉（图 3.8.1）。
- 如果你的身体非常灵活，可以轻松地将胸部放在大腿上，那么为了感受压力，你需要将双腿分开，使胸部刚好置于双腿之间。还需要更多压力？坐在一块瑜伽砖上，在小腿下也垫上砖块，再为身体增加一些高度。

退出体式

- 用手将身体推离地板，然后慢慢抬起上身。
- 一旦你的身体立起，用手向后支撑身体，释放髋部并伸展脊柱。

反体式

- 这是脊柱屈曲体式，所以脊柱伸展会让你感觉很舒服。做一个轻柔的坐姿后弯或仰卧后弯。你也可以做猫式呼吸或串联到桌面式。
- 坐姿扭转是另一种释放脊柱的方法。

影响的经络和器官

- 沿着身体后侧的感觉可能会刺激膀胱经。
- 通过下背部的感觉可能会刺激肾经。

建议保持时间

- 3 ~ 5 分钟，或更长时间。

其他注意事项

- 保罗 · 格里利认为，这个体式对于平衡能量流动和让身体准备冥想非常有益。
- 保持肌肉放松，尤其是腿部和腹部。
- 确保髋部顶部向前倾斜。如果髋部向后倒，就需要坐在更高的坐垫上，并再多弯曲一点膝盖。让重力帮助你吧！阴的练习就是臣服。

- 艾扬格将这种体式称为背部前屈伸展坐式（Paschimottanasana）。他声称，这个体式能镇定大脑，使血压正常，缓解慢性头痛，安抚心脏，按摩肾上腺和肾脏，调节膀胱和胰腺，改善女性的整个生殖系统，治疗阳痿，建立男性的性控制。[①] 这些益处未经科学证实。

① 请参阅 B. K. S. Iyengar, *Yoga: The Path to Holistic Health*, 102, 103, and 197。

婴儿式

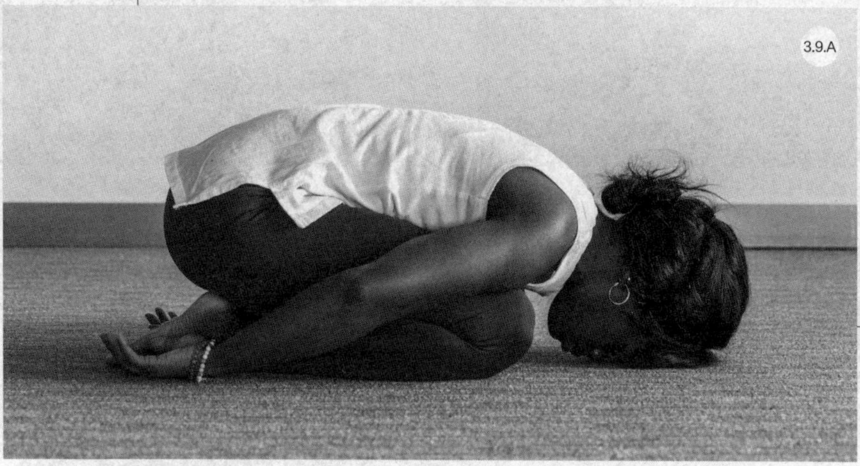

意图和目标区域

- 主要目标区域：脊柱和髋部（屈曲）。
- 次要目标区域：膝盖（屈曲）和脚踝（跖屈）。

禁忌

- 如果你有腹泻、怀孕或刚进食等情况，将双腿分开得再宽些（图 3.9.D）或跳过此体式。
- 如果你的髋部或膝盖有问题，你可能需要在大腿和小腿之间放置毛巾或毯子，或者直接跳过这个体式。
- 你可能需要在脚踝下垫一条毯子或其他软垫，以减少脚面的不适感。
- 瑜伽损伤预防官网指出的禁忌证：前交叉韧带撕裂、髋关节炎、膝关节炎、拇趾滑囊炎、髌软骨软化症、胃食管反流病、腰椎间盘突出症、胸椎间盘突出症、后路全髋关节置换术、脊椎后移滑脱、脊柱骨折（椎体）、压缩性骨折、全膝关节置换术。

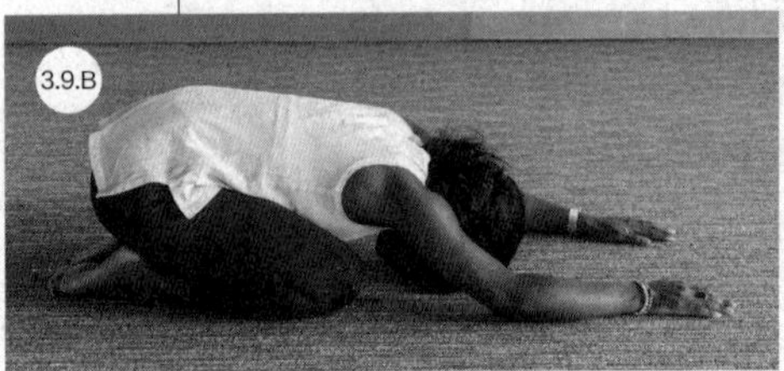
3.9.B

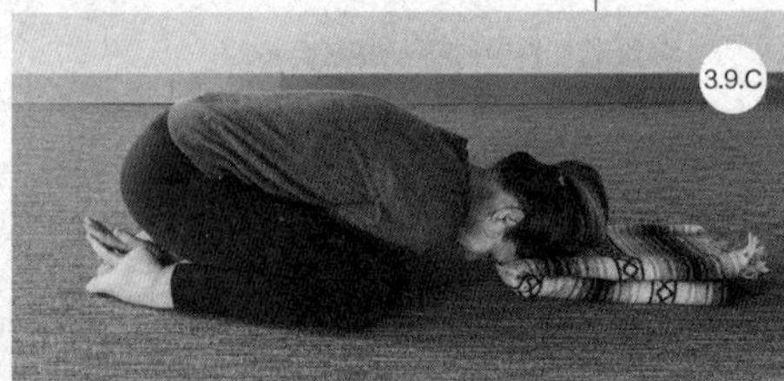
3.9.C

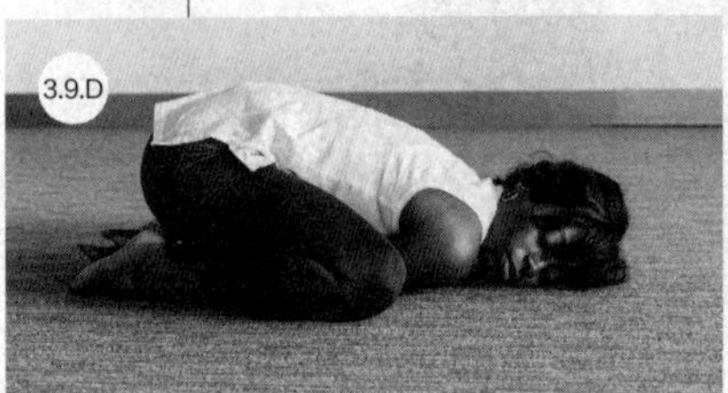
3.9.D

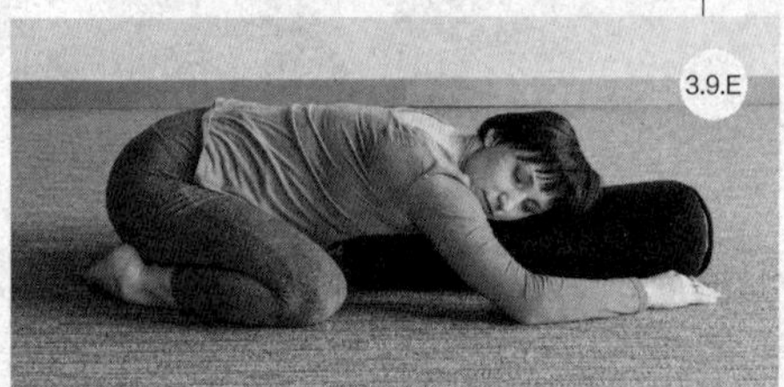
3.9.E

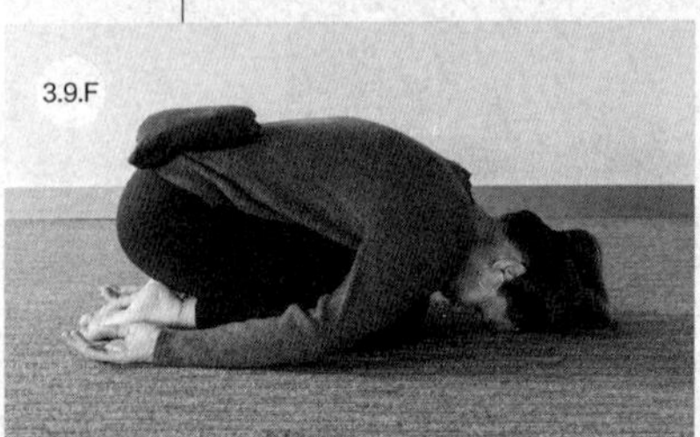
3.9.F

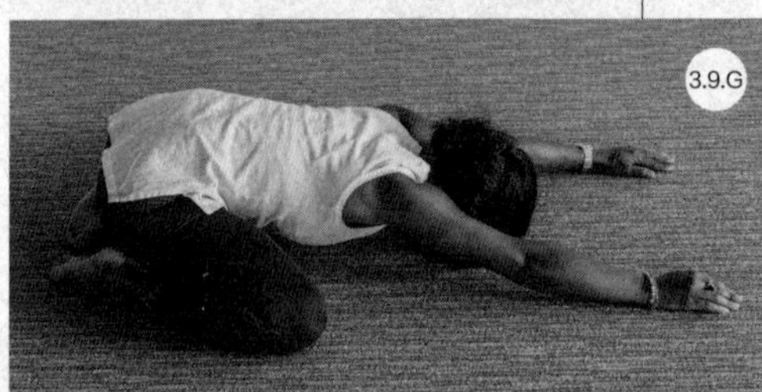
3.9.G

进入体式

- 先坐在脚跟上，然后慢慢地前屈上身，直至胸部落到大腿上，额头触地。双手放到脚的旁边，手肘向两侧自然弯曲（图 3.9.A）。

替代体式和备选

- 将手臂向前伸展，可以避免对颈部施加过大压力（图 3.9.B）。然而，这可能会使肩部紧张。
- 另一个较受欢迎的选择是将手臂穿插到双腿之间（图 3.9.C）。
- 如果不喜欢前额贴在地板或垫子上，可以将毛巾或毯子垫在额头下方（图 3.9.C），或将头转向一侧（图 3.9.D）。

- 双膝尽量靠近的姿势会让你感到舒适，但不必使其相互触碰。如果髋关节前部有任何不舒服的挤压，或者胸部、腹部有过多的压迫感，则应将膝盖分开（图 3.9.D）。
- 如果你不能将臀部放在脚跟上，或者头部或颈部感到压力过大，则在胸部下方放置一个抱枕（图 3.9.E）。这很适合孕妇。
- 如果你渴望更多的压力，沿脊柱放置沙袋会增加你的感觉（图 3.9.F）。
- 在体式中途将膝盖分开，同时继续坐在脚跟上，这可以为青蛙式做准备。也可以选择将双臂置于头顶（图 3.9.G），这一体式被称为蝌蚪式。

退出体式

- 用手将身体推离地板，然后慢慢抬起上身。

反体式

- 这个体式后面通常不需要做反体式，可以直接坐起来或者躺一会儿。

影响的经络和器官

- 沿着脊柱的感觉可能会刺激膀胱经。
- 身体前部（大腿和腹部）的感觉可能会刺激胃经和脾经。

建议保持时间

- 作为反体式，保持 1 分钟。
- 单独作为阴瑜伽体式，则保持 3 ~ 5 分钟。有些人可以一直停留在这里！如果你不能把头落到地板上，那么 5 分钟对你来说可能太长了。

其他注意事项

- 无论何时，当你觉得自己需要休息，这都是一个有疗愈作用的、安静的体式。
- 对腹部和胸部有轻柔的按摩作用，可能有利于消化器官。
- 当你感到寒冷、焦虑或脆弱时，这便是一个安抚心灵的体式。
- 头部得到支撑的话，可能会缓解背部和颈部疼痛。
- 如果双膝靠得很近，轻轻地左右摇晃它们可能会刺激上胸部和乳房组织中的血液和淋巴液流动。

- 该体式可用于准备进入更深入的脊柱屈曲体式，如蜻蜓式、鞋带式或蜗牛式。
- 这个体式在阳瑜伽里也被称为婴儿式（Balasana 或 Garbhasana）。然而，艾扬格称这一体式为俯英雄坐式（Adho Mukha Virasana）。他声称它可以缓解头痛、头晕、疲劳和呼吸困难，改善高血压和肠胃气胀，缓解月经疼痛以及相关的抑郁症。[①] 这些益处未经科学证实。

---

① 请参阅 B. K. S. Iyengar, *Yoga: The Path to Holistic Health*, 202。

悬挂式

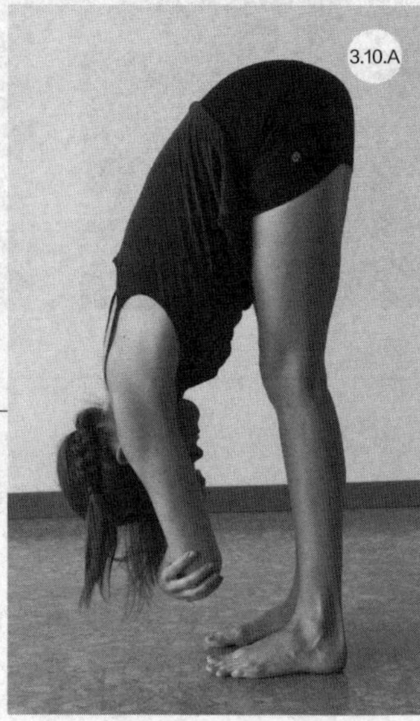

意图和目标区域

- 主要目标区域：当腿伸直时，对脊柱（腰部屈曲）和腘绳肌（张力）施加压力（图 3.10.A）。颈椎和上胸椎可能会得到很好的牵引。
- 次要目标区域：膝盖弯曲时加强股四头肌（图 3.10.B）。

禁忌

- 高血压患者避免练习（头部低于心脏的体式会增加血压）。血压升高会影响包括糖尿病、青光眼和其他眼部疾病在内的相关疾病。如果你有这些情况，最好跳过此体式，改为练习毛毛虫式。
- 如果你有低血压，退出体式时，抬起身体时慢慢站起来，或者先蹲下，以避免头晕。
- 如果膝盖不舒服，最好保持双腿伸直。
- 如果你的膝盖没有问题，但背部不舒服，请尽量弯曲膝盖，以让髋部屈曲得更充分，保持脊柱中立。你也可以将肘部放在大腿上（图 3.10.C）。

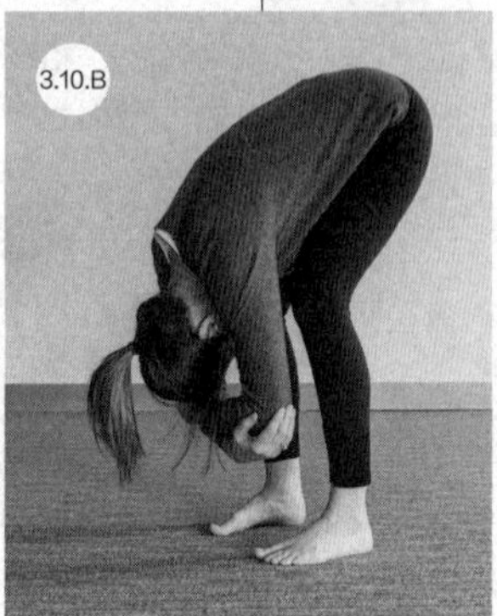

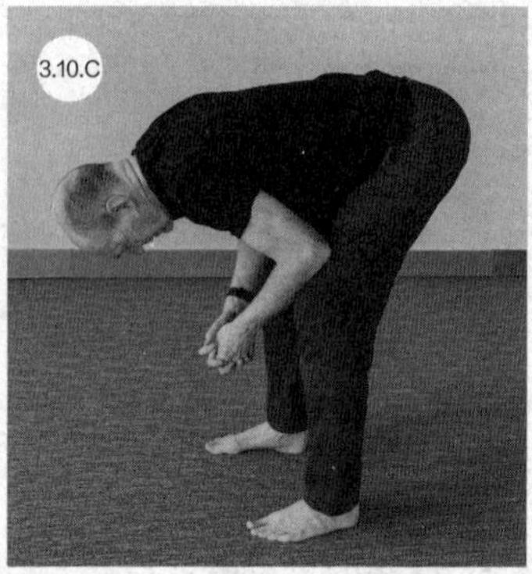

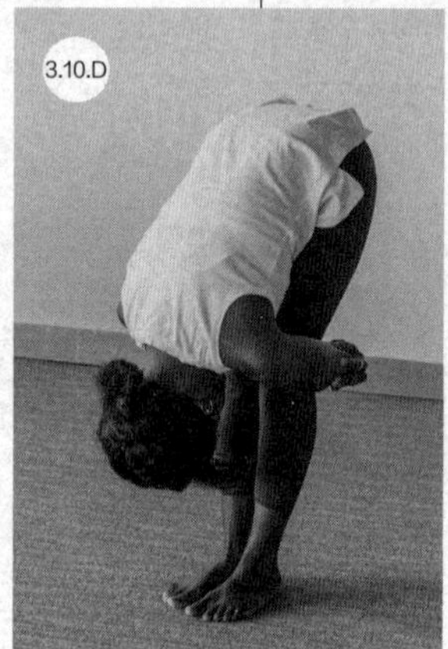

- 如果你有任何不允许脊柱屈曲的下背部疾病，则此体式不适合你。
- 这个体式对孕妇来说并不友好，她们可能更喜欢做一个窄距版的蜻蜓式。
- 瑜伽损伤预防官网指出的禁忌证：髋关节炎、胃食管反流病、腰椎间盘突出症、胸椎间盘突出症、准分子激光手术、鼻出血、立位低血压、骨质疏松症、足底筋膜炎、后路全髋关节置换术、妊娠（中期和晚期）、视网膜裂孔、脊椎后移滑脱、脊柱骨折（椎体）、压缩性骨折、腘绳肌撕裂。

进入体式

- 双脚分开站立。弯曲膝盖，前屈上身。双手抱住双肘（图3.10.A和图3.10.B）或将肘部放在膝盖上（图 3.10.C）。

替代体式和备选

- 另一种保护背部的方法是将肘部放在桌子或椅子上。
- 让双手悬垂到地板上。
- 灵活性更好的学生可以在膝盖后面抱住双肘，双腿伸直（图 3.10.D）。
- 如果你想重复练习该体式，第一次时尝试弯曲双腿，第二次时尝试伸直双腿。

退出体式

- 弯曲膝盖，双手松开，落地。慢慢地抬起上身。这通常被称为布娃娃式。
- 你可以把手放在小腿上，将上身抬起一半，然后再向下屈曲。这样来回做几次，当你准备好的时候，在尽量保持脊柱中立（不弯曲也不过伸）的情况下起身。

- 如果你抬起身体后感到头晕目眩，一种选择是将双臂举过头顶，膝盖稍微弯曲，直到头晕消失。如果这不起作用，就再俯下身，然后呼吸一两次。
- 另一种选择是直接进入蹲式。

反体式

- 悬挂式之后做蹲式，双腿会很舒服。
- 这是脊柱屈曲体式，所以做脊柱伸展的体式会让你觉得很舒服。做一个轻柔的坐姿后弯或俯卧后弯。也可以做猫式呼吸或串联到桌面式。
- 坐姿扭转是另一种释放脊柱的方法。

影响的经络和器官

- 沿着身体后侧的感觉可能会刺激膀胱经。
- 通过下背部的感觉可能会刺激肾经。

建议保持时间

- 3 分钟可能已经让你感觉很强烈了。每次练习保持 2 分钟可能足够了，但这个体式可以重复练习。一种选择是进行 2 次或更多次练习，每次保持 2 分钟，同时在每次之间穿插一次 2 分钟的蹲式。

其他注意事项

- 平衡脚趾和脚跟之间的身体重量。你可以轻轻摇晃身体，但要避免弹动。
- 艾扬格将此体式称为站立前屈式（Uttanasana），但在阴瑜伽版本中，重点不在于拉伸腘绳肌，而是放松下背部。如果腿是伸直的，这会对腘绳肌产生很强烈的压力。如果膝盖弯曲，这对股四头肌来说是一个很好的强化剂，还可以让背部更充分地放松。艾扬格声称它能减慢心率，调节血压，调节肝脏、脾脏和肾脏，缓解月经期间的腹痛和背痛，缓解胃痛和头痛，治疗失眠。[①] 这些益处尚未得到科学证实。

---

① 请参阅 B. K. S. Iyengar, *Yoga: The Path to Holistic Health*, 72 and 180。

鹿式

3.11.A

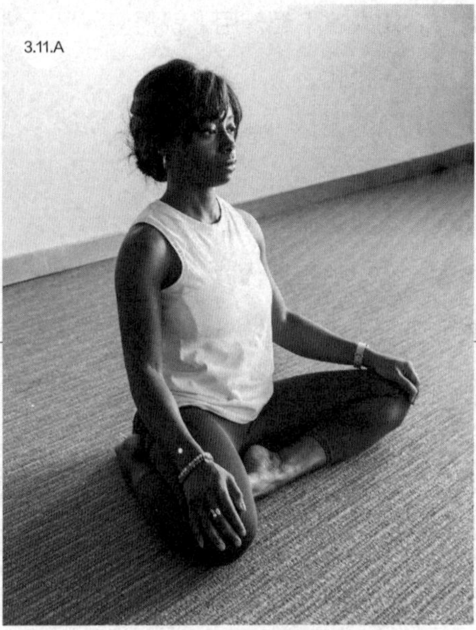

意图和目标区域

- 主要目标区域：前腿髋关节的外旋、外展和屈曲；后腿髋关节的内旋、外展和屈曲。
- 次要目标区域：躯干一侧可能会在几个备选体式中扭转和侧屈。

禁忌

- 如果有任何膝盖问题，在髋关节处不要进行太深入的内旋或外旋。髋臼过紧会导致膝关节承受的压力增大。然而，膝盖弯曲得越多，承受的压力就越小，因此一种选择是保持双脚靠近腹股沟或臀部，如图 3.11.A 所示。你可以用坐垫或折叠的毯子支撑前侧膝盖，或者坐在坐垫或砖块上。

进入体式

- 在地面上将腿摆成蝴蝶式，然后将右腿摆到身后，把右脚放在臀部后面。将左脚向前移动摆好。如果前腿的膝盖已经离开地面，则不必再将脚向前移

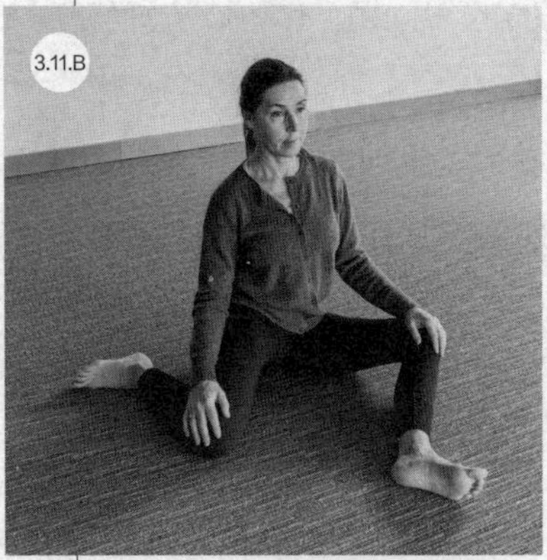
3.11.B

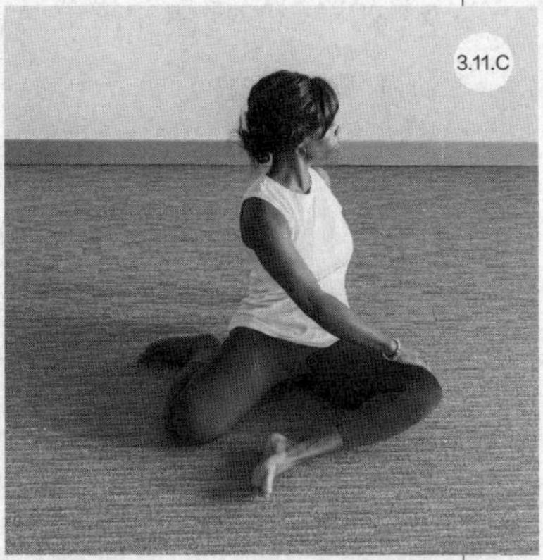
3.11.C

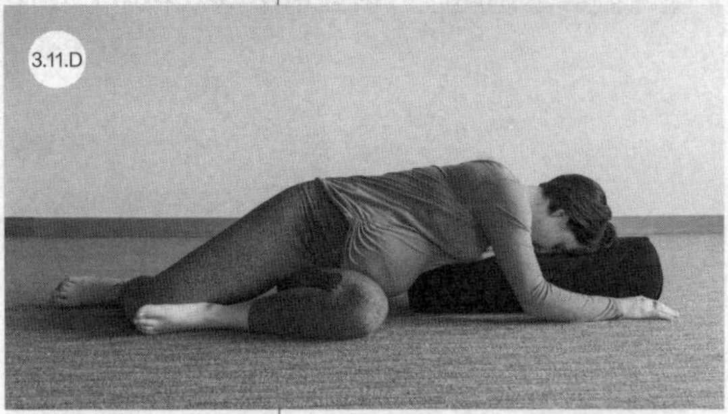
3.11.D

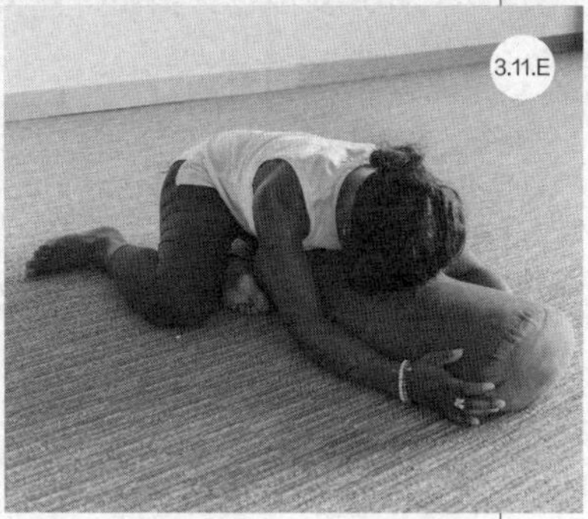
3.11.E

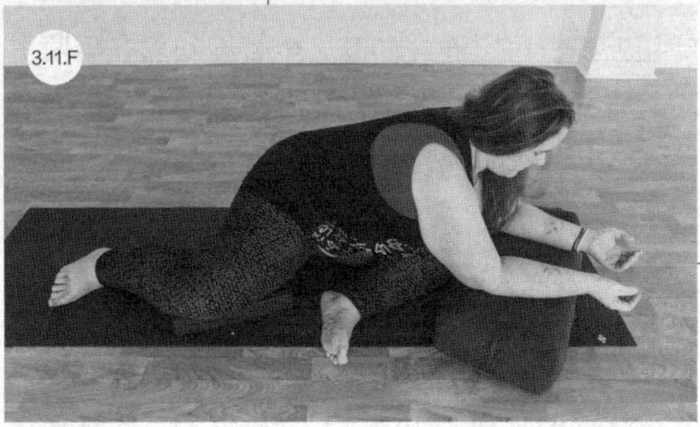
3.11.F

动。让后脚远离臀部，直到感觉身体开始倾斜。如果可以的话，尽量让两侧坐骨牢牢地扎根在地上。坐在垫子上可能会有帮助。

替代体式和备选

- 后腿内旋有时会导致髋部倾斜，确保两侧坐骨都牢牢地扎根在地板上。必要时需要将双脚向内移动，靠近身体。

- 如果你的身体非常灵活，膝盖也没问题，你可以将脚移开，使其远离髋部（图 3.11.B）。
- 为了让躯干一侧和大腿后侧获得较强烈的感觉，上身可以朝远离腿的方向扭转（图 3.11.C）。或者可以趴到地板上，用肘部支撑身体，也可以用抱枕支撑胸部，这对于孕妇来说是一个很好的选择（图 3.11.D）。
- 我们可以通过朝中间方向前屈身体来加深髋部的屈曲，胸部可以放在抱枕上（图 3.11.E）。
- 鹿遇见天鹅：鹿式的另一个选择是趴在前腿上方（图 3.11.F）。这使得这个体式变成了天鹅的一个变体，适合髋部总是翘起过多或者不喜欢将后方腿伸直的练习者。

退出体式

- 朝远离后方腿的方向倾斜上身，回到蝴蝶式。准备做另一侧的练习。

反体式

- 由于这个体式涉及髋部内旋和外旋，最好的反体式是做另一侧的练习。
- 雨刷器扭转式也包括髋部内旋和外旋，可以通过仰卧、坐姿或斜靠在手肘上来练习雨刷器扭转式。

影响的经络和器官

- 如果前腿牢牢地放在地板上，就会沿着腿或臀部外侧产生压力，或者如果你在扭转上身时在肋骨两侧感觉到压力，那么胆经可能会受到刺激。任何腹股沟内侧的感觉都可能表明肝肾经络受到刺激。如果大腿感到压力，胃经和脾经可能会被激活。

建议保持时间

- 1～3 分钟应该足够了，大多数人的脚因无法移动得太远而不能在髋臼中进行深度旋转。有支撑的版本（图 3.11.D、图 3.11.E 和图 3.11.F）可以保持更长时间，比如 3～5 分钟。

其他注意事项

- 这是后腿做英雄式、前腿做蝴蝶式的组合。
- 在长时间保持髋部外旋的体式，如鞋带式、天鹅式或翼龙式之后，这个体式可以作为反体式。
- 大多数学生不容易理解这个体式练的部位是哪里。他们的脚无法移动到离腹股沟或髋部足够远的地方，或者他们的髋部会翘起太多。老师必须检查学生的体式并提供指导，以确保其在目标区域找到感觉。

龙式

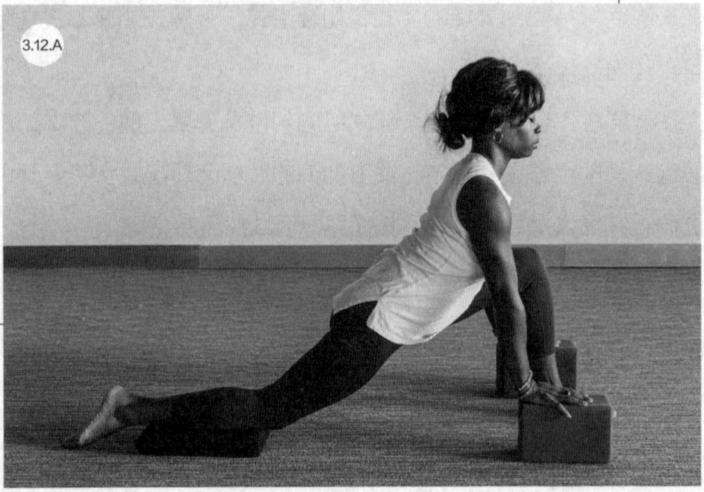

意图和目标区域

- 主要目标区域：后腿的股四头肌和髋屈肌（张力），前腿的髋臼（屈曲，但在某些替代体式中也包括外旋和外展）。
- 次要目标区域：一些替代体式涉及脊柱的轻微屈曲、伸展或扭转。其中一个版本的体式也锻炼到了脚踝（背屈）。

禁忌

- 伸直腿的髌骨或脚踝可能会感到不舒服。有几种方法可以用来减轻髌骨疼痛：用毯子垫在膝盖下方，或将支撑物放在小腿下方，使膝盖离开地板（图 3.12.A）；或者保持膝盖弯曲，脚抬离地面（图 3.12.G）。① 如果脚踝不舒服，在它下面放一条毯子，或者通过在小腿下放置支撑物来使脚背远离地面。
- 骶髂关节的不对称会导致压力，孕妇可能希望避免这些体式，或者上身不要太低（图 3.12.B 和图 3.12.E）。

① 后腿的髌骨在一些低弓步体式（如天鹅式或龙式）中会因为地板太硬而感到不适或疼痛。然而，如果膝盖弯曲，让脚离开地板，髌骨会在股骨末端下方滑动，就不再与地板接触，这会减少不适感。如果膝盖持续弯曲让你感到很累，则可以用墙、砖块或抱枕支撑胫骨。

- 如果你的髋部前侧感到不适或疼痛（压迫感一直延续到大腿），将脚趾和膝盖指向外侧，这样就能避开该压迫点。

进入体式

- 从四足支撑式开始，或者从下犬式开始。一只脚向前跨到双手之间。前脚向前走，直到膝盖在脚跟正上方。后腿的膝盖尽可能向后滑动。双手放在前脚两侧。这个体式的第一个版本是一个简单的低弓步，又叫作迷你龙式（图 3.12.A）。为了让双手更容易落在地上，可以先将双手放在砖块上。

替代体式和备选

- 高飞龙式，将手臂或手放在大腿前部，抬起胸部。或者，你可以将一只手或两只手放在一个或两个砖块上（图 3.12.B）。抬高胸部会增加髋部前部的压力。确保你的髋部不向后移动，不然这会减少髋部和股四头肌的压力，并可能增加后腿膝盖的压力。
- 低飞龙式（图 3.12.C），双手放在前脚内侧，同时将前脚向垫子边缘移动几厘米（这样身体就不会被前侧大腿阻碍住），双手继续向前移动，髋部放低。如果还想加深，可以将肘部放在地面上，或将肘部放在抱枕或砖块上。
- 扭转龙式（图 3.12.D）中，一只手放在前腿膝盖上，同时胸部朝天空的方向旋转。
- 翼龙式（图 3.12.E）中，双手放在地板上，将膝盖外展几次，将前脚翻转使脚的外侧边缘着地，然后保持膝盖降低。如果身体足够灵活，你可以用肘部着地，也可以把肘部放在砖块或抱枕上。
- 喷火龙式（图 3.12.F），从上述任何一种变体中开始，将后腿脚趾回勾，膝盖抬离地面，伸直后腿。这会增加髋部承受的重量，带来更多压力。这个变体更像阳瑜伽，所以不要保持这个体式太久。
- 跨越龙式（图 3.12.G）着重锻炼脚踝。从迷你龙式开始，让前腿膝盖向前伸得更远，同时向后滑动前脚脚跟，直到脚跟马上要离开地面。我们寻求的感觉是在前腿小腿后侧（张力）或脚踝前部（挤压）。这有助于让后腿不断向前深入。

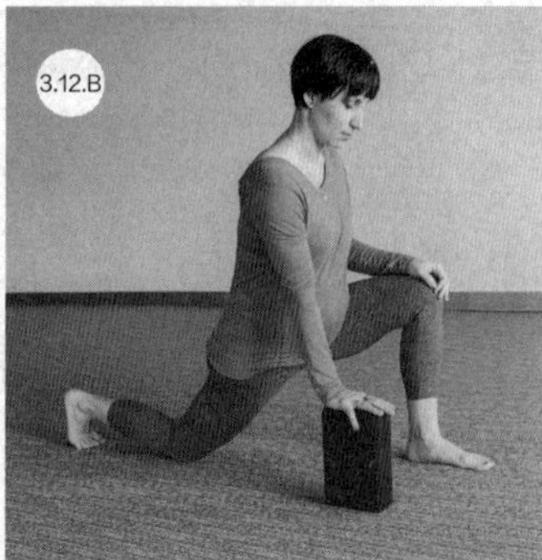
3.12.B

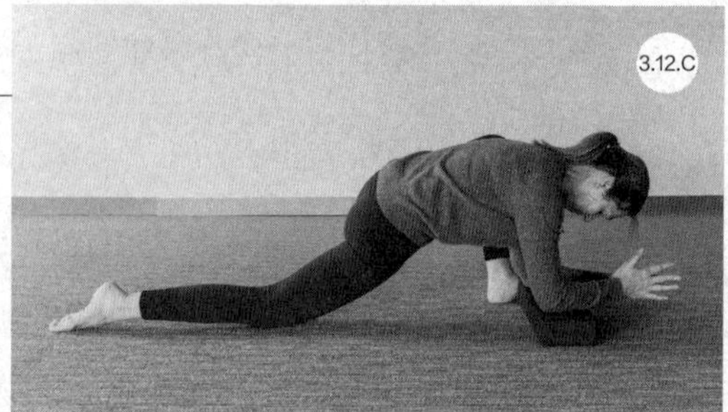
3.12.C

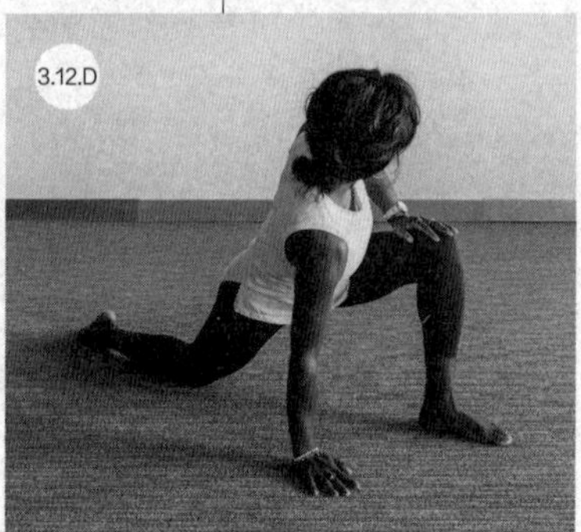
3.12.D

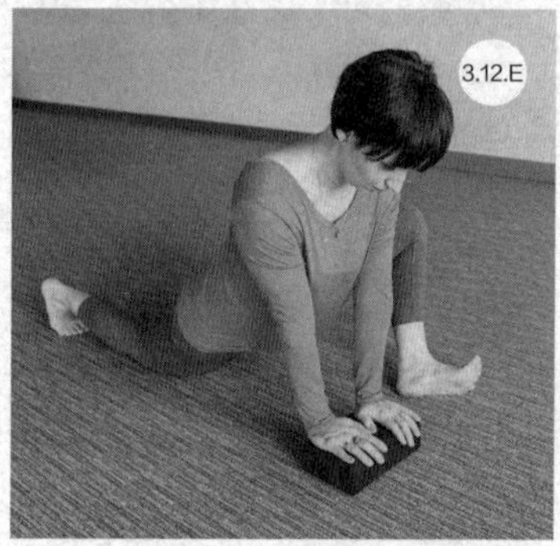
3.12.E

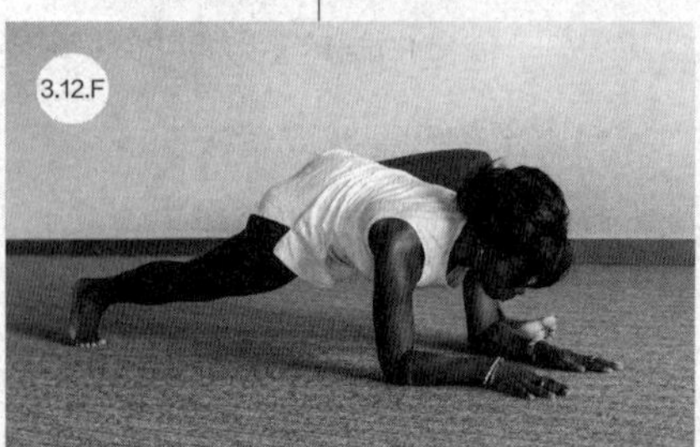
3.12.F

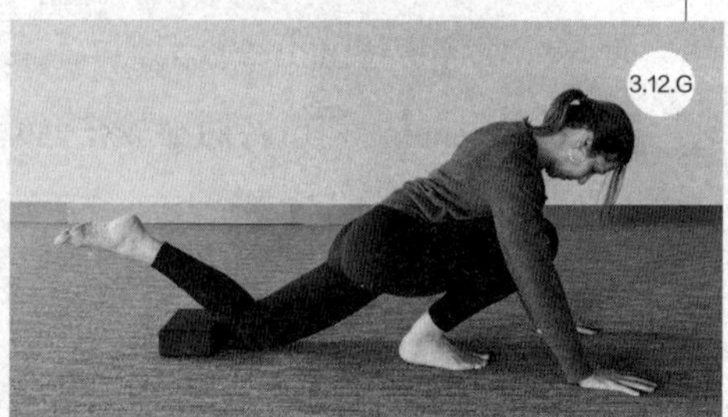
3.12.G

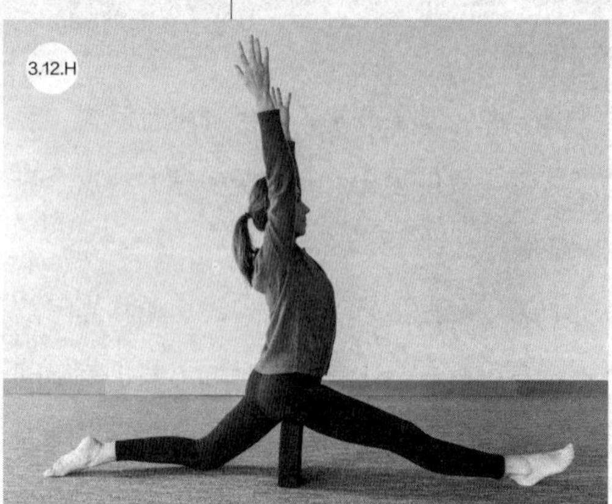
3.12.H

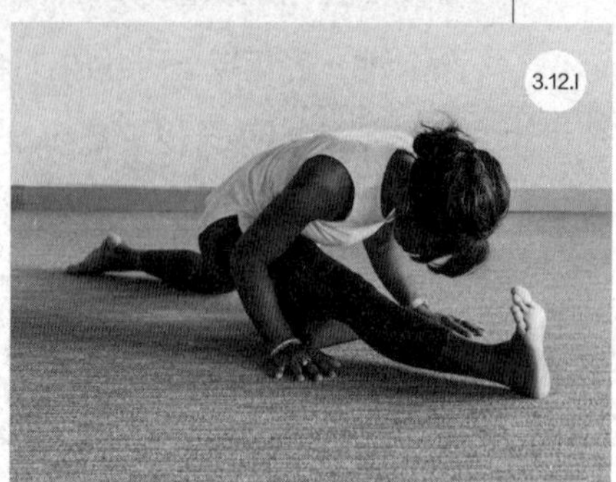
3.12.I

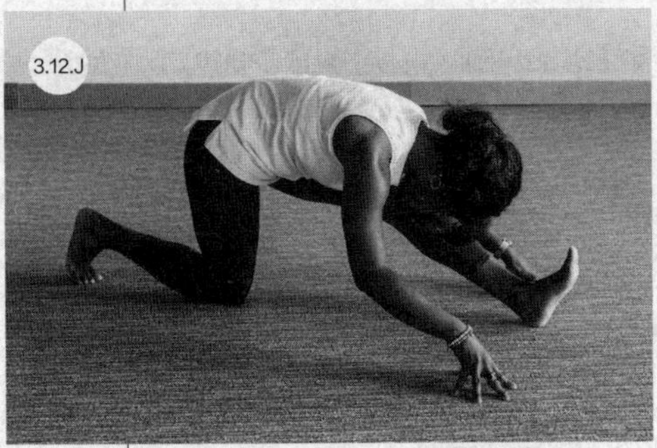

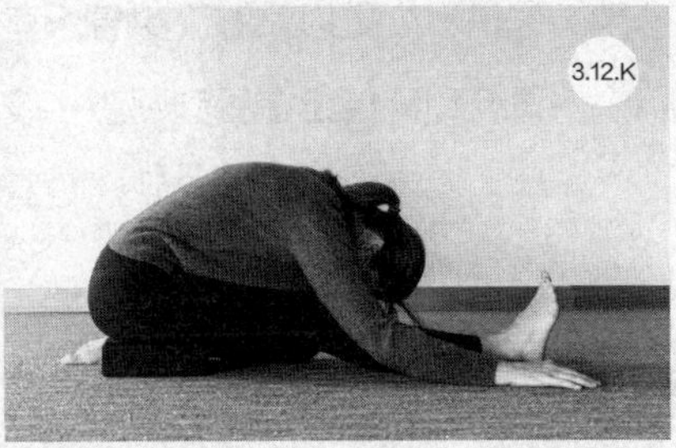

- 分腿龙式为髋屈肌提供了最深入的压力。将双腿一前一后伸直以形成竖叉。在前腿臀部下方用砖块或抱枕来支撑髋部，以获得平衡并释放重量，这也可以放松肌肉。你可以选择坐高（图 3.12.H）或前屈（图 3.12.I）以追求不同的感觉。
- 弓龙式（图 3.12.J）是一个半竖叉版本。保持前腿伸直，髋部向后移动。上身朝前腿前屈。体会一下此时腘绳肌的感觉。另一个版本（图 3.12.K）是坐在后脚旁边的地板或辅具上，这个体式就变成了半鞍式。

退出体式

- 将你的“龙爪”移到下犬式的位置，将后腿膝盖向前移一点，将脚趾点地，然后发出一声美妙的呻吟，后退到下犬式的位置。许多学生可能更喜欢直接进入婴儿式。

反体式

- 一个短暂的融心式会很舒服。弯曲一侧膝盖，抬起脚跟的同时向下压另一只脚的脚跟，然后反复切换两侧的动作（这被称为遛狗式）。
- 在下犬式之后，在切换到另一侧练习龙式之前，做一下婴儿式会让人感觉非常舒服。

影响的经络和器官

- 这是一个可以刺激下半身所有六条经络的体式！沿后腿顶部的感觉可能表明胃经和脾经正在受到刺激。腹股沟内侧的感觉可能会刺激肝肾经络。沿着脊柱的感觉可能刺激膀胱经和肾经。沿着肋骨两侧（扭转龙式）或髋部外侧的感觉可能会刺激胆经。

建议保持时间

- 保持每个变体 1～2 分钟，循环做 2～3 种变体。
- 或仅保持一个变体 3～5 分钟。

其他注意事项

- 这有时被称为冲刺式（Anjaneyasana）。
- 你可能在髋关节外侧没有任何感觉。如果你的髋屈肌或股四头肌很紧张，这些区域将承受所有的压力。这仍然是一个很好的练习，只是要想锻炼髋关节，你还需要练习其他体式。
- 艾扬格声称分腿龙式——他称之为神猴哈努曼式（Hanumanasana）可以治疗坐骨神经痛。[1] 这一说法尚未得到科学证实。

---

① 请参阅 B. K. S. Iyengar, *Light on Yoga*, 354。

青蛙式

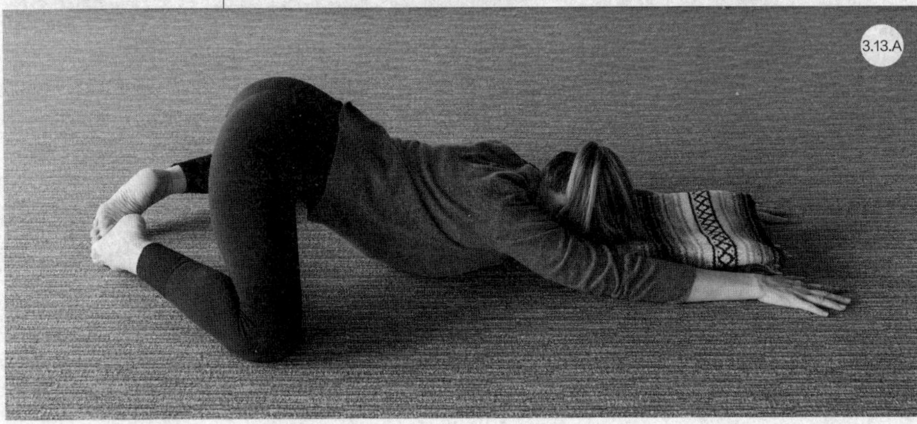

意图和目标区域

- 主要目标区域：腹股沟内侧（内收肌——张力）和髋臼（屈曲和外展）。
- 次要目标区域：柔韧性较差或保持高位时，脊柱可能会受到伸展的（后弯）压力；如果双脚并拢，则髋部外旋；如果双脚间距离比膝盖间距宽，则髋部内旋。

禁忌

- 如果背部不好，动作对下背部的压迫可能会过大。
- 如果膝盖不舒服，就在膝盖下面垫上辅具。
- 如果你试图向前看时颈部不舒服，试着将前额放在地板上，而不要让下巴着地，或者在胸部下方放一个抱枕。
- 如果当你将手臂伸过头顶时，手容易刺痛或肩膀不适，你可能需要将双手分开或靠近。如果那样做没用，就每次只伸一只手臂。

进入体式

- 首先，从婴儿式开始，双手向前滑动，双膝分开，但保持臀部坐在脚跟上。这也被称为蝌蚪式（图 3.13.B）。

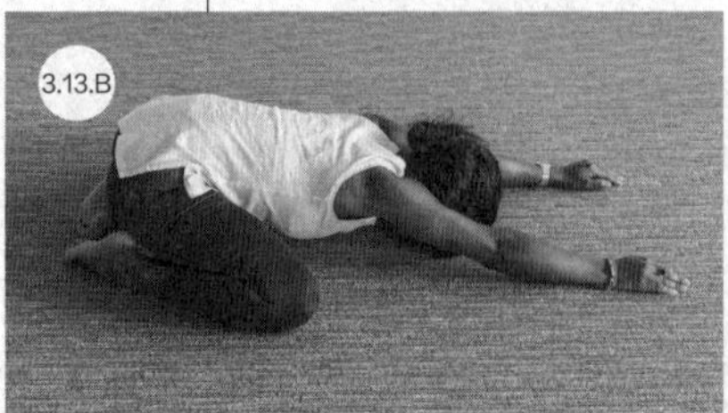
3.13.B

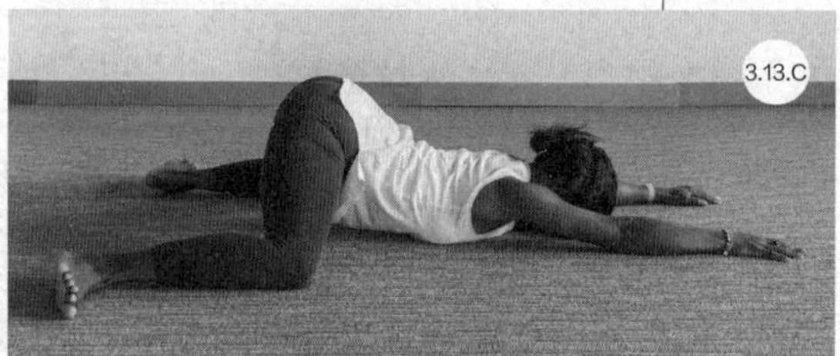
3.13.C

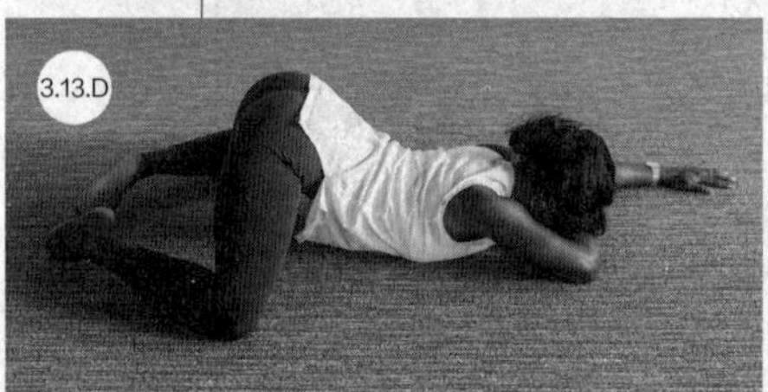
3.13.D

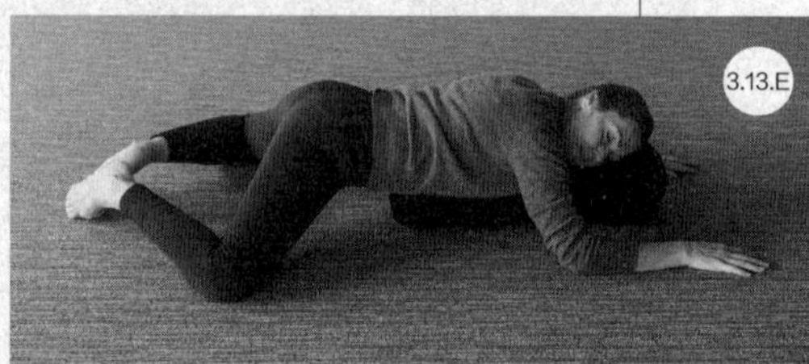
3.13.E

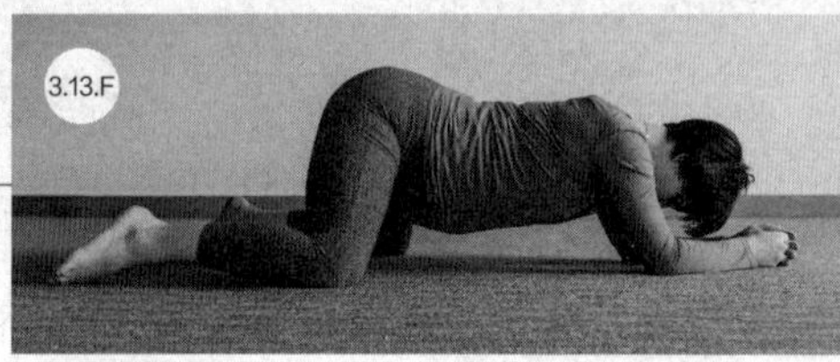
3.13.F

替代体式和备选

- 半蛙式（图 3.13.A）：向前移动髋部，直到其与膝盖上下对齐。双脚并拢。一开始可以让髋部抬高。最终，随着膝盖距离变宽，髋部可能会降低。
- 全蛙式（图 3.13.C）：试着将双脚分开得更宽。如果感到膝盖不适，则不要做！
- 对于肩部有问题或手有刺痛感的学生，每次只向前伸一只手臂（图 3.13.D）。另一只手臂可以弯曲，头部靠在前臂上。或者，不妨试验一下手臂的位置（离得更近或更远）。
- 如果腹股沟或髋部的压力过大，则让髋部位置比膝盖靠前（图 3.13.E）。或者保持脚趾并拢，并让髋部位置比膝盖靠后（图 3.13.B）。
- 为了减少后弯程度并支撑上身，可以将胸部放在抱枕上（图 3.13.E）。孕妇可能更喜欢这个选择，或者用肘部支撑身体（图 3.1.F）。

退出体式

- 前臂收回，膝盖并拢，然后坐回到婴儿式。或者向前滑到俯卧姿势，双腿并拢。

反体式

- 婴儿式。
- 仰卧雨刷器扭转式，使髋部内收并内旋。
- 仰卧，将双膝抱在胸前，左右摇晃或用膝盖画圈。

影响的经络和器官

- 沿着腹部前部的感觉可能会刺激脾胃经络。
- 通过腹股沟内侧的感觉可能刺激肝肾经络。
- 沿着脊柱的感觉，尤其是在下背部，可能会刺激肾经和膀胱经。
- 手臂向前伸展可刺激心经、肺经、小肠经和大肠经。

建议保持时间

- 3~5 分钟。

其他注意事项

- 这在阳瑜伽中也被称为蛙式头倒立（Mandukasana）或蛙式（Bhekasana）。
- 当髋部与膝盖对齐时，重力带来的压力最大。学生通常会向前移动髋部，以避免髋部的疼痛压迫，这也没什么问题。允许髋部稍微移动可能会将压力从髋部和下背部转移到大腿内侧。
- 如果膝盖并拢，这就成了融心式。
- 如果在进食后立即进行此练习，请用肘部支撑身体，不要让腹部落地。这个姿势有利于消化。
- 若要在体式中继续深入，不要加深动作，而应该停留更长时间。但注意不要太极端，对大多数练习者来说，5 分钟的青蛙式就足够了。
- 你可以在前半部分先做蝌蚪式，然后在后半部分移动到全蛙式。

快乐婴儿式

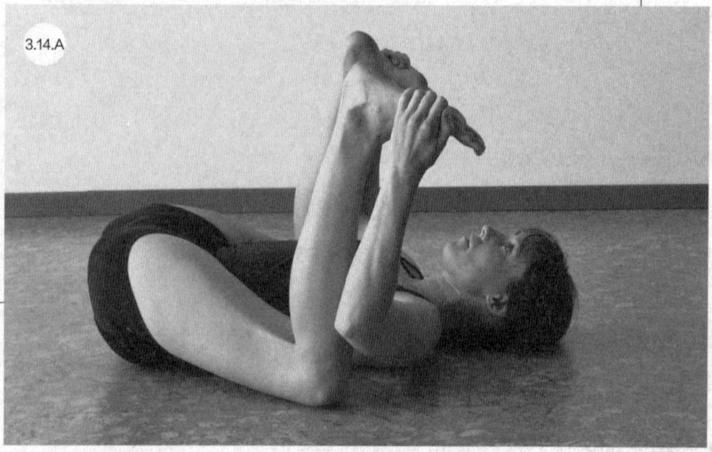

意图和目标区域

- 主要目标区域：髋臼的外展、屈曲和可能的外旋。
- 次要目标区域：可在下背部产生屈曲压力，并在腘绳肌和内收肌产生张力。

禁忌

- 如果将髋部从地板上抬起，这可能会导致脊柱轻微的方向倒置和屈曲。如果你有任何不允许脊柱屈曲的下背部疾病，那么不要让脊柱弓起，尽可能保持背部的中立。不要将髋部从地板上抬起来。
- 女性在月经期间也可以不必将髋部从地板上抬起。
- 这个体式对孕妇来说并不友好，她们可能更喜欢做蹲式、婴儿式或青蛙式。

进入体式

- 仰卧，将膝盖抱在胸前。抓住脚底、脚踝或腿后侧。分开双脚，使其位于膝盖上方，并将膝盖拉向地面，靠近胸部（图 3.14.A）。头和肩膀放松地落到地板上。

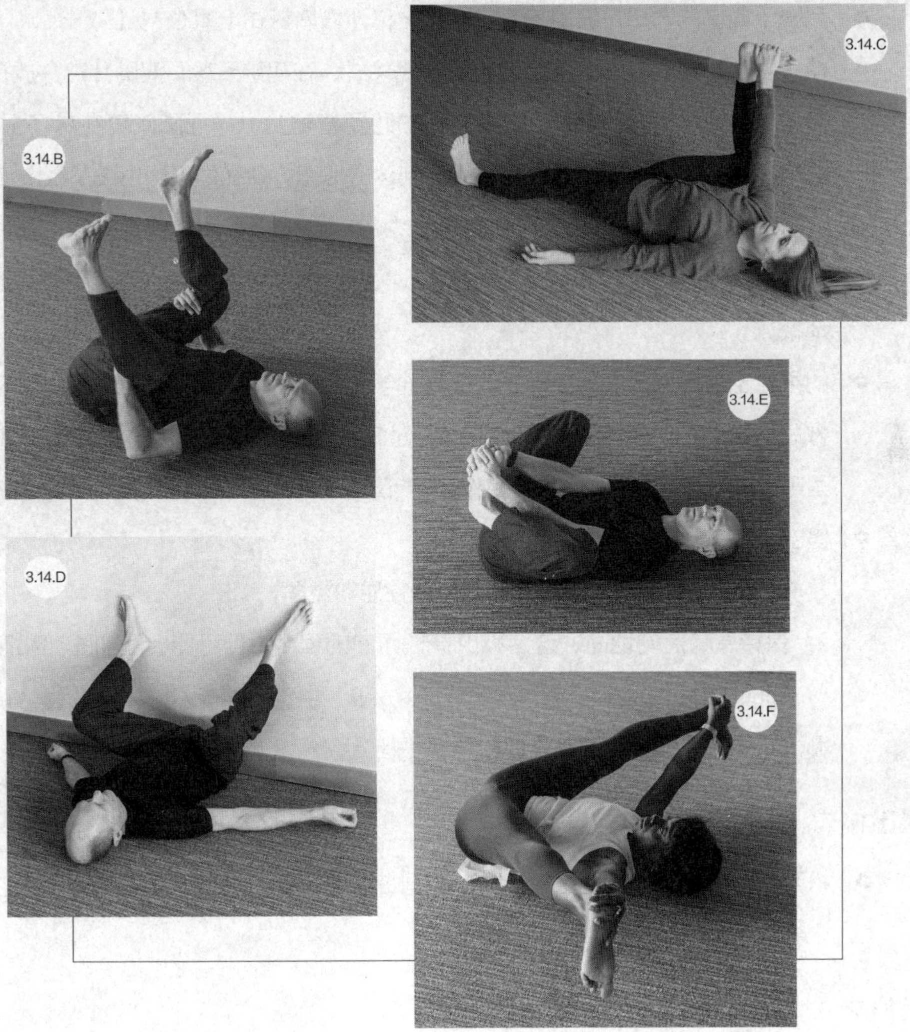

替代体式和备选

- 如果脚无法离身体太近，则握住大腿（图 3.14.B）或使用伸展带拉住双脚。
- 练习半快乐婴儿式（像倒立版的迷你龙式）时，你只需一次抬一只脚（图 3.14.C）。另一条腿可以在地板上伸直，也可以弯曲膝盖并将脚踩在地板上。
- 用手臂拉动腿或脚几分钟后，放松手臂，再靠手臂和腿的重量将膝盖拉到地板上。

- 另一个简单的选择是靠墙练习，这又被称为靠墙蹲式（图 3.14.D）。
- 快乐婴儿蝴蝶式是一个不错的起始替代体式。在初始阶段，双脚并拢并放在腹股沟附近（图 3.14.E）；加深的版本则要像婴儿一样把脚趾放在鼻子上。最终，脚要在头后面（这是你最终要到达的形态，现在做不到也没关系）。
- 使腘绳肌、内收肌和髋部产生更多压力的一种选择是逐渐伸直双腿，同时仍将双脚向下拉并分开得更宽（图 3.14.F）。在此版本中，不要将髋部抬离地板。
- 如果你觉得自己已经到极限了，但其他学生想停留得更长，那么你可以试着做后仰版的蝴蝶式（双脚并拢，膝盖弯曲，将双脚落在地板上），然后在那里等待其他人完成。这种体式也很有"滋味"！
- 髋部应该在什么位置？有两种说法：
  1. 让尾骨在空中向上弯曲。这会使脊柱屈曲更多。
  2. 保持尾骨落向地面。这会减少脊柱屈曲的程度，但可能会增加腿部和髋部的压力。

  哪一个更适合你？这取决于你的意图是什么。

退出体式

- 松开双脚，将双脚落回地板上，膝盖弯曲。双脚相互远离，膝盖并拢。在这个姿势上停留一会儿。

反体式

- 轻柔的后弯（俯卧位），或者在仰卧位轻微抬起脊柱，抬起一点儿即可。
- 雨刷器扭转式使髋部外旋和内旋。弯曲双膝并仰卧，双脚落地，与垫子同宽，双膝朝两侧交替摆动。

影响的经络和器官

- 沿着双腿后部或脊柱的感觉可能会刺激膀胱经。
- 沿着腹股沟内侧（内收肌）的感觉可能会刺激肝肾经络。

建议保持时间

- 如果你主动地用手臂拉动双脚，就停留 2 分钟；如果你的手臂没有用力，则可以停留 5 分钟。

其他注意事项

- 这个体式在阳瑜伽里同样被称为快乐婴儿式（Ananda Balasana），但也被称为窗式，在洛杉矶被称为死虫式。萨拉·鲍尔斯称之为马镫式。
- 这是瑜伽中为数不多的能强化肱二头肌的体式之一，你如果用手而不是借助重力来拉动脚或腿，就可以加强肱二头肌。
- 它可以作为蹲式或髋关节外旋体式的准备体式。

仰卧扭转式

3.15.A

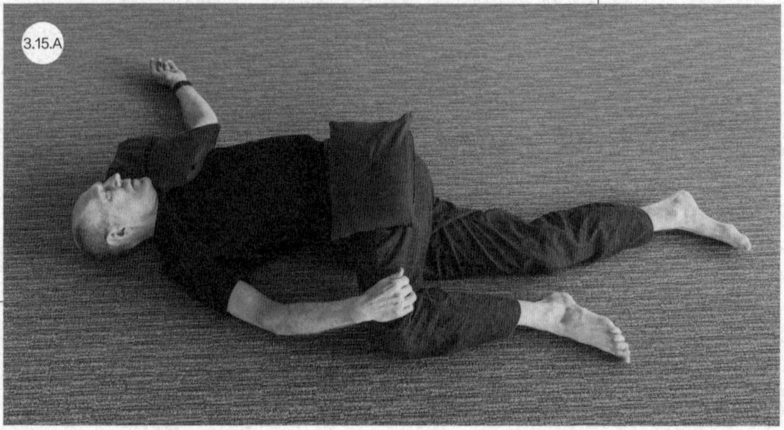

意图和目标区域

- 主要目标区域：沿脊柱和躯干扭转。
- 次要目标区域：可沿髋部外侧、腿部、手臂和肩膀产生压力。

禁忌

- 背部有问题的学生可能会感觉脊柱压力过大。
- 骶髂关节不稳定的学生可能希望先固定髋部，然后从肩部转动，这样可以减小骨盆区域的压力（图 3.15.C）。
- 如果有肩部问题（如肩袖损伤）或如果手臂向外或头顶伸展时双手出现刺痛，不要举起手臂。相反，放低手臂或用垫子、毯子支撑。如果刺痛感持续存在，就将双手放在胸部。不要忍受刺痛，因为这可能是你正在损伤神经的迹象。
- 瑜伽损伤预防官网指出的禁忌证：胃食管反流病、腰椎间盘突出症、胸椎间盘突出症、后路全髋关节置换术、妊娠（中期和晚期）、脊柱骨折（椎体）、压缩性骨折、腘绳肌撕裂、大转子滑囊炎。

3.15.B

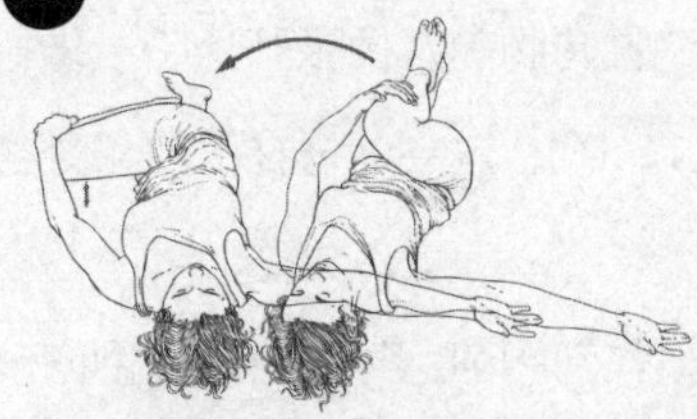

3.15.C

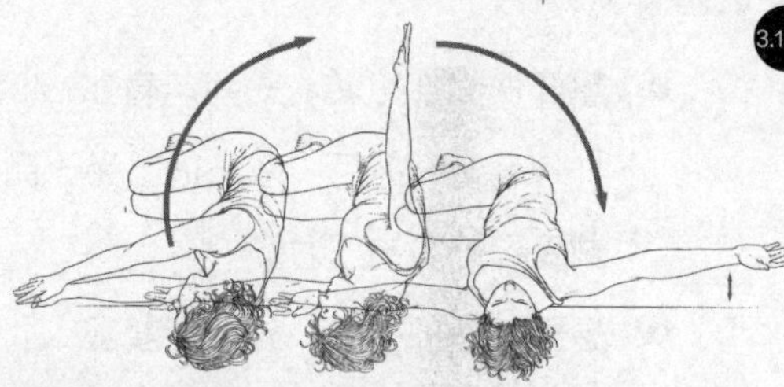

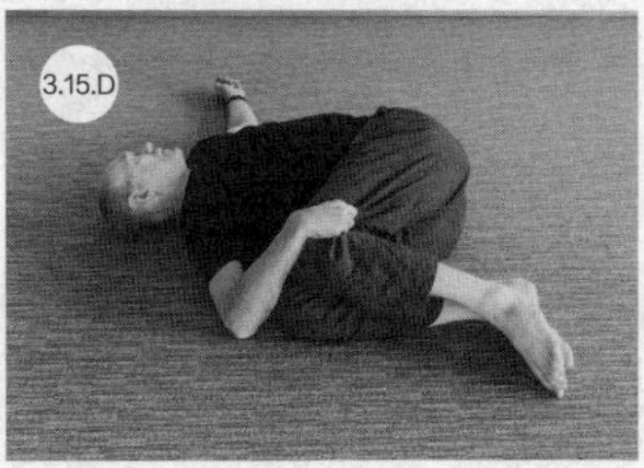

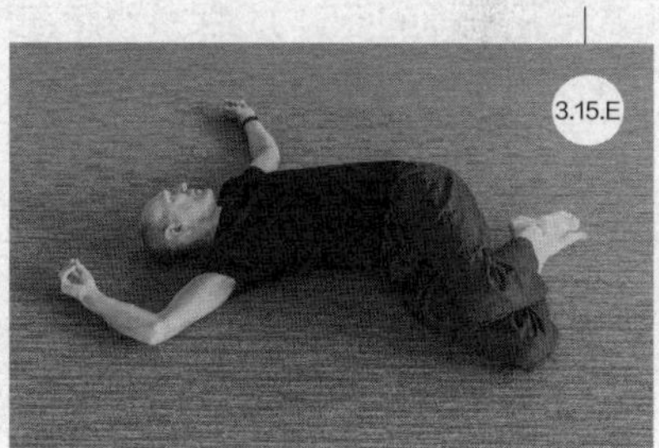

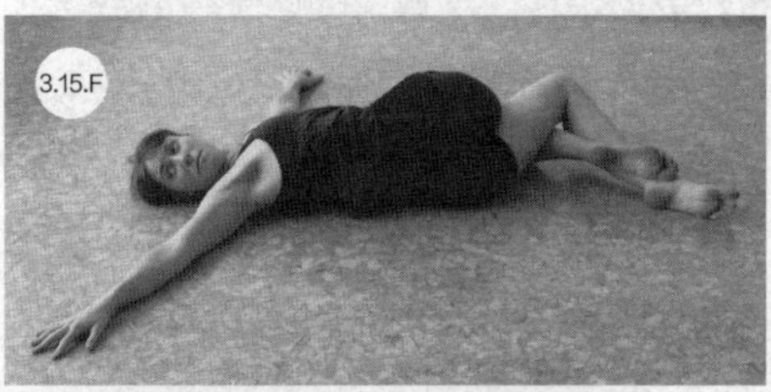

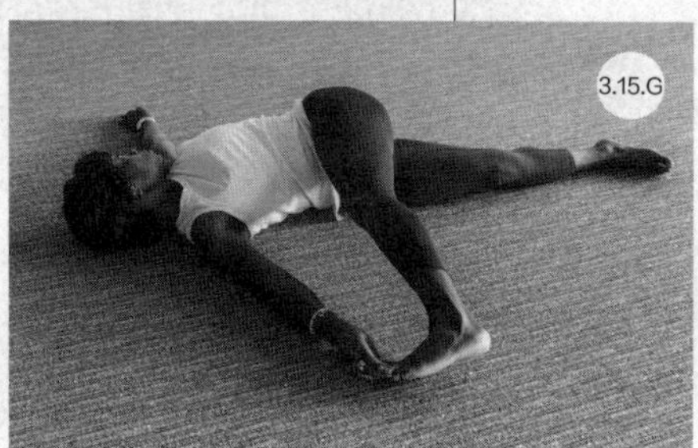

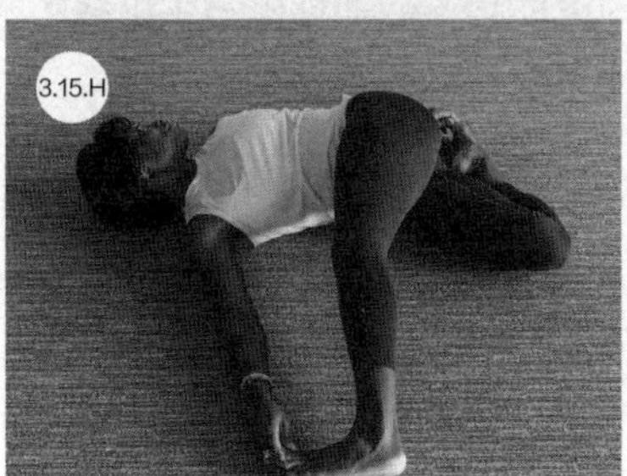

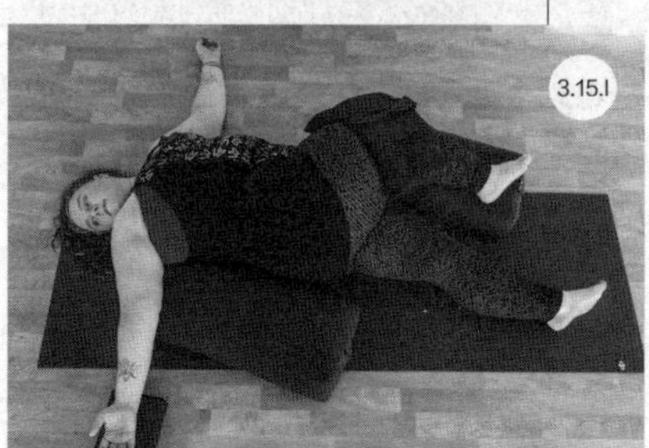

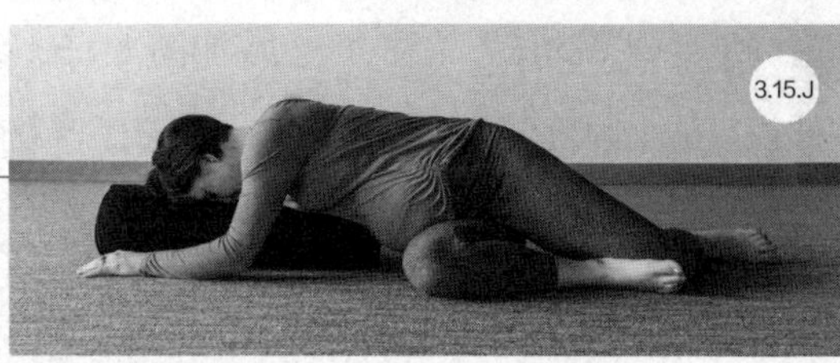

进入体式

- 想要从髋部扭转，先固定肩部：仰卧，双膝收向胸前。像张开翅膀一样打开一条手臂，然后将双膝落向另一侧（图 3.15.B）。这会让脊柱下部和骨盆区域受到更多的压力。
- 想要从肩部扭转，先固定髋部：仰卧，双膝收向胸前，然后将双膝倒向一侧（像胎儿一样的姿势）。保持双膝在地面上，将上方的手臂举起，并让重力将其带向身后的地板（图 3.15.C）。这会让脊柱上部受到更多的压力。

替代体式和备选

- 膝关节高低位置可能会影响脊柱感受到压力的位置。如果膝盖位置更高（图 3.15.D），上背部的压力可能更明显，弓背的动作更明显；降低膝盖（图 3.15.E）可能会使下背部的压力更加明显，下背部的伸展感也更强烈。
- 如果想要做更深入的单膝扭转，可以将一侧膝盖收向胸前，再用另一侧的手握住膝盖，将其拉过躯干（图 3.15.A）。
- 对于盘根式版本（图 3.15.F），以鸟王式（Garudasana）交叉双腿，如果可以的话，把脚趾勾在对侧小腿下面。将双膝倒向上方腿的对侧会创造最充分的脊柱扭转，转向上方腿的同一方向可能会使髋部外侧产生更多的压力。在后一个版本中让脚保持勾住会更难。
- 如果肩部悬起且不适，在其下方放置毯子或在弯曲的膝盖下方放置抱枕。
- 试着把头分别转向两边，注意感觉是如何变化的。如果出现头晕目眩的感觉，则不要转头。
- 伸直的手臂可以放在地板上或抱枕上。
- 如果双腿落不下去，在双腿下方或之间加支撑物（图 3.15.I）。
- 在上方腿的大腿或肩膀上放置沙袋可能有助于让你保持体式，或者可能会使你在目标区域承受更多的压力（图 3.15.A 和图 3.15.I）。
- 将上方腿伸直可最大限度发挥杠杆作用，有助于保持髋部完全翻转。对一些人来说，这样会减小扭转幅度而使腿和髋部外侧的压力更大，这对髂胫束很有效果。此替代体式的深入版本是用对侧的手握住脚（图 3.15.G），这也可能增加腘绳肌的压力。另一种选择是用另一只手握住后脚并将其拉开，就像猫拉尾式一样（图 3.15.H）。

- 对于感觉难以自行扭转的学生（通常是身型较大的学生），沿着脊柱放个抱枕来支撑身体可能有助于保持体式（图 3.15.I）。
- 对于不喜欢仰卧的孕妇，坐姿扭转或鹿式（图 3.15.J）中的前屈可能是更好的选择。

退出体式

- 慢慢将身体滚动到仰卧姿势，抱膝到胸前，释放骶骨和腰椎的压力（不要忘了练习另一侧）。

反体式

- 抱住双膝，左右摇晃。
- 雨刷器扭转式是一个很好的反体式。双膝弯曲，双脚放在地板上，与垫子同宽，从一侧到另一侧摆动双膝。

影响的经络和器官

- 沿着胸腔两侧或髋部外侧的感觉可能会刺激胆经。
- 沿着脊柱的感觉可能会刺激膀胱经。
- 伸过头顶的手臂可能会刺激心经、肺经、小肠经和大肠经。
- 扭转可以物理挤压腹部，按摩内脏。

建议保持时间

- 3～5 分钟。
- 对瑜伽老师来说，这是一个结束课堂的“应急体式”：如果课堂快要超时，你可以缩短学生在扭转中停留的时间。或者如果课堂还有多余的时间，你可以延长学生在这个体式中享受的时间。

其他注意事项

- 这个体式的另一个名字是加强腹部扭转式（Jathara Parivartanasana）。

- 这是一个很适合用在课堂最后的体式，因为它可以消除脊柱的症结和张力。你可以从这个体式直接过渡到摊尸式。
- 在做了大量的髋关节外旋，如鞋带式、天鹅式、方块式或翼龙式后，盘根式是一种很好的髋关节内旋体式。
- 不要发力扭转。放松，让重力做这个工作。
- 先从上半身开始扭转时（髋部固定），可能会在肩部和脊柱上部产生更多压力。
- 先从下半身开始扭转时（肩部固定），可能会在脊柱下部、髋部和骶髂关节产生更多的压力。[①]

① 有关髋部和肩部固定时，沿着脊柱和骨盆的应力可能会有所不同的生物力学解释，请参阅 Bernie Clark, *Your Spine, Your Yoga*, 92–94。

鞍式

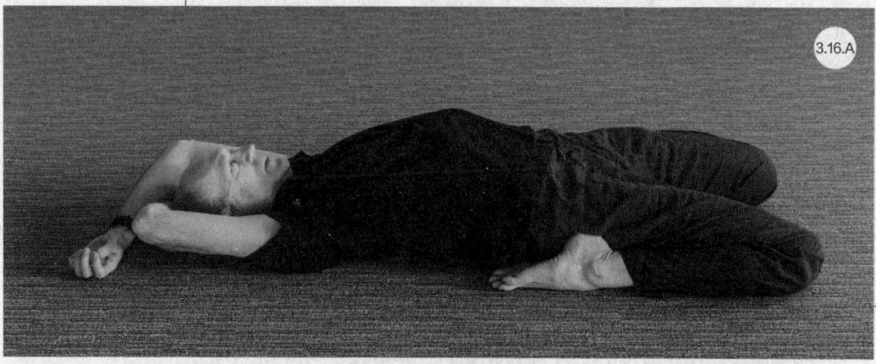

意图和目标区域

- 主要目标区域：脊柱的伸展和骶髂关节反点头（骨盆后倾）。
- 次要目标区域：很多！这个体式可能会在脚踝（背屈）和膝盖（屈曲）产生压力，在髋屈肌（股四头肌、髂骨和腰大肌）、骶髂关节（反点头）和腰椎（伸展）产生张力。如果手臂举过头顶，则会在下腹部产生张力，这也可能会对肩部造成压力。如果坐在两脚之间，髋臼处会发生内旋。

禁忌

- 如果你的背部不适或骶髂关节太紧，请选择练习其他体式。
- 膝关节在这个体式中可能会受到太多的挑战，在这种情况下，可以通过坐高来获得支撑。
- 脚踝可能会向你“抗议”，如果出现这种情况，将毯子或毛巾放在脚踝下。
- 手臂在头顶上方时，手可能会感到刺痛，如果出现这种情况，放下手臂。
- 如果任何地方出现尖锐痛感或灼痛，你必须退出该体式！
- 孕妇可能喜欢这个体式，但她们可能不喜欢一直躺到地面上，可以搭建有角度的背部支撑（图 3.16.D）。
- 瑜伽损伤预防官网指出的禁忌证：前交叉韧带撕裂、髋关节炎、膝关节炎、肩关节炎、髌软骨软化症、胃食管反流病、外侧半月板撕裂、腰椎管狭窄症、内侧半月板撕裂、后交叉韧带撕裂、后路全髋关节置换术、骶髂关节紊乱、踝关节扭伤、全膝关节置换术。

进入体式

- 进入这个体式的方式有几种选择。从坐在脚跟上开始，注意感觉如何。如果膝盖疼痛，就坐在坐垫上或者跳过这个体式，选择另一个能刺激主要目标区域的体式。如果你的脚踝不舒服，试着在脚踝下垫一条毯子或者跳过这个体式。向后用手撑起身体，下背弓起一点弧度（图 3.16.B）。看看这样感觉如何，如果没有问题，今天就暂时这样练习。如果你能进入体式更深，就改用肘部支撑。如果这很容易，再慢慢躺到地板上（图 3.16.A）。
- 有些学生觉得这个体式颇有难度，不是因为他们不能做这个体式，而是因为他们无法坐在脚跟上。[①] 对于这些学生，最好从雨刷器扭转式（图 3.16.I）进入体式：仰卧，双膝弯曲，双脚放在地板上但尽量分开（与垫子一样宽或比垫子更宽），双膝倒向一边——现在你做的是半鞍式。为了让体式更深入，将脚拉得离髋部更近，并将膝盖移得更远，争取越过垫子的边缘。

替代体式和备选

- 如果出于上述众多原因中的任何一个，你觉得此体式难度太大，请选择狮身人面式，这也会影响主要目标区域。
- 分别尝试坐在脚跟上和坐在脚跟之间：第一种方式强调腰椎的伸展，第二种方式更锻炼股四头肌和髋屈肌群。通过在双脚之间和髋部下方放置砖块来将髋部抬高，可以增加脊柱的伸展。
- 将头顶落在地板上可以打开喉咙区域，但可能会过度伸展颈部。
- 手臂放在头顶可以打开肩膀，增加髋屈肌的压力。如果出现刺痛感，试着将手臂放在前额或抱枕上。如果这不能解决刺痛感，请放下手臂。
- 如果你最多只能用肘部支撑，请在抱枕上休息放松（图 3.16.C）。你可以尝

① 坐在脚跟上意味着髋部屈曲成 90°，对许多学生来说，这会阻碍髋臼内部的股骨内旋。而当髋部完全伸展时，股骨在髋臼内有足够的空间内旋。如果是这种情况，最好从躺下开始体式（通过雨刷器扭转式），这样可以保持髋部伸展的状态。

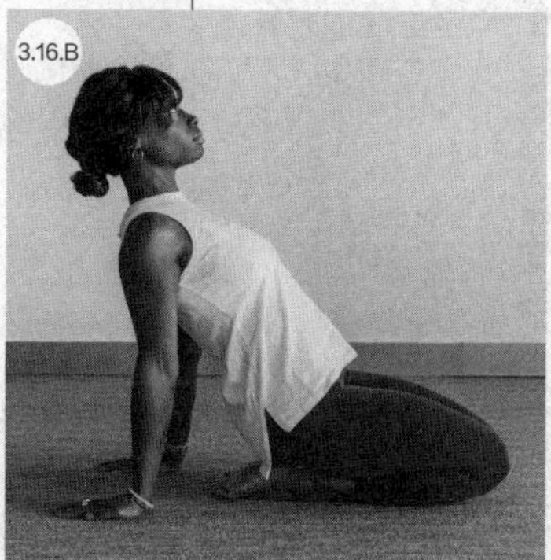

3.16.B

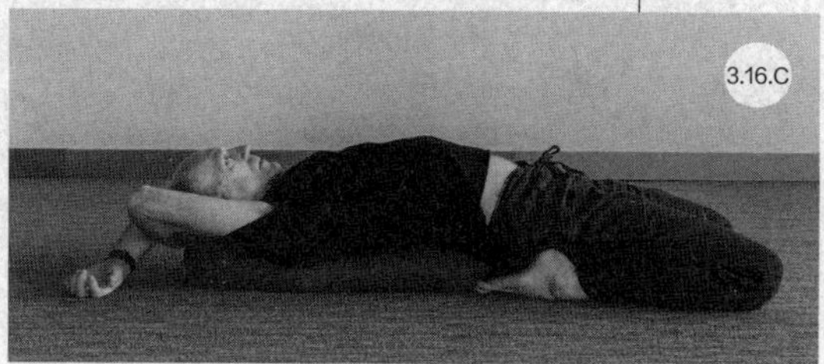

3.16.C

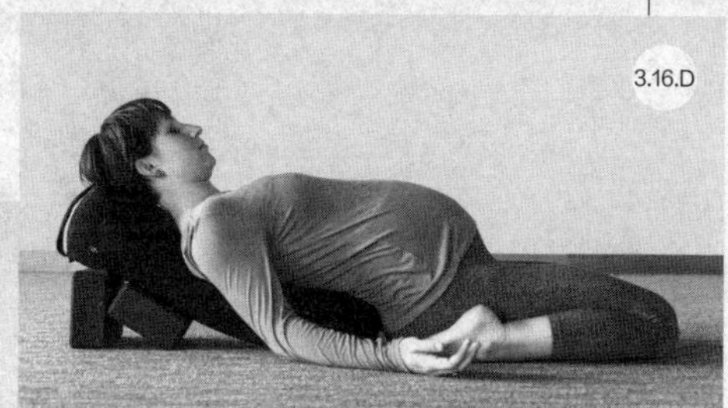

3.16.D

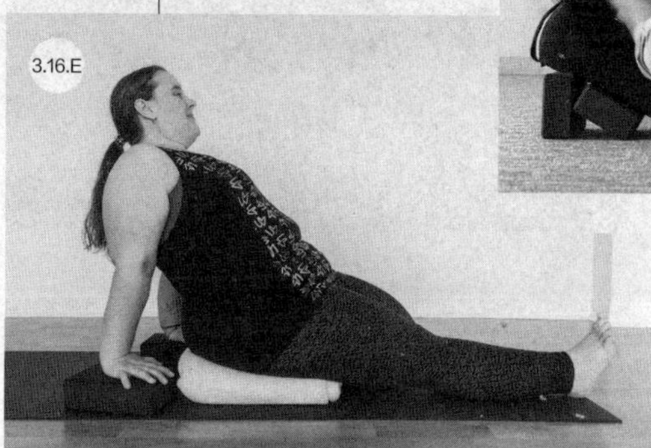

3.16.E

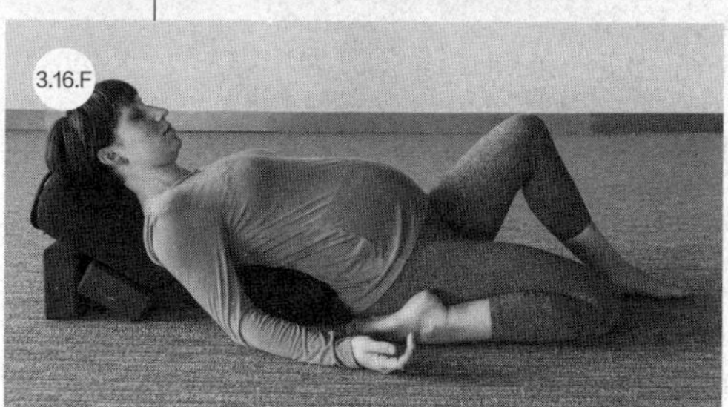

3.16.F

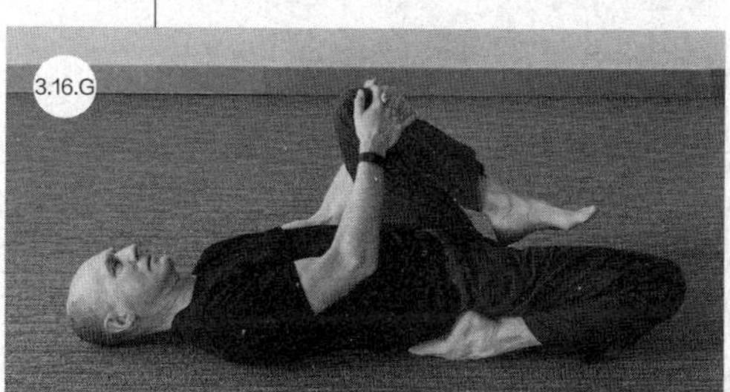

3.16.G

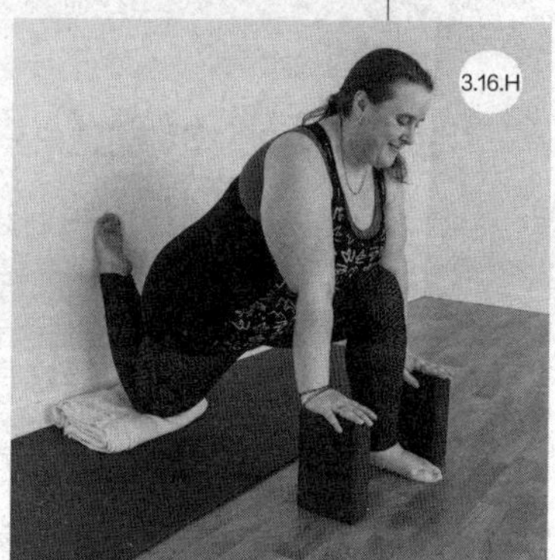

3.16.H

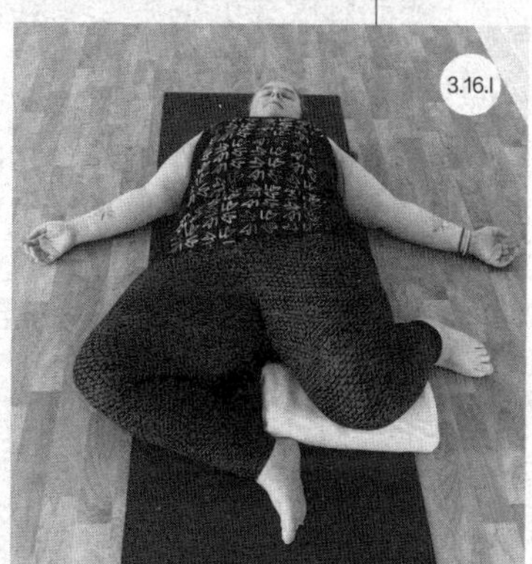

3.16.I

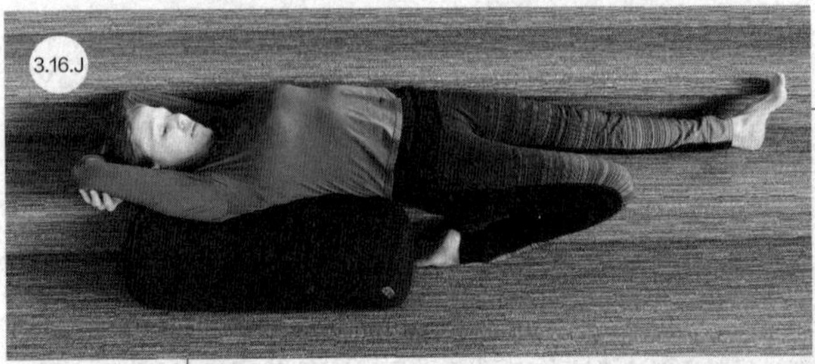

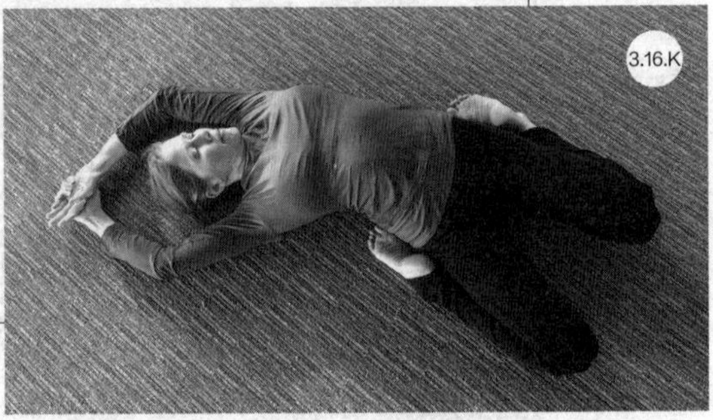

试使用抱枕的多种方法——在肩部下方横向放置或在脊柱下方纵向放置。如果你不能完全靠在抱枕上休息，试着在抱枕的下方再放置砖块，使支撑物变得更高（图 3.16.D）。

- 对于许多学生来说，最好每次先屈曲一条腿，这被称为半鞍式。半鞍式的版本也有很多。你可以伸直一条腿，保持另一条腿的膝盖弯曲（图 3.16.E）；也可以弯曲伸直的腿，再将另一只脚踩在地板上（图 3.16.F）；或者将弯曲腿的脚放在一块砖上或靠在墙上。一个更深入的变体是将伸直腿的膝盖朝着胸部抱紧（图 3.16.G）。这可能会变得非常有感觉，但如果你想要更多感觉，请将腿伸直，用手或伸展带固定住。
- 练习亚瑟王版本的半鞍式（图 3.16.H）时，走到墙边，将目标（弯曲）腿的膝盖放在墙壁和地板的连接处，小腿靠墙，另一只脚放在地板上。随着时间的推移，让你的背逐渐靠在墙上。起初，你可以将手放在地板上或砖块上来保持平衡，但最终你的手臂应该靠墙举起。
- 如果目标区域是大腿前侧（股四头肌拉伸），侧躺来拉伸大腿可能是一个不错的选择。侧卧，伸手抓住（或用伸展带拉动）上方腿的脚，将其朝着远离骨盆的方向拉开。

- 你还可以利用台阶做半鞍式（图 3.16.J）。横躺在台阶中间，让弯曲腿的脚靠在较低的台阶上。
- 如果你能完全躺下，可以再增加一个侧屈，这被称为“鞍上的香蕉式”（图 3.16.K）。坐在双脚之间，如果能做到的话，将肘部抱在头顶上，并将上半身弯向一侧。

退出体式

- 有几种方法可以结束这个体式。一种选择是原路返回，先用肘部支撑起上身，然后用手支撑。趴下，慢慢伸直双腿，让膝盖放松。
- 如果这行不通或动作被卡住，请寻求帮助。如果独自练习，试着仰卧状态下向一侧滚动，慢慢伸直对侧腿。在翻滚之前，你可能需要稍等一下，或者用手扶住骶骨，以让背部感觉柔和。
- 如果你的身体很灵活，你可以直接抬起双膝，把脚伸出来，或者一次松开一条腿。

反体式

- 退出体式后，平躺呼吸几次，伸直双腿，收紧再放松髌骨。准备好后，抱住大腿后侧，将膝盖拉至胸部，以释放下背部。
- 婴儿式：慢慢进入体式。在做一个完整的婴儿式之前，你可能需要把头靠在手掌上。
- 平板支撑（鳄鱼式）可以启动膝盖并调节身体核心。
- 雨刷器扭转式对许多学生来说效果很好。

影响的经络和器官

- 沿着大腿顶部和通过腹部的感觉可能会刺激胃经和脾经。
- 沿着脊柱的感觉，尤其是在下背部，可能会刺激肾经和膀胱经。
- 如果你的手臂在头顶，也可能刺激到心经和肺经。

建议保持时间

- 1～5 分钟。
- 艾扬格认为最多可以保持 15 分钟！[①]

其他注意事项

- 对于有经验的瑜伽练习者来说，这不是一个很深入的后弯体式，因为他们的下背部已经非常灵活。然而，这个体式可以同时作用于许多部位：脚踝、膝盖、股四头肌、髂骨、腰大肌、骶骨、腰椎和肩部。
- 该体式对腹部来说有足够的空间，所以这个体式适合在饭后不久练习。很多孕妇喜欢用抱枕支撑身体。
- 如果你的工作要求你整天站着，晚上睡觉前做这个体式，第二天早上可能会感觉腿很轻松。
- 卷尾骨（骨盆后倾）可能会增加髋屈肌的感觉，但会减少脊柱的伸展感。骨盆前倾加深了后弯的伸展感，但减少了髋屈肌的压力。你选择怎么做？这取决于你的意图。
- 艾扬格将该体式称为卧英雄式，如前所述，建议你尽可能长时间保持此体式，甚至最多 10～15 分钟！这表明阴瑜伽并不是近来才出现的，尽管艾扬格本人从未使用过这个术语。从哈他瑜伽开始，就已经有长时间保持体式的练习方式了。他还声称，该体式可以按摩心脏，从而改善血液流动，提高抗感染能力，缓解消化不良和肠胃气胀，纠正子宫脱垂和扁平足，缓解月经性和卵巢疾病，并减轻足部、腿部和膝盖疼痛。[②] 这些益处未经科学证实。

---

① 请参阅 B. K. S. Iyengar, *Light on Yoga*, 125。

② 请参阅 B. K. S. Iyengar, *Yoga: The Path to Holistic Health*, 146 and 228。

鞋带式

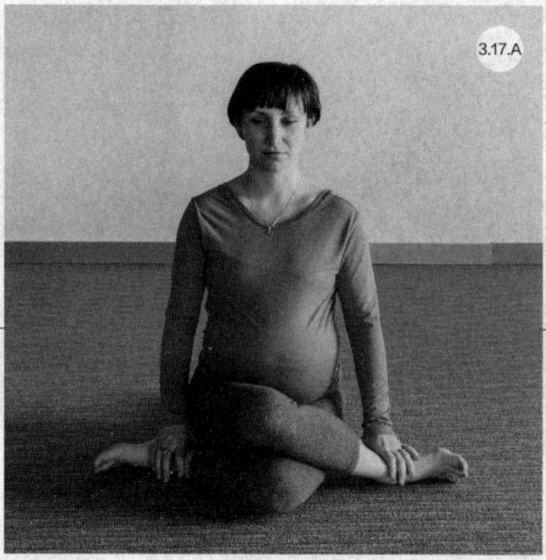

意图和目标区域

- 主要目标区域：髋部（屈曲、外旋、内收）。
- 次要目标区域：当上身前屈时，整个脊柱（屈曲）；半鞋带式中腘绳肌产生张力（由于髋关节屈曲）。

禁忌

- 由于髋部外旋，许多人的膝盖不适应这个体式。如果你的膝盖不舒服，用支撑物将膝盖抬高（图 3.17.B）或尝试其他方法。如果膝盖疼痛一直持续，跳过这个体式。
- 可加重坐骨神经痛。如果你有坐骨神经痛，坐在坐垫上以抬高髋部，使膝盖低于髋部（减少髋关节屈曲）。如果你有椎间盘源性坐骨神经痛，避免脊柱屈曲。在任何一种情况下，如果症状得不到缓解，直接跳过这个体式。
- 如果你有任何不允许脊柱屈曲的下背部疾病，则不要弓背。坐直，尽可能保持背部中立。
- 孕妇在怀孕三个月后可能无法前屈上身。她们可能更喜欢朝远离上方腿的方

3.17.B

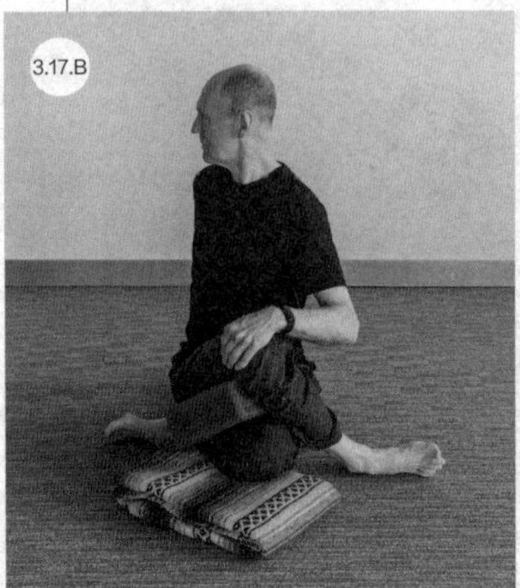

3.17.C

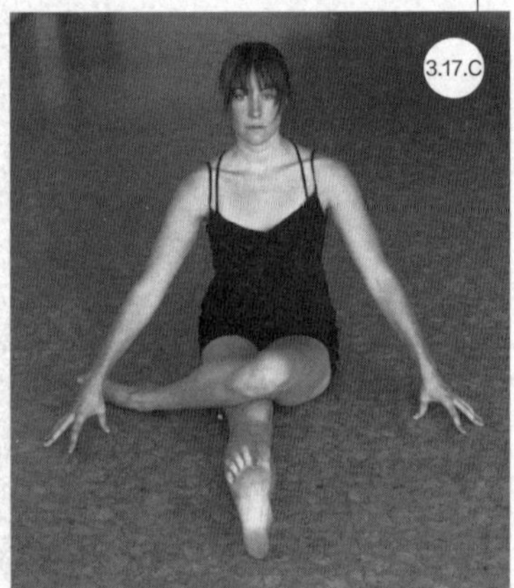

3.17.D

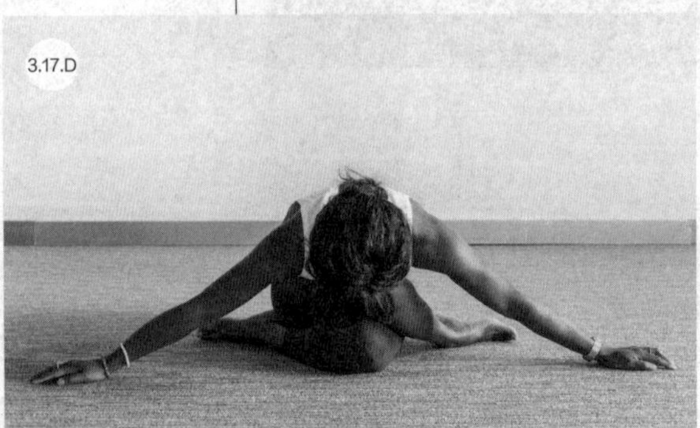

3.17.E

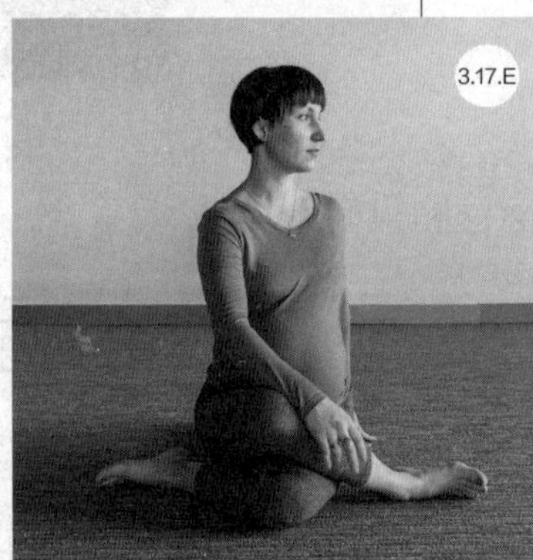

3.17.F

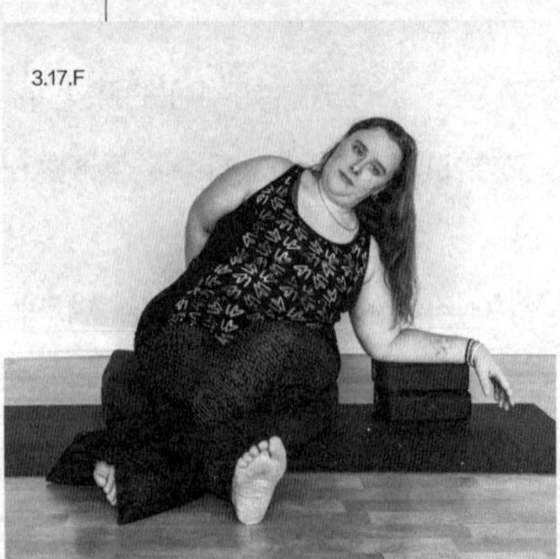

3.17.G

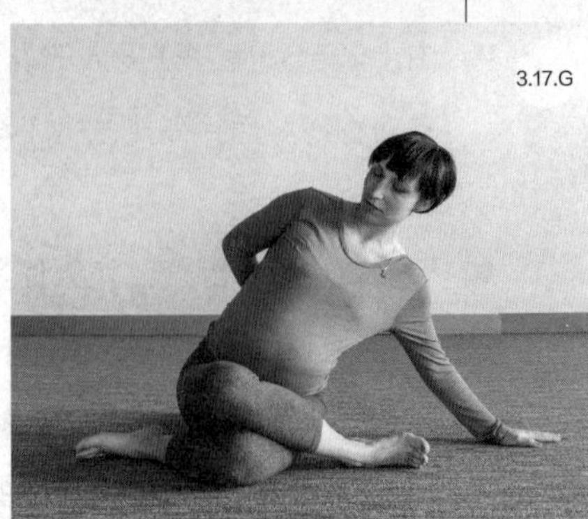

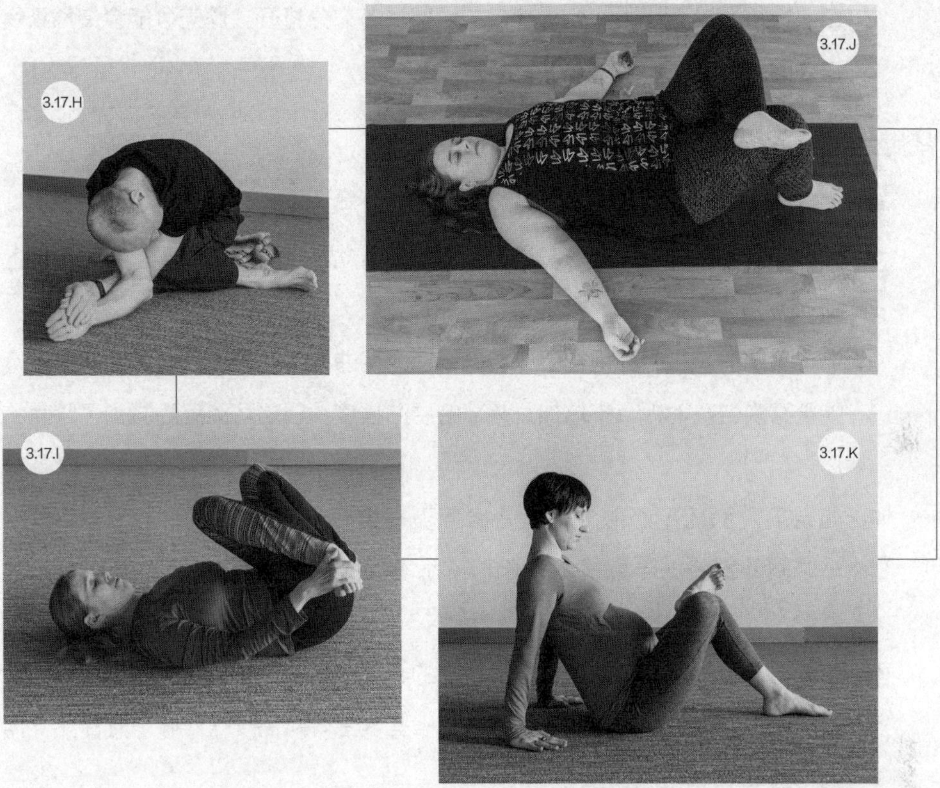

向扭转（图 3.17.E）或侧屈（图 3.17.G）。怀孕学生的另一个选择是坐天鹅式（又称针眼式，图 3.17.K）。

- 瑜伽损伤预防官网指出的禁忌证：前交叉韧带撕裂、髋关节炎、膝关节炎、坐骨结节滑囊炎、后路全髋关节置换术、踝关节扭伤、髋关节外展肌撕裂、全膝关节置换术。

进入体式

- 进入这个体式有几种选择。一种方法是先坐在你的脚后跟上，将一侧臀部落到地上，让对侧脚绕到该侧臀部旁，摆好姿势。第二种方法是从盘坐开始，然后将一只脚放在对侧大腿下方，另一只脚放在对侧臀部旁边。
- （对膝盖）风险更大的方法是先以四足支撑式跪下，然后将一个膝盖放在另一个膝盖后面，然后坐在双脚脚跟之间（对于一些学生来说，这种方法会让自己被重力拉着坐下，如果他们的髋部没有充分打开，膝盖可能会突然承受过大的压力）。

替代体式和备选

- 如果由于疼痛或不适而无法完成体式，则盘坐并前屈上身。
- 尽量不要坐在脚上，让双脚尽可能地向前滑动，坐骨两侧都要紧紧贴在地上（图 3.17.A）。
- 如果髋部很紧，坐在抱枕上以减少髋部的屈曲程度。然而，更灵活的学生可能更喜欢坐在地板上来增加髋关节的屈曲程度，但这可能反而减少了膝盖的压力。[①]
- 如果下方膝盖不舒服，在下方膝盖下放置一个支撑物（图 3.17.B）或将一条腿伸直——半鞍式（图 3.17.C）。这时再前屈上身会让腘绳肌非常有感觉。
- 如果上方腿的膝盖有问题，在上方腿的膝盖下面放一个抱枕或毯子，或将脚向前滑动，以增加髋部的屈曲程度。一些学生可能需要在双膝下方都加支撑物（图 3.17.B）。
- 向双腿上方前屈（图 3.17.D）可增加髋部和脊柱的屈曲程度。如果这太难，用抱枕支撑胸部或将头部靠在手上。前屈得越多，你就越能外旋髋部，这样就可以把双脚分开得更多，髋部的感觉也会更充分。
- 如果你选择保持坐直，手可以放在身侧，或者将手臂伸展到身体后侧，以形成一个后弯（脊柱伸展）。然而，这可能会在膝盖上产生更多的压力。
- 可以结合扭转、侧屈或鸟王式手臂姿势。向上方腿的一侧侧屈可能感觉更稳定（图 3.17.F），但有些人更喜欢朝远离上方腿的方向侧屈（图 3.17.G）。类似地，你可以朝上方膝盖的方向扭转（图 3.17.B），这样更容易固定髋部，也可以朝远离上方膝盖的方向扭转（图 3.17.E），这样可以减少腹部的挤压感。你也可以结合鸟王式手臂姿势和前屈（图 3.17.H）。

---

① 对于大多数人来说，当髋部屈曲更多时，股骨在髋臼中便有更多的外旋空间，但膝关节却因此感受到更小的压力。如想了解相关的生物力学原理，请参阅 Bernie Clark, *Your Body, Your Yoga* (Vancouver, BC: Wild Strawberry Productions, 2016)。

- 许多学生喜欢躺着练习：仰卧，双腿交叉，将其朝身体屈曲，然后用握住双脚（图 3.17.I）。
- 其他可供选择的替代体式包括仰卧版（图 3.17.J）或坐姿版（图 3.17.K）、方块式或天鹅式。
- 身体非常灵活的学生可以将他们的脚向前移，直到他们的小腿平行于垫子的前面，而膝盖仍然相互重叠。这实际上也是方块式的一个变体。

退出体式

- 后倾身体，以释放髋部压力，慢慢伸直双腿（别忘了做另一侧的练习）。

反体式

- 仰卧版或坐姿版的雨刷器扭转式（让髋部内旋）。
- 鹿式（让髋部后侧内旋）。
- 用桌面式来释放脊柱压力。

影响的经络和器官

- 沿着髋部外侧的感觉可能会刺激胆经。
- 通过膝盖内侧、大腿和腹股沟的感觉可能会刺激肝经和腹股沟处的肾经。
- 沿着脊柱或腿后侧的感觉可能会刺激膀胱经。
- 变体中通过手臂和肩膀上肢的压力可能会刺激心经和肺经。

建议保持时间

- 每侧 3～5 分钟。

其他注意事项

- 这个体式也被称为牛面式（Gomukhasana）；如果你能看出来这个体式像一头牛，说明你有很好的想象力！
- 在做另一侧的练习之前，做一下天鹅式或睡天鹅式是很有帮助的。
- 从较灵活那侧的髋部开始（无论哪一侧的髋部更灵活，都将该侧的膝盖放在上方）。

- 前屈上身时，保持身体重量落在坐骨上，以防重量挤压膝盖。
- 保持髋部摆正。上侧髋关节会有向前移动的趋势。
- 当你停留在这个体式时，不妨尝试一些针对肩膀或手腕的姿势。可以查看本章最后关于上身的阴瑜伽练习，以获得一些建议。
- 你可以在前半段时间内进行侧屈或扭转等变体，然后在剩余时间做前屈。

蜗牛式

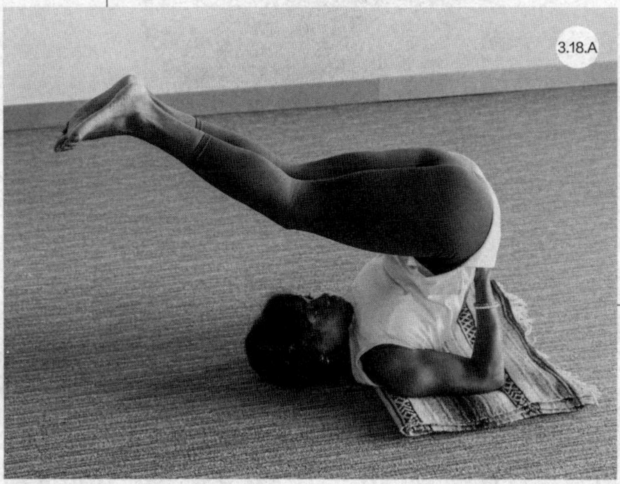

意图和目标区域

- 主要目标区域：整个脊柱（屈曲）。
- 次要目标区域：会给腘绳肌带来张力。

禁忌

- 这个体式可能会给颈部带来很大的压力，所以要小心！如果你有任何颈部问题，请避免做该体式。
- 对于患有高血压、上呼吸道感染、眩晕、青光眼或感冒的人，不推荐练习该体式。处于经期的女性最好也不要做这个体式。
- 如果你有任何不允许脊柱屈曲的下背部疾病，这可能不是一个合适的体式。
- 如果你刚吃过东西或怀孕了，不要做这个体式。
- 瑜伽损伤预防官网指出的禁忌证：髋关节炎、充血性心力衰竭、冠状动脉疾病、胃食管反流病、青光眼、腰椎间盘突出症、准分子激光原位角膜磨镶术（LASIK 手术）、月经、鼻出血、骨质疏松症、后路全髋关节置换术、视网膜裂孔、脊椎后移滑脱、脊柱骨折（椎体）、压缩性骨折、腘绳肌拉伤。

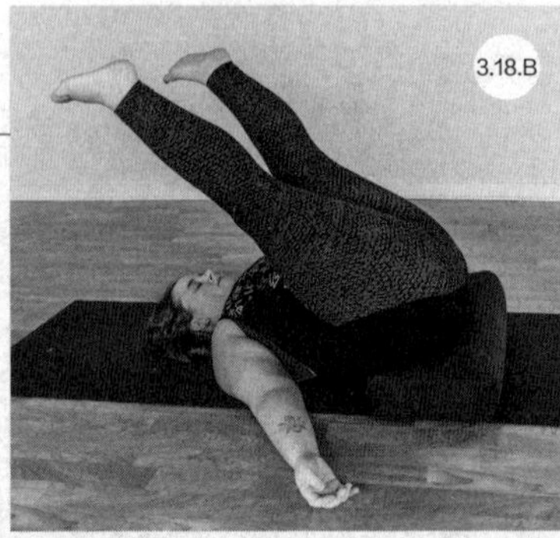
3.18.B

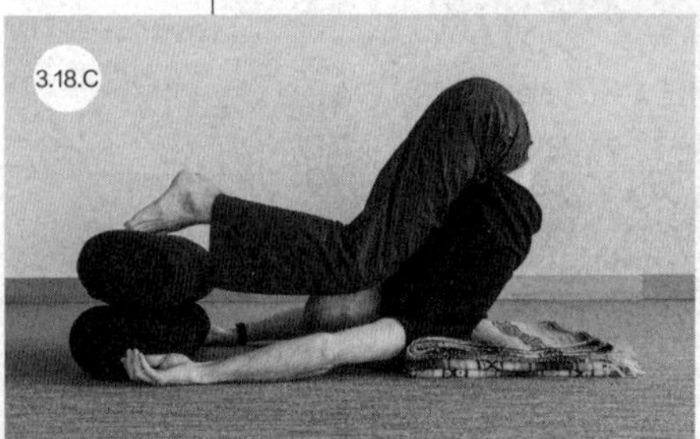
3.18.C

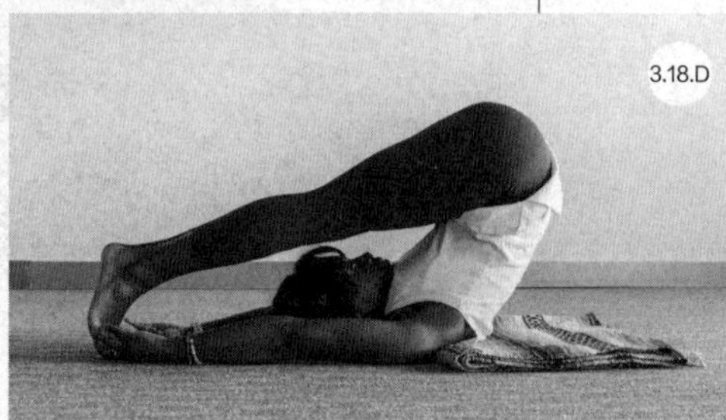
3.18.D

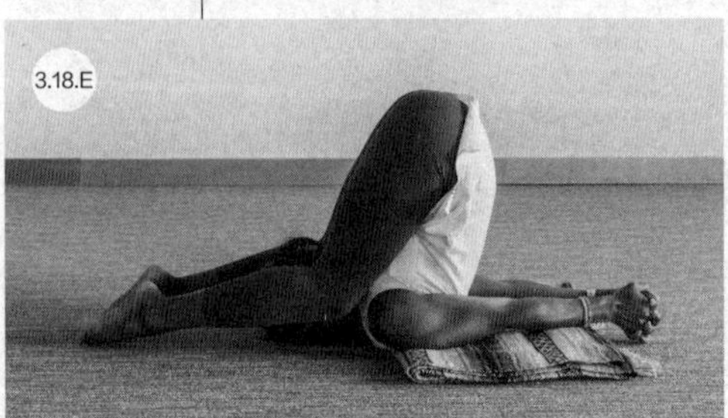
3.18.E

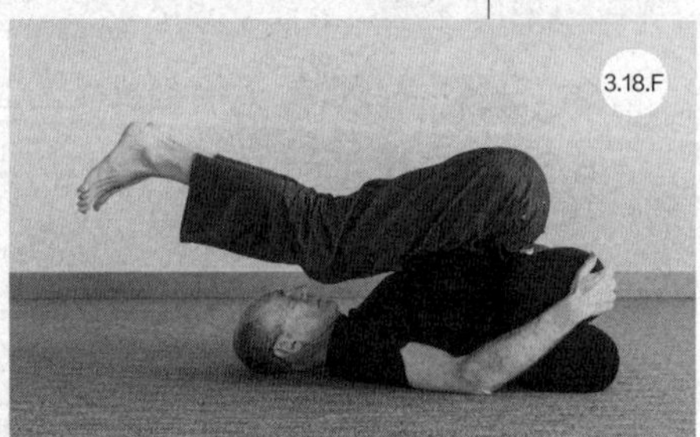
3.18.F

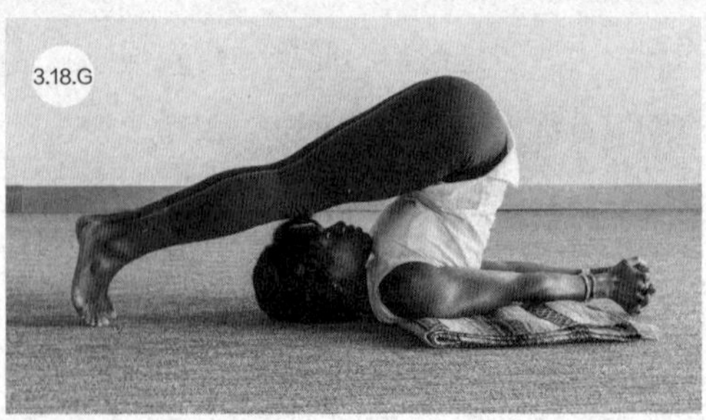
3.18.G

进入体式

- 躺下，抬起髋部，用手支撑。让你的背弓起来——不像在犁式中我们需努力保持脊柱挺直和腿部伸直。让你的脚从头顶越过，朝向地板（图 3.18.A）。把身体的重量放在肩膀上，注意你的脖子会感受到的身体重量——有一点儿是可以的，但不要太多！

替代体式和备选

- 对于初学者或不希望倒立的人，可以将体式替换为毛毛虫式或倒箭式。
- 灵活性较差的学生可以选择迷你版的蜗牛式，借用抱枕将髋部抬高，刚好可以在这个姿势中休息（图 3.18.B）。
- 许多变体可以帮助增加压力和感觉：
  1. 用手掌支撑背部（图 3.18.A）。
  2. 更具挑战性的方法是将手掌放在脚下，将脚落在地板上，或将脚放在抱枕（图 3.18.C）或椅子上，甚至可以让脚紧贴在墙上。
  3. 更深入的版本是双腿伸直，双脚落在地板上（图 3.18.D）。然而，这一版本中脊柱屈曲的感觉没那么多，髋部屈曲更多，腘绳肌处的压力更大。这也可能让颈部屈曲较多，因此可能需要在肩部下方垫上毯子。
  4. 最具挑战性的版本是将膝盖弯曲并落向地板（图 3.18.E），这可能会沿脊柱产生最大的压力。
- 不像犁式，蜗牛式中我们的脊柱是弓起的。如果不让髋部超过头顶，脚不放在地板上，我们中背部和上背部可能会产生更深的压力。当然也有解决办法，我们可以将髋部向后移动，如图 3.18.F 所示。可以用手支撑髋部，也可以用抱枕支撑，甚至可以靠墙支撑。这种姿势对颈部可能更友好，因为颈部屈曲得更少。
- 如果双腿伸直，双脚接触地板，则可以将双手放在身后的地板上。你的手可以分开（更容易）或合拢（如果没有肩部问题）。但要小心，双手合十会加重肩袖负担。这种版本更像经典的瑜伽体式——犁式（图 3.18.G）。

退出体式

- 最简单的方法是：保持膝盖弯曲，保持髋部屈曲，慢慢将上身滚落下来。下来时，你的头可能会抬起，这没关系。
- 更难的方法是：双腿伸直，慢慢地向下滚落上身，双脚不摇晃，同时减缓下降速度。

反体式

- 从体式中退出来后，仰卧，膝盖弯曲，双脚放在地板上，呼吸几次。
- 做雨刷器扭转式，然后做一个温和的后弯体式，比如俯卧或轻柔地抬起脊柱——抬起一半就可以。
- 面朝上的猫式。
- 婴儿式。

影响的经络和器官

- 沿着脊柱和腿后侧的感觉可能会刺激膀胱经。
- 由于内脏被物理压缩，每次呼吸时都会按摩内脏。

建议保持时间

- 3 ~ 5 分钟。

其他注意事项

- 这是一个非常深入的脊柱屈曲体式，所以这不能作为整个练习的起始体式。可以先用较为柔和的体式来让脊柱做好准备，如蝴蝶式或毛毛虫式。
- 事实上，许多学生不需要做这个体式，他们只需在毛毛虫式上停留更长时间即可。然而，对于那些更灵活的学生来说，他们在简单的体式中找不到感觉，蜗牛式可能是他们的理想体式。即便如此，也不要从蜗牛式开始整个练习。在毛毛虫式中停留几分钟，然后仰卧来练习蜗牛式。
- 要使脊柱完全弓起。这不是犁式，不要试图保持脊柱挺直。

- 艾扬格声称，犁式可以控制血压，改善消化，帮助治疗痔疮，减少疲劳、失眠和焦虑，缓解哮喘、支气管炎和呼吸道充血症状，缓解心悸和呼吸困难，改善甲状腺和甲状旁腺的功能。[①] 这些益处未经科学证实。

① 请参阅 B. K. S. Iyengar, Yoga: *The Path to Holistic Health*, 130 and 214。

狮身人面式与海豹式

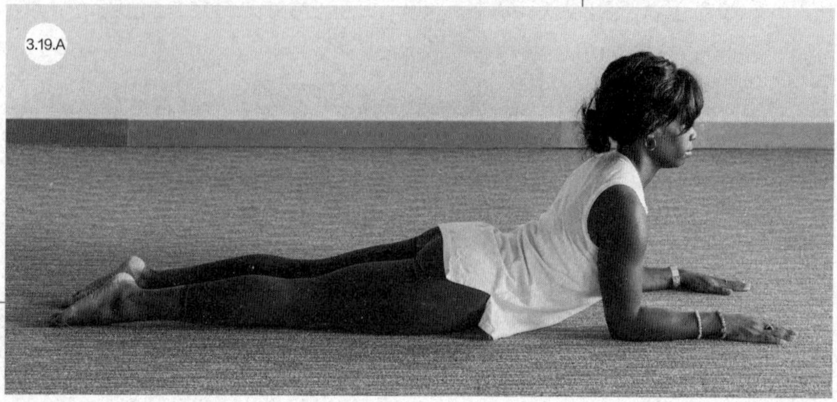

3.19.A

意图和目标区域

- 主要目标区域：脊柱的腰骶部（压迫）。
- 次要目标区域：躯干前侧（张力）。

禁忌

- 如果你有下背部问题或骶骨不稳定，这个体式可能不适合你。
- 如果你出现剧烈疼痛，必须退出体式！
- 如果你有头痛或体式导致头痛，就避免在狮身人面式中抬起头部。
- 瑜伽损伤预防官网指出的禁忌证：前路全髋关节置换术、脊椎前移滑脱、腕管综合征（海豹式）、颈椎管狭窄症、掌腱膜挛缩、脊柱小关节综合征、腰椎管狭窄症、网球肘（海豹式）。

进入体式

- 俯卧。将肘部移到肩膀正下方，撑起身体（图 3.19.A）。注意下背部的感觉。如果感觉太强烈，将肘部向前移动，使胸部更靠近地面。即使平趴在地板上，下背部也可能承受一定的压力（图 3.19.B）。

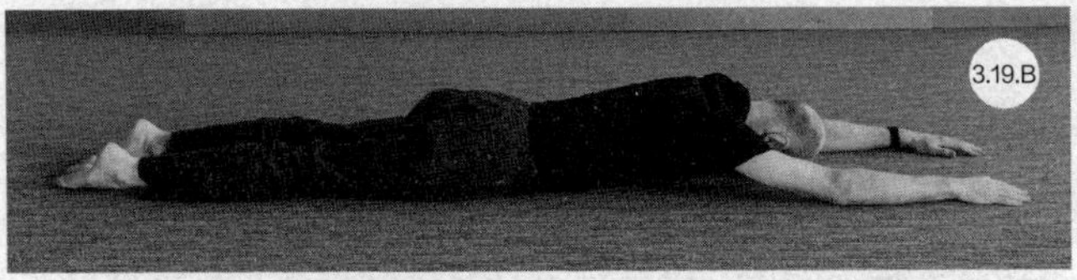
3.19.B

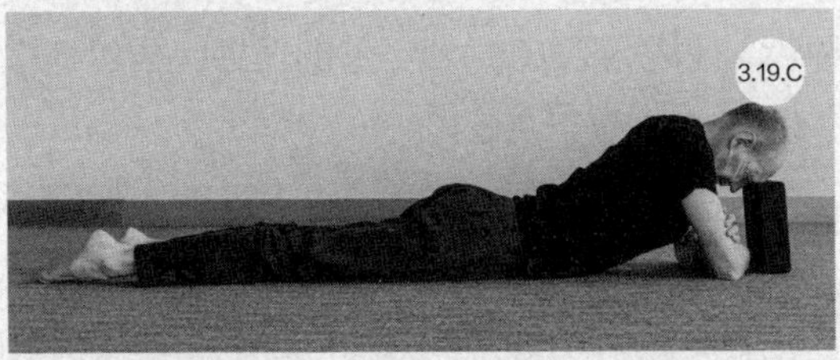
3.19.C

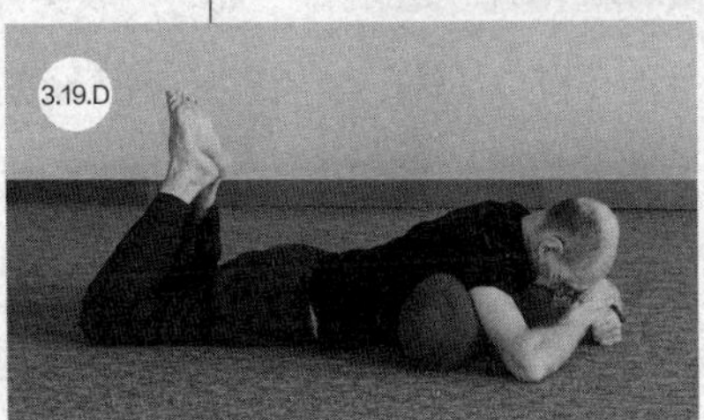
3.19.D

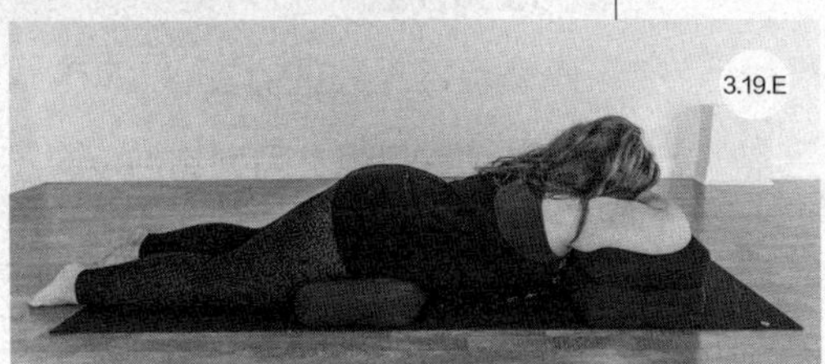
3.19.E

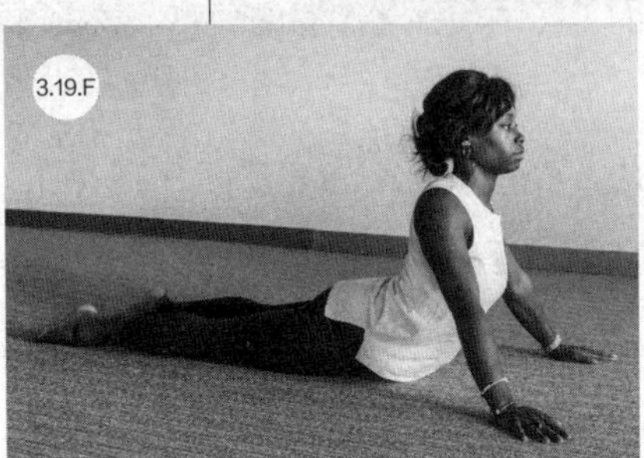
3.19.F

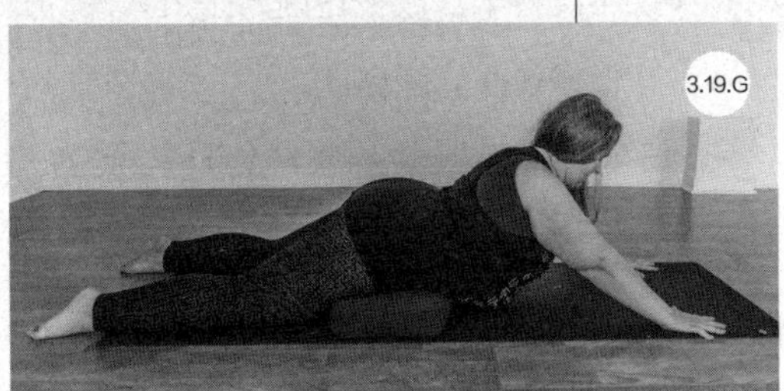
3.19.G

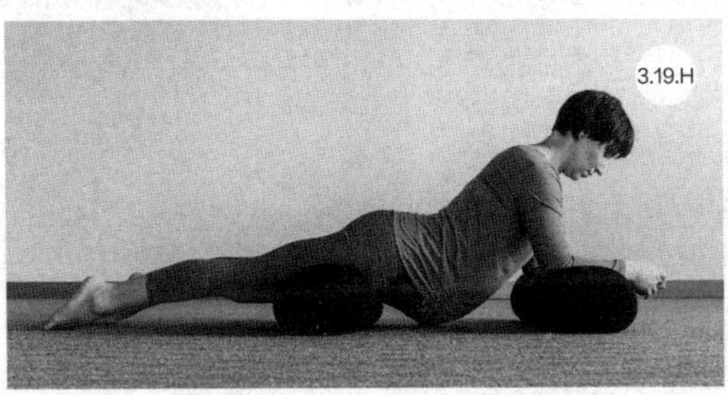
3.19.H

替代体式和备选

- 双手可以握住手肘（图 3.19.C），可以交握在一起，也可以平放在地板上。
- 如果头部重量对颈部造成负担，试着把你的头部放在手上或砖块上（图 3.19.C），或者用拳头托着下巴。
- 如果肩部或上胸部感觉非常不适，试着在腋下垫一两个抱枕（图 3.19.D）。
- 如果几分钟后，下背部没有感到足够的压力，尝试弯曲膝盖（图 3.19.D）或让肘部撑在砖块上（图 3.19.E）。
- 双膝之间的距离是可变的。你觉得哪个距离最适合你？（在哪个位置上能让你的目标区域获得最适当的压力？）
- 如果下背部的压力仍然不够，则可能需要做海豹式。进入海豹式时，双手外旋，伸直手臂（锁住肘部），双手靠近身体（图 3.19.F）。肘部在这个情况下超伸也没有问题，因为它们没有承受太多的重量。事实上，这个体式可能是对肘关节施加压力的好机会。
- 你会发现，海豹式中让下背部最有压力的姿势不是双手在肩膀正下方，而是双手稍微向前。
- 不要将手臂放在正前方来进入海豹式，而是将手和手臂伸向侧前方，然后再慢慢往回靠近自己。
- 可以在耻骨或大腿下放置抱枕或毯子来减少不适（图 3.19.E 和图 3.19.G）。
- 如果在孕期，可以在大腿和肘部下放置抱枕，孕妇可能会很喜欢这个姿势，因为腹部完全没有压力（图 3.19.H）。
- 收紧臀部或耸肩都是没问题的。这些动作不会影响对目标区域的压力。
- 抬起头并延长颈部会刺激颈椎，抬起下巴，打开喉咙。这仅适用于海豹式；在狮身人面式中这样做并不是一个好主意，因为这个动作涉及太多的颈部伸展，可能会导致头痛或头晕。
- 如果你非常灵活，试试将腿摆成莲花式来做这两个体式。

退出体式

- 退出时，慢慢地将胸部放在地板上。把头转向一边，双手垫着面部。你可以将一侧膝盖滑向身体来缓解下背部的压力。

反体式

- 婴儿式是一个不错的、温和的前屈体式。慢慢进入，你可能需要把头放在手掌上休息。
- 在你进入婴儿式的过程中，你可能想做一下猫式呼吸：从面朝上的猫到面朝下的猫（又名猫牛式），随着呼吸缓慢地移动身体。不用在猫式中做得非常深入。

影响的经络和器官

- 沿着脊柱和下背部的感觉可能会刺激膀胱经和肾经。
- 沿着身体前侧的感觉可能会刺激胃经和脾经。
- 肾脏也有物理压迫感。

建议保持时间

- 狮身人面式可以保持很长一段时间，对大多数人来说是 5 ~ 10 分钟。或者做两次，每次持续 3 ~ 5 分钟。
- 对于海豹式，从保持 1 分钟开始，趴下来休息，再重复 2 ~ 3 次。
- 最终，可保持海豹式 5 分钟或更长时间。
- 最终，可以保持狮身人面式 20 分钟。

其他注意事项

- 如果在海豹式中双手出现刺痛感，这并不妙。因为这可能说明神经受压迫或血流受限。回到狮身人面式。
- 海豹式是比鞍式更深入的后弯，因此可以安排在鞍式之后练习。然而，狮身人面式并没有鞍式那么深入，所以可以安排在鞍式之前练习。
- 这是边看电视或在地板上边看书边练习的好体式。

- 椎间盘膨出或突出的患者可能会发现这个体式对缓解病症非常有效果。[①]
- 根据道家的说法，第 2 腰椎和第 3 腰椎之间的地方就是“生命之门”，即精气所在的地方。日常生活中你可能会感到此处压力很大。
- 在海豹式中，如果将颈部后拉，甲状腺和甲状旁腺可能会受到物理刺激。
- 艾扬格称这个体式为眼镜蛇式（Bhujangasana），但他建议的那个版本需要大量的肌肉参与。他声称这是治疗脊柱受伤的灵丹妙药。[②] 这一说法尚未得到科学证实。

---

① 这种说法来自麦肯基疗法。对于腰背屈曲有问题（如椎间盘滑脱）的患者，后弯动作可以将髓核移回椎间盘中央。

② 请参阅 B. K. S. Iyengar, *Light on Yoga*, 108。

方块式

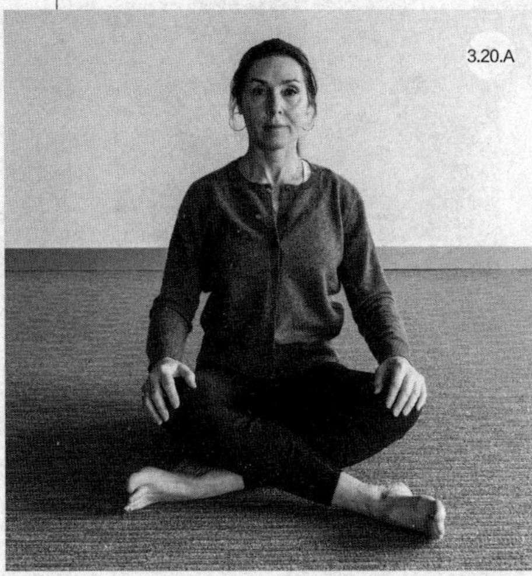

意图和目标区域

- 主要目标区域：髋部（屈曲和外旋）。
- 次要目标区域：前屈上身时的整个脊柱（屈曲）。

禁忌

- 观察膝盖上的压力，如果髋部太紧，压力会转移到膝盖上。如果你感到膝盖有疼痛感或灼热感，调整体式或跳过不做。
- 这个体式会加重坐骨神经痛。如果你有坐骨神经痛，坐在坐垫上以抬高髋部，使膝盖低于髋部（减少髋关节屈曲）。如果你有椎间盘源性坐骨神经痛，避免脊柱屈曲。在这两种情况下，如果症状仍旧恶化，就直接跳过这个体式。
- 你如果有任何不允许脊柱屈曲的下背部疾病，则不要弓背，尽可能保持背部中立。
- 孕妇一般可以练习这个体式，但不要做前屈。

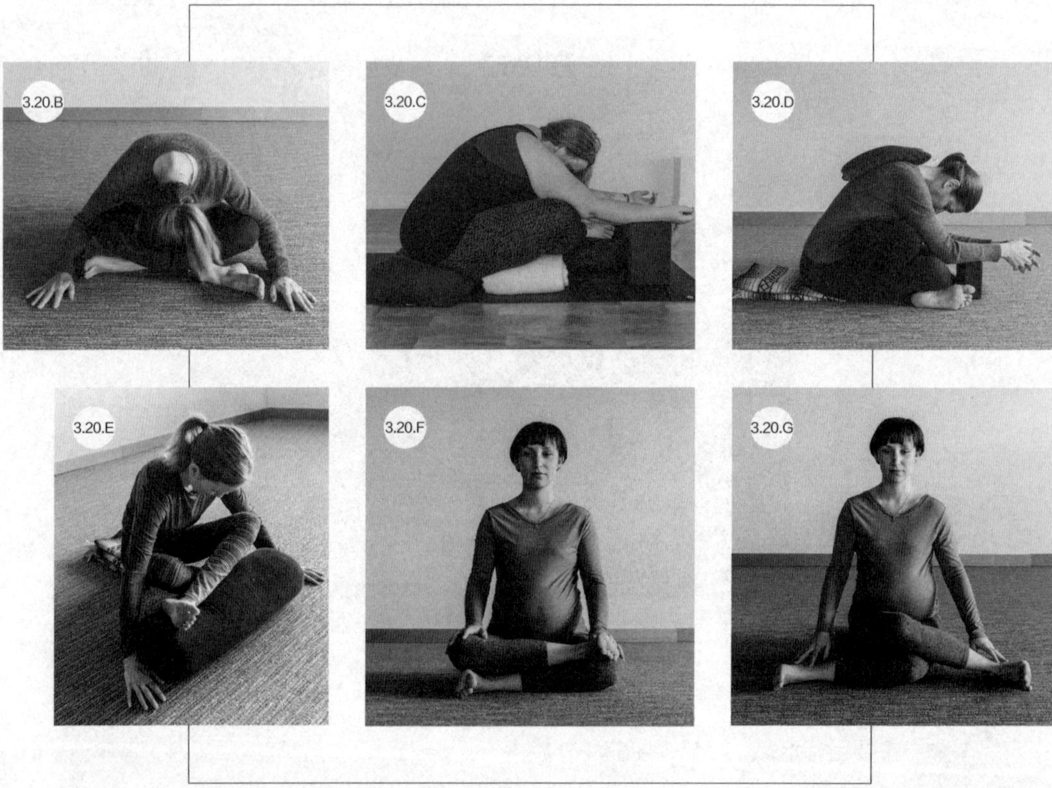

进入体式

- 这个体式不太好进入。关键是找到髋部外侧很有感觉的地方，而不要让膝盖有任何感觉。先交叉双腿盘坐。双脚向前移动，直到小腿与垫子前缘平行（双腿看起来像个“方块”）。注意哪条腿在前面，因为当你练习另一侧时，你要记得把另一条腿放在前面。
- 尽量将膝盖靠得更近，但不要让双脚靠身体太近（图 3.20.A）。
- 理想情况下，大腿彼此平行，小腿彼此平行。但现实中，不是每个人都可以做到这么标准，所以请选择适合你的版本练习。

替代体式和备选

- 如果由于疼痛或不适而做不了这个体式，请尝试简易盘坐并前屈上身。
- 前屈能拉伸下背部，并增加臀部的感觉（图 3.20.B）。然而，前屈（加深髋部屈曲）可能会减少膝盖的压力，从而能使你把脚继续移向前方，或使小腿相互叠放。

- 如果膝盖太紧、感到不适或者膝盖离地很高，你可以在膝盖下放置毯子或其他支撑物（图 3.20.C）。
- 如果无法前屈，就坐在坐垫上。可以用抱枕支撑上身（图 3.20.D），也可以将头部放在双手或砖块上。
- 如果你想要多点压力，沿着脊柱放一个沙袋可能会很有感觉（图 3.20.D）。
- 如果你无法前屈，可以选择扭转、侧屈和其他手臂 / 肩部动作。
- 更深入的选择是将前腿放在抱枕上（图 3.20.E），或将一只脚踝放在对侧膝盖上方，另一只脚踝位于对侧膝盖下方（图 3.20.F）。如果膝盖悬空很多，说明你还没有准备好做这个变体！可以将上方脚放在另一侧膝盖前面的地板上。
- 如果你的身体非常灵活，试着将双膝滑动得更近，以让双脚分开得更远（图 3.20.G）。这个体式介于方块式与更高阶版本的鞋带式之间。
- 如果这些变体中没有一个适合你，那么尝试其他针对髋部的体式，包括坐天鹅式、鞋带式、蝴蝶式和天鹅式。

退出体式

- 上身后倾，慢慢地伸直双腿。记得换另一条腿在上方再练习一遍。

反体式

- 双腿向外弹动，来回收紧 / 松开髌骨几次。
- 这是一个相当深入的髋关节外旋体式，所以完成该体式后我们需要将髋关节向相反方向移动。一些不错的髋部内旋体式包括鹿式和雨刷器扭转式。
- 如果想要做一个后弯体式，可以选择桌面式或俯卧位抬起尾椎。

影响的经络和器官

- 沿着髋部外侧的感觉可能会刺激胆经。
- 通过膝盖内侧、大腿和腹股沟的感觉可能会刺激肝经和肾经。

- 沿着脊柱或腿后侧的感觉可能会刺激膀胱经。

建议保持时间

- 每侧 3 ~ 5 分钟。

其他注意事项

- 如果你是初学者，你可能会倾向于将脚靠近腹股沟。那也没关系！即使是一个简单的盘坐对你的身体来说也足够了。如果你有感觉，你就做到位了！停在那里好好享受。
- 方块式介于蝴蝶式（腿部外展）和鞋带式（腿部内收）之间。这三个体式都涉及髋关节的外旋和屈曲。如果这几个体式中某一个不适合你，就试试另外两个。
- 方块式的其他名称包括双鸽式、棚车式、90-90 和火柴式。
- 艾扬格将盘坐（简易版的方块式）称为吉祥坐式。他声称，它能使疲惫的腿和脚得到休息，减少膝盖和腿部静脉的炎症，增强膝盖软骨，使髋部得到支撑。[①] 这些益处尚未得到科学证实。

① 请参阅 B. K. S. Iyengar, *Yoga: The Path to Holistic Health*, 191。

蹲式

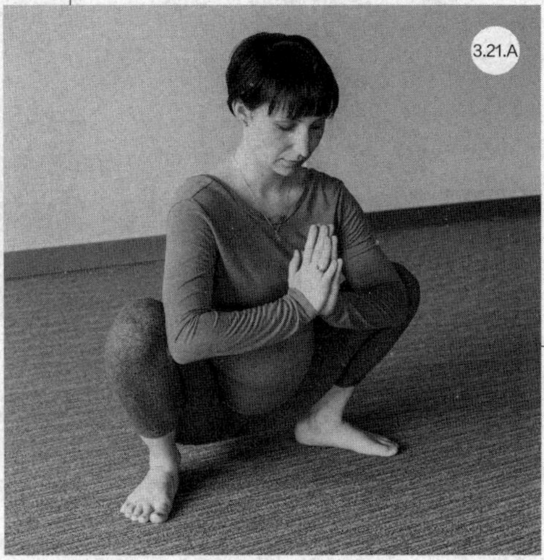

意图和目标区域

- 主要目标区域：踝关节背屈，膝关节和髋关节屈曲。
- 次要目标区域：腰椎屈曲得像在舒展脊柱；对于一些双脚分开较宽的学生来说，这也会造成髋臼的外展和轻微外旋。

禁忌

- 如果髋部太紧，这可能会使膝盖承受过大的压力。
- 如果你的膝盖有问题，无法完全弯曲，请不要练习该体式。
- 对于脚踝紧张、脚后跟必须悬空的学生，不必强行要求动作标准。脚踝太紧张并不意味着你不能做这个体式。
- 瑜伽损伤预防官网指出的禁忌证：前交叉韧带撕裂、髋关节炎、膝关节炎、髌软骨软化症、胸椎间盘突出症、内侧半月板撕裂、直立性低血压、骨质疏松症、足底筋膜炎、后交叉韧带撕裂、后路全髋关节置换术、妊娠（中期和晚期）、踝关节扭伤、全膝关节置换术。

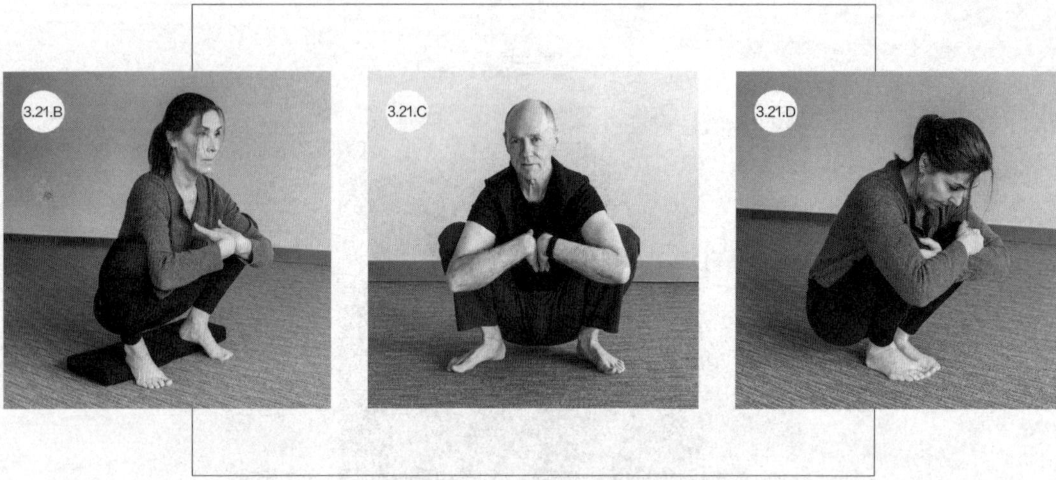

进入体式

- 双脚与髋同宽站立，脚尖微微外旋。蹲下，双手置于身前以平衡身体重心（图 3.21.A）。完全蹲下之后，双手可以合十，手肘轻轻向外抵住双膝和小腿。

替代体式和备选

- 许多学生由于髋部、膝盖或脚踝太紧，无法轻松地完成此体式。如果脚跟离地，可以尝试几种选择：在脚跟下垫上折叠的毯子或抱枕（图 3.21.B）；扩大双脚之间的距离；或者将脚尖再外旋一点（图 3.21.C）。
- 在这个体式中尝试找到一个可以放松的感觉。但是，如果根本找不到，那就试试靠墙蹲式或快乐婴儿式，它们给身体带来的感觉都很相似。婴儿式中双腿分开的姿势与蹲式中的下蹲姿势相似，关节动作接近且压力较小。
- 在教室环境中，如果开始疲劳，那么就在其他人保持蹲式的同时自行切换到蝴蝶式。
- 当双脚分开较远（与髋部同宽或更宽）时，可能会感到髋部压力更大。
- 当双脚靠得很近时——甚至可能是彼此接触（图 3.21.D），你可能会感到脚踝的压力更大。
- 你可以尝试其他手部姿势的变化，如反祈祷，即手背贴在一起——手掌屈曲

（图 3.21.B 和图 3.21.C）。这可以作为下犬式或拜日式中伸展手腕后的反体式。

- 另一种选择是把手放在头后，轻轻地将下巴拉到胸前，这会增加颈部后侧的压力。

退出体式

- 一个简单的退出方式是坐下来，然后双腿慢慢向前伸直。
- 一个更具挑战性的退出方式是伸直双腿站起，同时前屈上身进入悬挂式。当你伸直双腿时，脚的位置也可以随之改变。

反体式

- 伸直双腿、伸展髋部和脊柱以及脚踝跖屈的体式，如狮身人面式。
- 平衡膝关节的体式，如悬挂式或毛毛虫式。
- 平衡脚踝的体式，如金刚坐（坐在脚跟上）或英雄坐（坐在双脚之间）。

影响的经络和器官

- 通过腹股沟内侧的感觉可能会刺激肝肾经络。
- 沿着大腿和下腹部的感觉可能会刺激脾胃经络。
- 沿着脊柱下部的感觉可能刺激膀胱经和肾经。
- 如果你的脚踝周围都有感觉，这可能会刺激胃经、脾经、胆经和膀胱经。

建议保持时间

- 对于大多数人来说，每次保持 2 ~ 3 分钟就足够了，但是你可以在整个练习过程中多次重复这个体式。

其他注意事项

- 对许多人来说，挑战难度在于进入体式，而不是体式本身。下蹲需要膝盖移动到脚趾前面，以平衡髋部的后移，这也是下降时手臂要向前伸出的原因之一。如果你的脚踝背屈范围受到限制，你可能无法轻松下蹲。解决方法是，双脚分开得宽一点或抬起脚跟。如果仍然不行，试着坐在地板上来进入体式。

- 世界上大约 2/3 的人每天都这样上厕所！这是人类与生俱来的姿势。如果你觉得这个体式很有挑战性，这可能是你需要多做这个体式的信号。
- 一个很好的序列顺序是从悬挂式到蹲式，再从悬挂式到蹲式，重复，每个体式保持 1 ~ 2 分钟。
- 肘部放在膝盖前方可发挥杠杆作用，向前拉动胸部，使尾骨再降低一点。
- 瑜伽理论普遍认为，这是一个有助于准备分娩的体式。
- 这有时被称为花环式（Malasana）。艾扬格声称，这个体式可以缓解女性因月经周期而遭受的严重腰痛，并强化其腹部器官。① 这些益处尚未得到科学证实。

① 请参阅 B. K. S. Iyengar, *Light on Yoga*, 266。

蜻蜓式

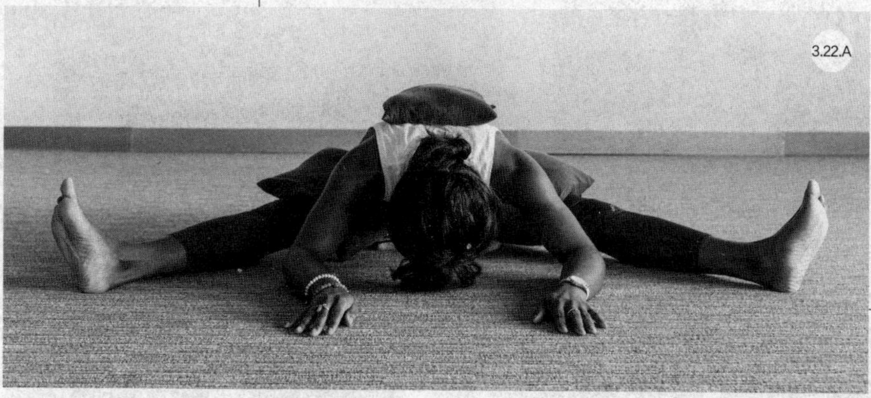

意图和目标区域

- 主要目标区域：髋部（屈曲、外旋、外展）和大腿内侧 / 内收肌（张力）。
- 次要目标区域：整个脊柱（屈曲）、腘绳肌（张力）和膝盖内侧（张力）。

禁忌

- 这个体式会加重坐骨神经痛。如果你有坐骨神经痛，坐在坐垫上以抬高髋部，使膝盖低于髋部。如果你有椎间盘源性坐骨神经痛，避免脊柱屈曲。在任何一种情况下，如果症状继续恶化，则直接跳过这个体式。
- 如果你有任何不允许脊柱屈曲的下背部疾病，则不要弓背，尽可能保持背部中立。
- 如果你有任何膝盖内侧的创伤或问题，或者这个体式使膝盖产生任何灼痛，请将双腿靠得更近。
- 瑜伽损伤预防官网指出的禁忌证：前路全髋关节置换术、髋关节炎、颈椎管狭窄症、胃食管反流病、腰椎间盘突出症、坐骨滑囊炎、骨质疏松症、后路全髋关节置换术、妊娠（中期和晚期）、视网膜裂孔、脊椎后移滑脱、骶髂关节紊乱、脊柱骨折（椎体）、压缩性骨折、内收肌撕裂、腘绳肌撕裂。

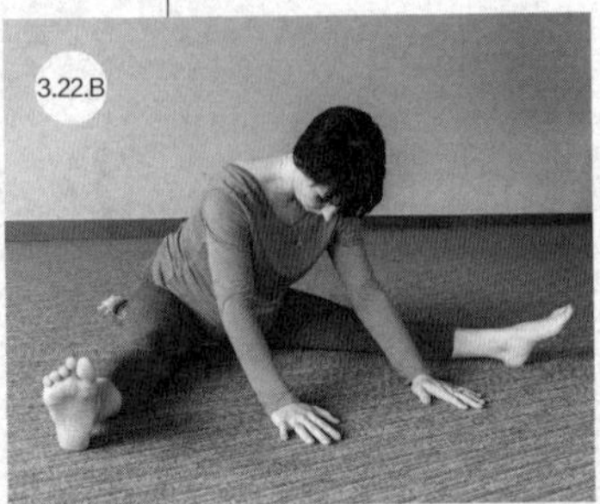
3.22.B

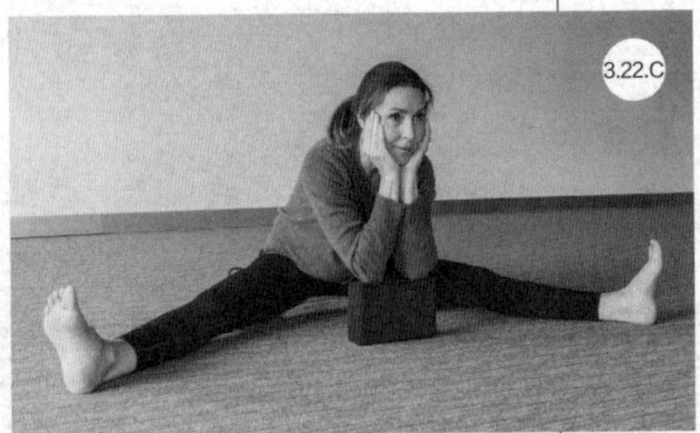
3.22.C

3.22.D

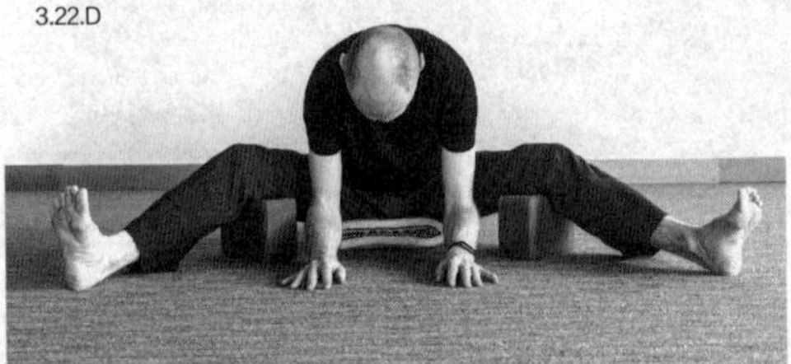

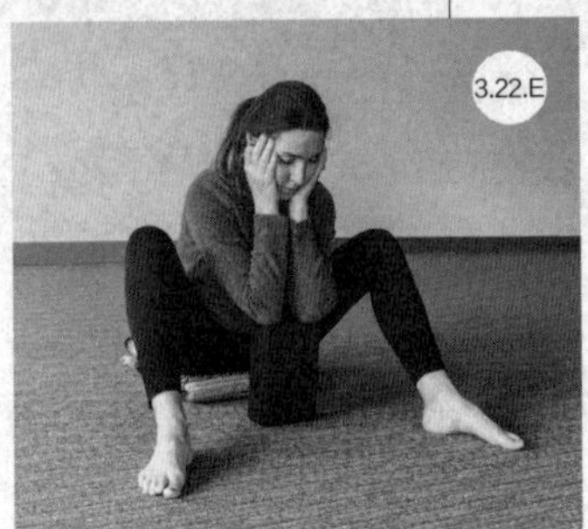
3.22.E

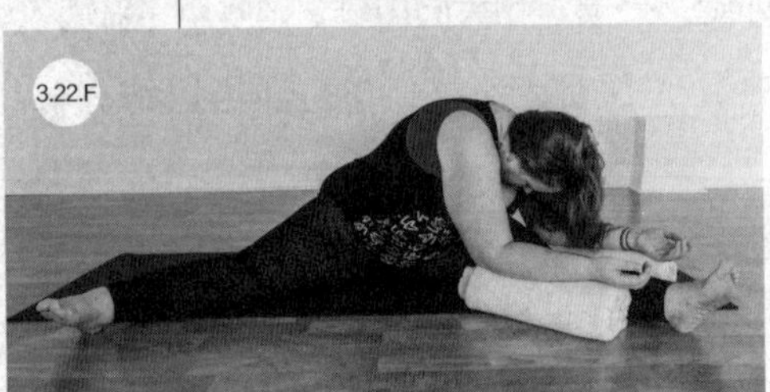
3.22.F

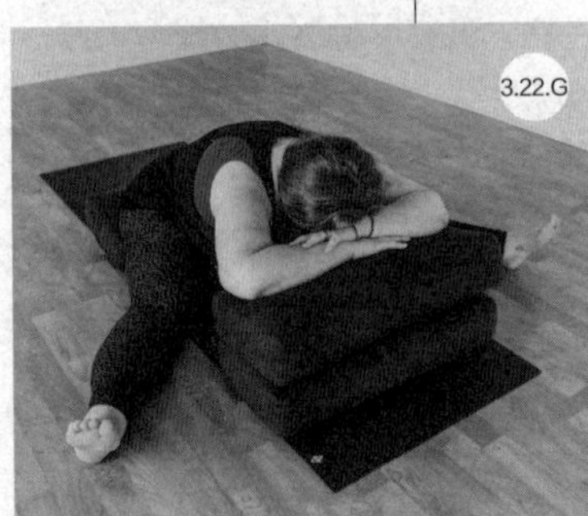
3.22.G

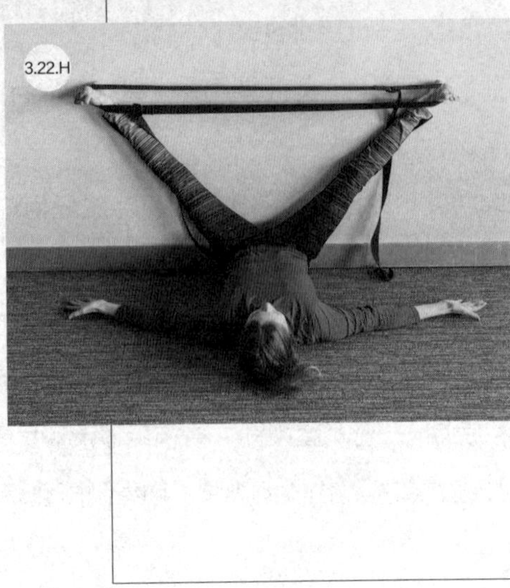
3.22.H

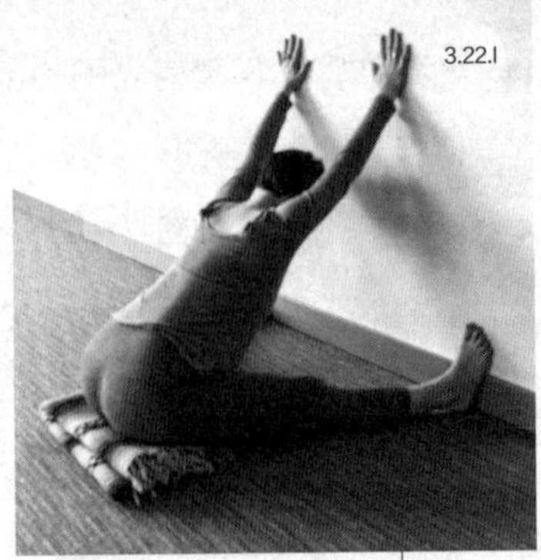
3.22.I

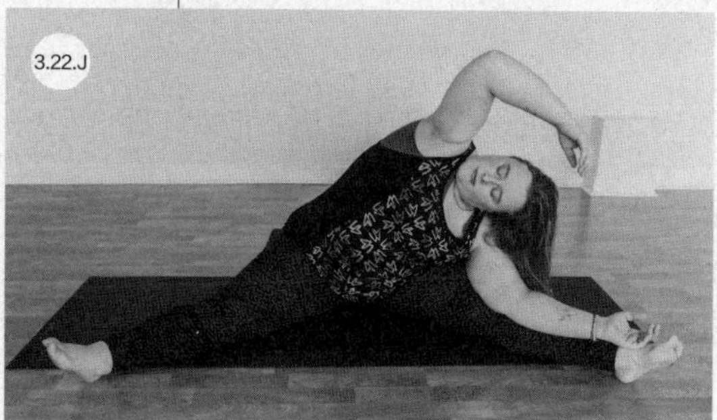
3.22.J

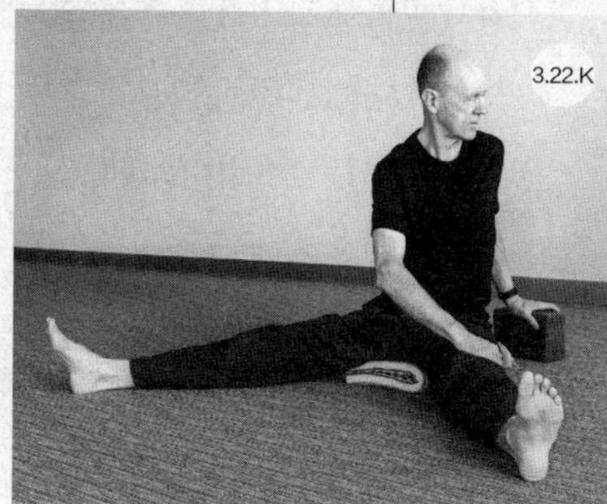
3.22.K

进入体式

- 从坐姿开始，将双腿分开，直到移动的极限。坐在垫子上有助于骨盆前倾。前屈上身，将重心放在手上（图 3.22.B），双臂伸直，或将肘部放在瑜伽砖上（图 3.22.C）。

替代体式和备选

- 使用抱枕垫高髋部，这样更容易前屈上身。
- 如果需要的话，你可以将手放在背后，这样可以让脊柱更容易挺直。
- 另一种选择是一条腿摆成半蝴蝶式，另一条腿同样摆放，然后继续向中间前屈，做完整的蜻蜓式。
- 对于身体较僵硬的学生，双腿可以分开 90°；而对于身体较灵活的学生，双腿可以分开 120°。180° 的极限角度是不必要的，但如果你能做到，也可以尝试。
- 如果你更灵活，将身体前屈向下，尝试让腹部贴地。为了增加感觉，可以沿上背部或大腿放置沙袋（图 3.22.A）。
- 如果头部重量给脖子带来负担，用手撑住头部（图 3.22.C）。
- 如果感觉腘绳肌太紧，弯曲膝盖并在大腿下方放置砖块（图 3.22.D）。
- 如果你的身体非常僵硬，就弯曲膝盖吧（图 3.22.E）。也可以将脚平放在地板上。当膝盖弯曲且坐在坐垫上时，重力发挥作用，上身更容易前屈。

- 或者你可以朝一条腿前屈上身（图 3.22.F），而不是从中间前屈。注意沿着脊柱和腘绳肌的感觉差异。
- 要想让上身再靠近地板一些，可以在胸部或手臂下方垫个抱枕（图 3.22.F 和图 3.22.G）。
- 可以使用伸展带固定双脚，但不要主动用力去拉。
- 使用墙壁也是很好的选择，特别是你根本不想屈曲脊柱时。如果由于重力将双腿分开，双腿感到压力过大，你可以在大腿下放置抱枕或砖块，或者在双脚上缠绕一两条伸展带（图 3.22.H）。也可以通过朝墙屈曲身体来加深体式，双脚抵住墙壁并试图向前移动，以将它们分开（图 3.22.I）。这对孕妇来说是个不错的选择。
- 也可以朝一条腿侧屈上身，并向天空扭转胸部（图 3.22.J）。如果你的身体很灵活，尝试用双手握住脚。
- 你也可以做一个坐姿扭转（图 3.22.K），这可能有助于刺激上半身经络。
- 孕妇可以做这个体式，但是如果她们想靠近地板，最好通过趴在抱枕上来实现。
- 身体非常灵活的学生在这里可能感觉不到太多，这没关系。这个体式已经使他们获得益处。[①] 但如果他们坚持要继续深入，可以在髋部和小腿下方放置砖块，创造一点角度。

退出体式

- 用手将身体推离地板，然后慢慢抬起上身。
- 上身回正后，用手向后支撑身体，释放髋部，收紧腿部肌肉并拖动或抬起双腿，以使双腿并拢。弹动或摆动双腿。可以发出呻吟！[②]

---

① 益处可能包括能量刺激、正念练习和保持当前的活动范围。

② 在瑜伽体式中发出的呻吟声听起来像“Ommm”。“Om”是“OhmiGod”的第一个音节。

反体式

- 这是脊柱和髋部的屈曲体式，所以做一下脊柱伸展会很好。以仰卧或俯卧姿势做一个轻柔的后弯体式。也可以做猫式呼吸或串联到桌面式。
- 坐姿扭转是另一种释放脊柱的方法。
- 这也是髋关节的外旋和外展体式，因此一些髋关节内旋和内收的体式，如雨刷器扭转式，可能会让你感觉很舒服。盘根式是另一种选择。

影响的经络和器官

- 通过膝盖内侧、大腿和腹股沟的感觉可能会刺激肝肾经络。
- 沿着脊柱或腿后部的感觉可能会刺激膀胱经。
- 如果你在扭转上身时沿着髋部外侧或通过胸腔有感觉，这可能会刺激胆经。

建议保持时间

- 3～10 分钟。

其他注意事项

- 蜻蜓式对膝盖内侧有温和的压力，这对有创伤的人来说可能是非常有效的治疗手段，只要产生的感觉不是痛苦的，就没问题。
- 对于初学者来说，这可能非常令人沮丧：内收肌和腘绳肌都会拉扯坐骨，这会导致骨盆后倾，使前屈变得困难。请务必坚持（记得弯曲膝盖）。坐在抱枕上会对这个情况有所帮助。
- 你可以将这一动作分为三个体式串联：先在一条腿上前屈，然后在另一条腿上前屈，然后从中间向下前屈，每个体式保持 3～5 分钟。或者从中间开始，然后做两侧。在向腿部屈曲上身时，你可以在后半段添加一个扭转。
- 艾扬格将这个体式称为坐角式（Upavistha Konasana）。他声称它能缓解坐骨神经痛，预防和治疗疝气，按摩生殖器官，缓解月经紊乱，纠正膀胱或子宫脱垂。[①] 这些益处尚未得到科学证实。

---

① 请参阅 B. K. S. Iyengar, *Yoga: The Path to Holistic Health*, 195。

天鹅式和睡天鹅式

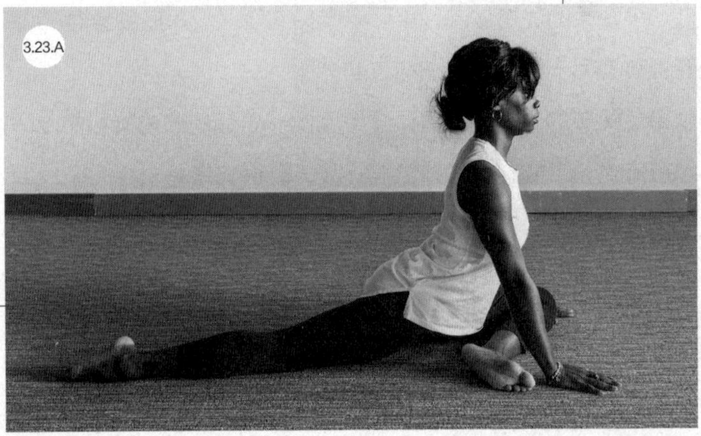

意图和目标区域

- 主要目标区域：前腿的髋部屈曲、外旋，也许还有外展；后腿的髋部伸展。
- 次要目标区域：在全天鹅式中，脊柱伸展；在睡天鹅式中，臀肌和髂胫束也会产生张力。

禁忌

- 很多人的膝盖适应不了这个体式。如果你的膝盖不舒服，把前脚放得离身体近一点，或者坐在前脚上面（图 3.23.D），不然就直接跳过这个体式，做坐天鹅式（图 3.23.K）或者其他开髋体式。
- 如果由于地板较硬而导致后侧膝盖不舒服，有几种选择：把毯子垫在后腿膝盖下方；或者在后腿胫骨下放置支撑物（图 3.23.H 和图 3.23.I），使膝盖避免与地板接触；膝盖弯曲，把脚抬离地板。[①]
- 由于这个体式会在骶髂关节产生不对称的压力，孕妇可能要避免这一体式。
- 瑜伽损伤预防官网指出的全天鹅式禁忌证：前交叉韧带撕裂、前路全髋关节

① 在低弓步体式（如天鹅式或龙式）中，后腿的髌骨可能会因压在地板上而感到不舒服的疼痛。然而，如果膝盖弯曲，让脚离开地板，髌骨会在股骨末端下方滑动，就不再与地板接触，因此就会减少不适感。如果膝盖持续弯曲让人感到很累，则可以靠在墙上或抱枕上支撑胫骨。

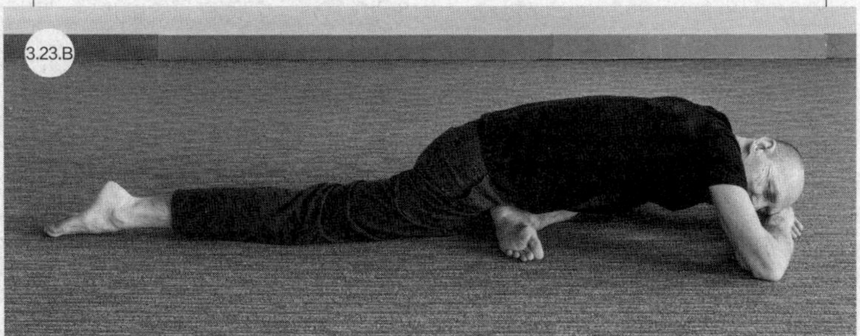
3.23.B

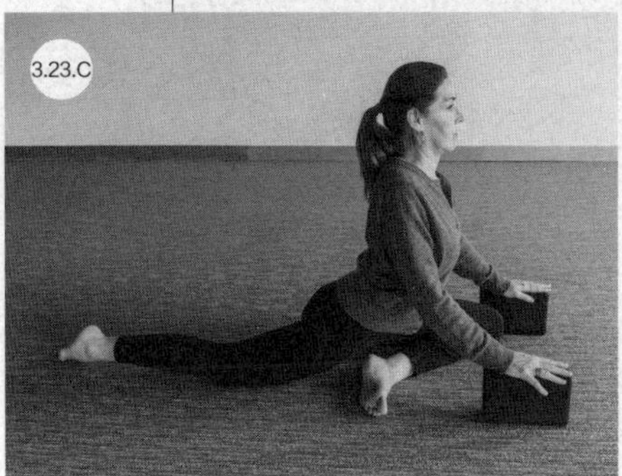
3.23.C

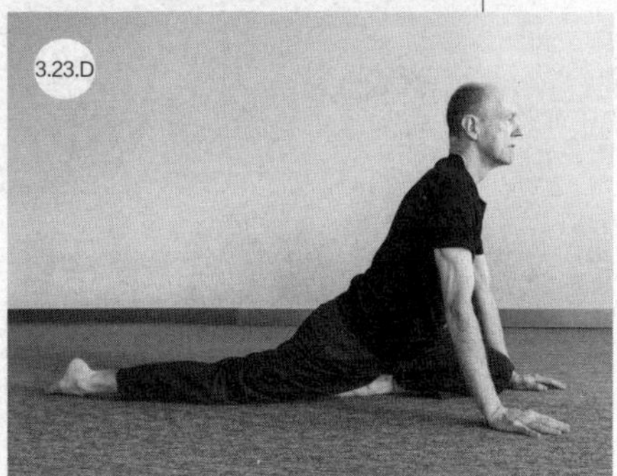
3.23.D

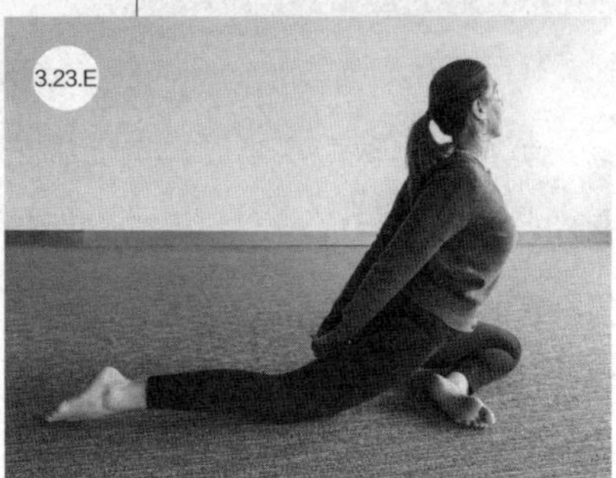
3.23.E

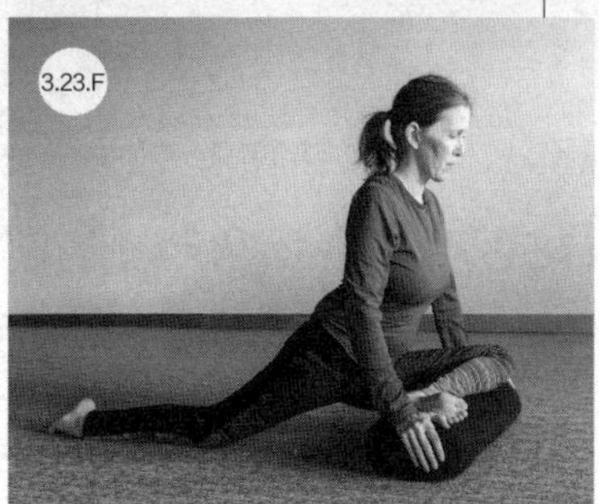
3.23.F

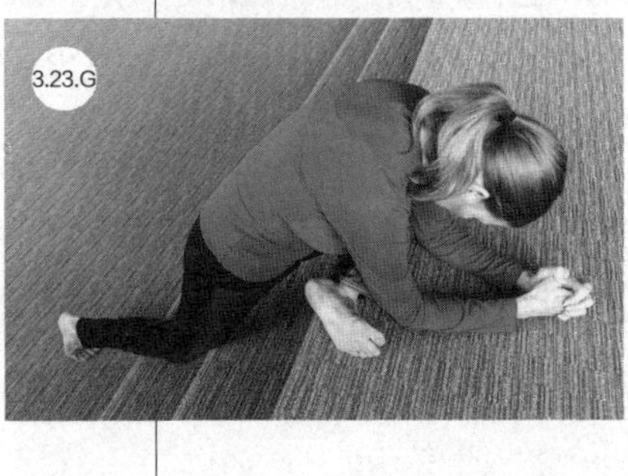
3.23.G

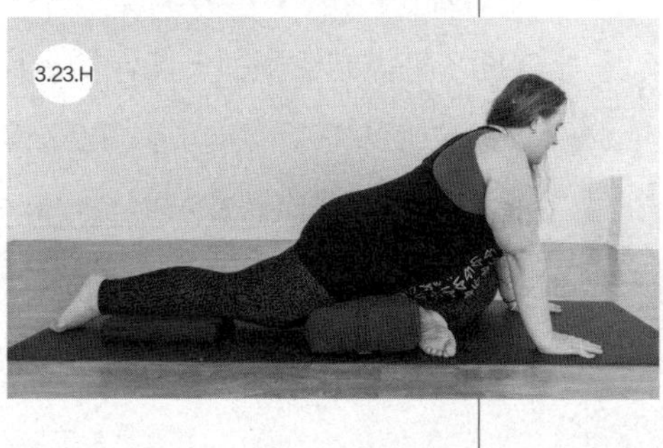
3.23.H

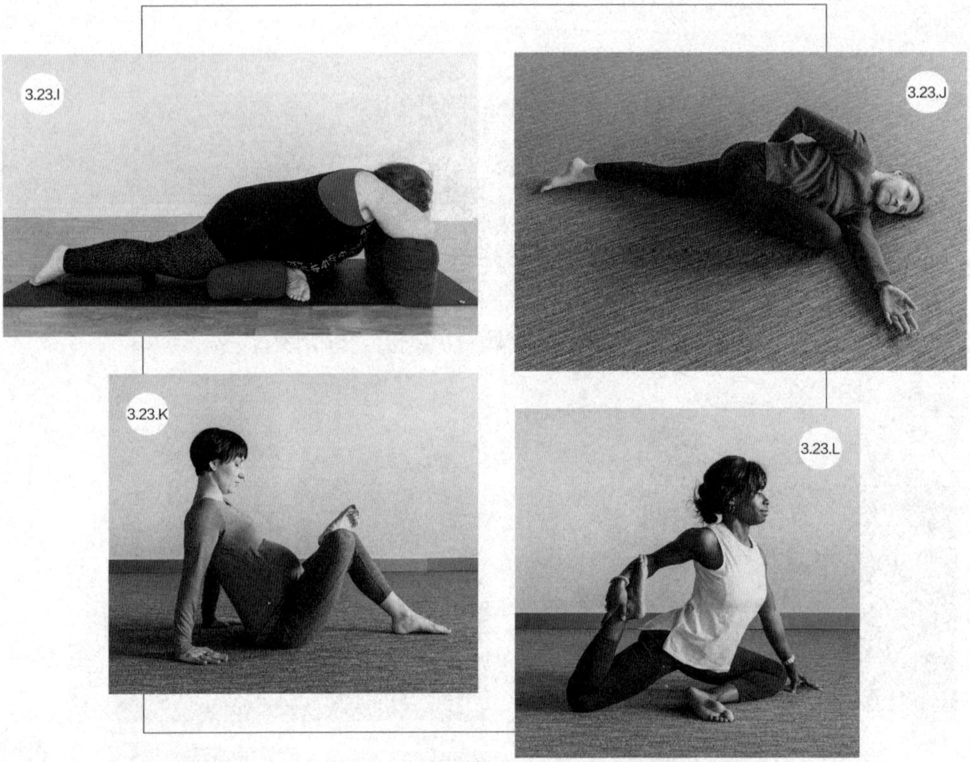

置换术、脊椎前移滑脱、髋关节炎、膝关节炎、髌软骨软化症、脊柱小关节综合征、外侧半月板撕裂、腰椎管狭窄症、内侧半月板撕裂、后交叉韧带撕裂、后路全髋关节置换术、踝关节扭伤、全膝关节置换术。

进入体式

- 你可以从下犬式、鹿式或四足支撑式进入这个体式。将一侧膝盖移动到双手之间，稍微向该腿那一侧倾斜一点，看看膝盖的感觉。如果膝盖感觉良好，背屈前脚并向前挪动（图 3.23.A）；如果膝盖感到压力，就将脚靠近髋部（图 3.23.C）。你甚至可以直接坐在该脚上（图 3.23.D）。使身体摆正，让体重均匀分配在各处。试着把后脚脚趾勾起来并踩地，再把后腿膝盖向后滑开。这样调整几次，直到你的前腿髋部贴在地板上或尽可能低。

替代体式和备选之全天鹅式——上身直立（图 3.23.A）

- 为了保护前腿膝盖，保持前脚背屈。这将启动膝盖周围的筋膜，使其变坚硬。
- 灵活性较差的学生可以把手放在身前的砖块上（图 3.23.C）。将手移近髋部会增加前腿髋部承受的重量（图 3.23.A）。非常灵活的学生可以尝试在背后让双手交握（图 3.23.E）。
- 如果向弯曲腿的那一侧倾斜身体，可能也能让你非常有感觉。事实上，天鹅式的另一个变体是鹿式，在后者中身体重量相当大一部分会落在前腿髋部。然而，如果你想让重量更加居中，可以在前腿的髋部下方放置一个支撑物，如折叠的毯子。
- 如果想让髋外旋更深入，试着将你的前脚向前移动，直至平行于垫子的前缘，并将膝盖更多地向侧面滑动。更深入的选择包括在前腿胫骨下放置一个抱枕（图 3.23.F），或将腿放在椅子、台面、桌子或台阶上（图 3.23.G）。
- 许多学生更喜欢在髋部下面放一个抱枕，这样他们可以更轻松地完成体式，从而在这个体式中停留更长时间（图 3.23.H）。

替代体式和备选之睡天鹅式——上身前屈（图 3.23.B）

- 在这个版本中，双手向前移动时，保持重量落在髋部上，并逐渐降低身体高度。如果你下降得太快，所有的重量都会落在前腿膝盖上。因此，双手慢慢向前走，但髋部要向后挪动。最后，用肘部支撑身体或完全趴下。
- 你可以趴在胸部下方纵向放置的抱枕上，或用砖块支撑上身（图 3.23.I）。这可能是孕妇的理想版本，但如果这种姿势让她们毫无感觉，她们可以保持全天鹅式或鹿式。
- 如果你的身体真的很灵活，试着将前脚前移，并将弯曲的膝盖向侧面拉动，胸部放在小腿上方。
- 如果想要让体式更有“滋味”，可以将胸部放在大腿上，或者将胸部从大腿处再向前方移动。哪个版本更适合你?
- 你可能想将前腿的对侧手臂经头部下方穿过，然后转动胸部朝上做个扭转。你可以将另一只手臂抬起并放在身后（图 3.23.J）。

- 全天鹅式的另一个选择是坐天鹅式（图 3.23.K），它在开髋的同时保持背部伸展。其他选择还包括斜倚的坐天鹅式、鹿式、鞋带式或方块式。
- 如果目标区域是你的大腿前侧（股四头肌伸展），尖叫天鹅式是一个非常阳性的版本，在练习临近结束时尝试的话会很有趣（图 3.23.L）。弯曲后腿，用同一侧的手握住脚跟，然后将脚跟拉至臀部（或直到你的痛呼尖叫声响起）。

退出体式

- 双手将身体推离地面，慢慢地回正。将后脚的脚趾回勾，将双手放在下犬式的位置，发出一声美妙的呻吟，然后后退到融心式。即便你以前从未喜欢过下犬式，相信你此时也一定会爱上它的！

反体式

- 融心式会很舒服：弯曲一只膝盖，抬起脚跟并让另一侧脚跟下压，然后反复切换两侧的动作（有时也被称为遛狗）。许多学生也喜欢抬起一条腿伸展，然后换边重复。
- 下犬式之后做婴儿式，然后再切换到天鹅式的另一侧，会让你感觉获益良多。
- 如果你觉得髋部外旋的程度很剧烈，则最好做一下内旋，如雨刷器扭转式或盘根式。

影响的经络和器官

- 全天鹅式是一种能刺激下半身所有六条经络的体式！
- 沿后腿顶部的感觉可能表明胃经和脾经正在受到刺激。
- 腹股沟内侧的感觉可能会刺激肝肾经络。
- 沿着脊柱的感觉可能会刺激膀胱经和肾脏经。
- 沿着髋部外侧或肋骨两侧的感觉（在扭转的天鹅式中）可能会刺激胆经。

建议保持时间

- 当胸部抬起时，全天鹅式是一个中等阳性的体式：保持 1 ~ 3 分钟。几分钟后，再切换到睡天鹅式，保持 1 ~ 3 分钟。

其他注意事项

- 全天鹅式比睡天鹅式更能打开髋部，因为重量更加集中地压在前侧髋部上方。
- 如果你有感觉，体式就是有效的！如果你在目标区域失去了感觉，那就稍微调整身体，直到你再次找到感觉。有时，腿部的细微调整可以增加前侧髋部的感觉，但会减少后腿股四头肌的压力。你可以决定今天优先刺激哪一部位。
- 这也被称为鸽王式（Rajakapotasana）。艾扬格声称，由于该体式使通过会阴区域的血液流动增加，它可以控制性欲，并且可以改善泌尿系统的健康。[①]这些益处尚未得到科学证实。

---

① 请参阅 B. K. S. Iyengar, *Light on Yoga*, 392。

脚趾蹲式

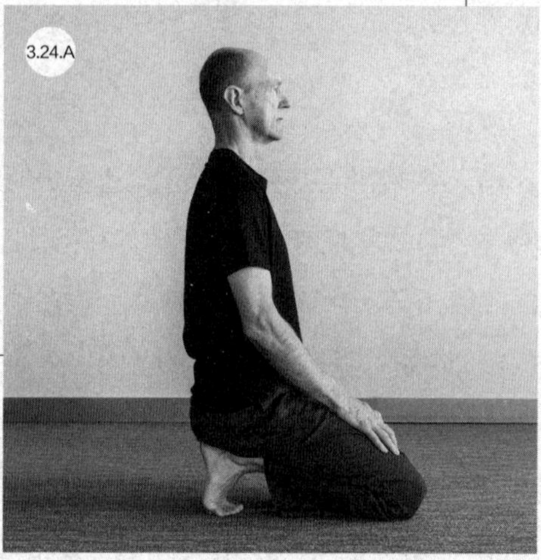

意图和目标区域

- 主要目标区域：脚趾屈曲和脚踝背屈。
- 次要目标区域：膝关节深度屈曲；髋关节轻度屈曲；足底筋膜可能会受到很好的压力（张力）。

禁忌

- 如果膝盖因深度屈曲而感到不适，则坐在坐垫或砖块上（图 3.24.B）。
- 如果脚踝或脚趾关节非常紧张，则不要在该体式里停留太久。

进入体式

- 从坐在脚跟上开始，双脚并拢。脚趾回勾，使前脚掌着地，而不是用脚尖踩地（图 3.24.A 和图 3.24.D）。用手将小脚趾也勾起来——让它们也参加“聚会”。

替代体式和备选

- 如果这个体式对你来说太难，请跪立起身，释放脚趾关节上的大部分压力（图 3.24.C）。当你觉得你可以再次挑战该体式时，再坐回脚跟上。

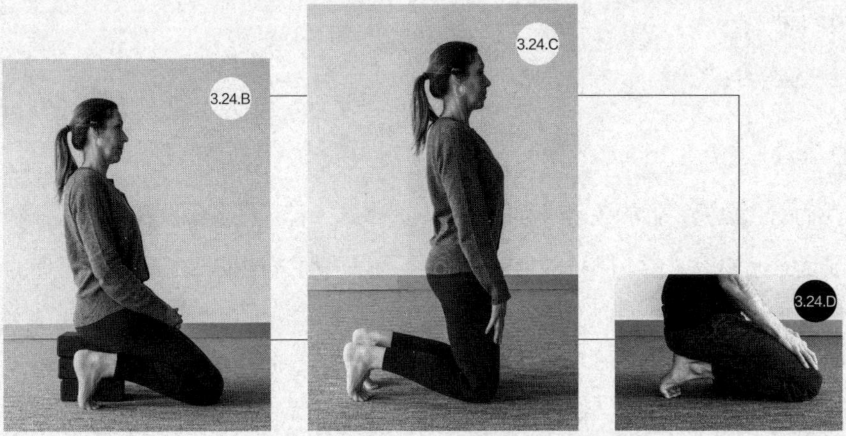

- 痛苦时不要坚持！
- 如果你需要更多的“滋味”，让你的膝盖向前滑动，以加深脚趾的屈曲和压力（图 3.24.D）。
- 你可以将该体式与肩部练习相结合，如鸟王式手臂或牛面式手臂。
- 如果膝盖不舒服，就在膝盖下垫一条毯子，或在髋部和脚跟之间垫一个坐垫。你可以在膝盖后面垫一条卷起的毛巾，这有助于放松膝关节并让你享受练习。

退出体式

- 这一体式会让人非常有感觉，所以慢慢地退出来，享受每一刻！身体前倾，双手向前撑地，抬起髋部向前，释放双脚。双脚脚趾向后展开，再次坐在脚跟上。叹口气，并唱诵“Om”。

反体式

- 婴儿式或让脚踝跖屈的任何体式（如鞍式）。

影响的经络和器官

- 由于脚趾的压力，下半身的所有经络都可能受到刺激。
- 脚踝前部也会受到压力，这可能有助于刺激胃经。

建议保持时间

- 2～3分钟。

其他注意事项

- 我们的脚是离我们的头脑最远的部位。大多数人整天把脚趾放在鞋子里，到了七八十岁的时候，脚趾的功能会退化，我们就会容易跌倒。现在张开你的脚趾吧!
- 对于大多数人来说，这个体式很快就会让人有非常强烈的感觉。监测强度水平，如果你感到疼痛，最好不要继续保持这个体式。退出来休息一下，然后再试一次。
- 如果在保持体式的同时做肩部练习，则在每侧练习之间休息。做一次脚踝伸展，然后到脚趾伸展，并在另一侧重复肩部练习。

摊尸式

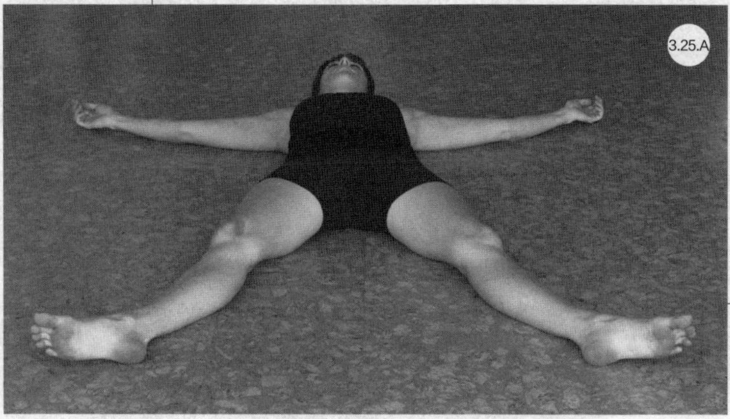
3.25.A

现在，到放松的时候了。是时候让身体休息，变得更年轻、更强壮、更健康、更完整。是时候进入摊尸式（梵文的字面意思是“死亡姿势”）的短暂“死亡”时间。摊尸式象征着你练习的结束——这段旅程的自然终止。

如果你一直独自练习，你可能想为你的摊尸式设定一个计时器。在课堂上，学生睡着的情况并不少见。入睡是可以的，但大多数老师更想强调在身体放松时保持警觉和意识。一个计时器会在摊尸式结束时把你唤醒，你得先决定你需要多少时间放松。如果是做积极的阳性练习，一个好的经验法则是允许自己有 10%～15% 的休息时间。而对阴瑜伽而言，由于没有使用肌肉，所以可以休息更短的时间，也许 5% 或 8% 就足够了。遵从你的内心的指引，看看今天留多少时间是合适的。无论我们这一天做了什么，大多数人都可以从更长时间的摊尸式中获益。

摊尸式不仅仅是放松身体的时间。在这段安静的时间里，头脑应该保持警觉而放松，意识到身体是在放松的。注意能量的流动。这是一个你发展能量洞察的理想时间。在体式练习中可能很难做到这一点。在摊尸式中学会观察能量，将有助于你在其他时间感觉到能量的流动。你在有意识地放松时，可以观察气或生命能量在练习过的身体部位上流入和流出。起初，你可能不得不假装或想象你能感受到这些能量。想象会帮助你仔细观察这些部位。随着时间的推移，你会更容易注意到能量的流动。

练习摊尸式的方法有很多，很多老师都有自己独特和偏好的方法。多体验几位老师的课堂，收集不同的放松方式。你可以任意选择在哪一天采用哪种方式。下面的建议只是众多潜在选项中的一个，对于一些学生来说，最好坐着完成摊尸式，或者双腿向上靠墙，又或者侧卧（尤其是孕妇）。

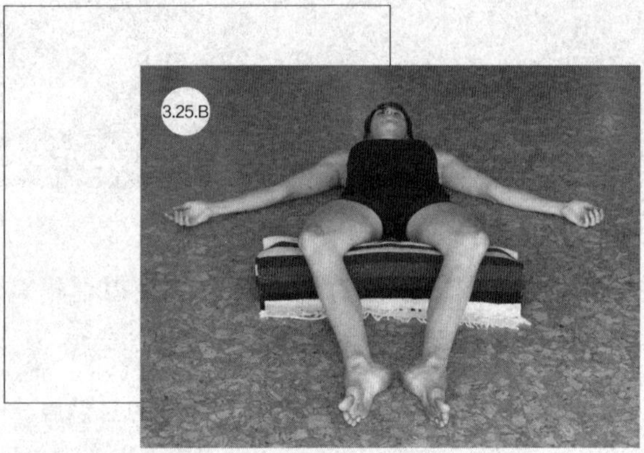

准备放松

在瑜伽工作室，你的老师会确保周围的环境适合学生放松。如果你独自练习，则需要让环境保持安静：关机；关掉噪声来源；打开窗户，让新鲜空气进入，但要保持温暖；把宠物放在另一个房间；把灯光调暗点，但不要完全关掉——一个完全黑暗的房间可能会让你想睡觉。出于同样的原因，你也最好避免在床上做摊尸式。

首先让身体打开：摘下眼镜和手表；解开头发，移除任何可能限制能量流动的东西。此外，还需去除戒指、手镯和身体穿孔环等可能干扰能量流动的金属环。注意感觉有何变化。

确保身体温暖，穿上袜子和毛衣，如果还是觉得冷，就用毯子盖住自己。如果你在汗流浃背的阳性练习后做摊尸式，你可能需要换上干燥的衣服以避免太冷，但不要擦去任何汗水。让汗水在身体上干燥是瑜伽的疗愈技巧之一。

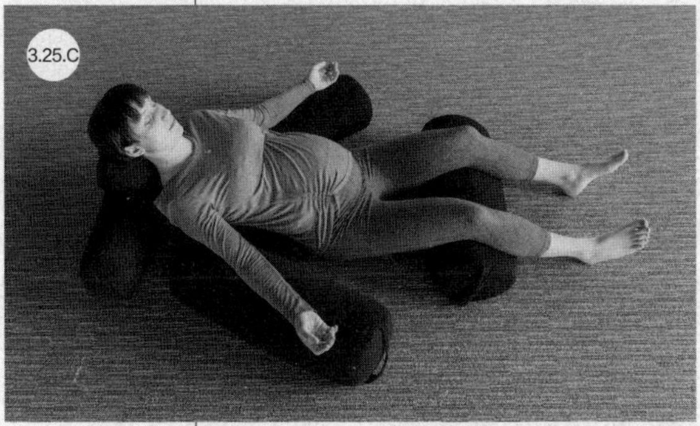

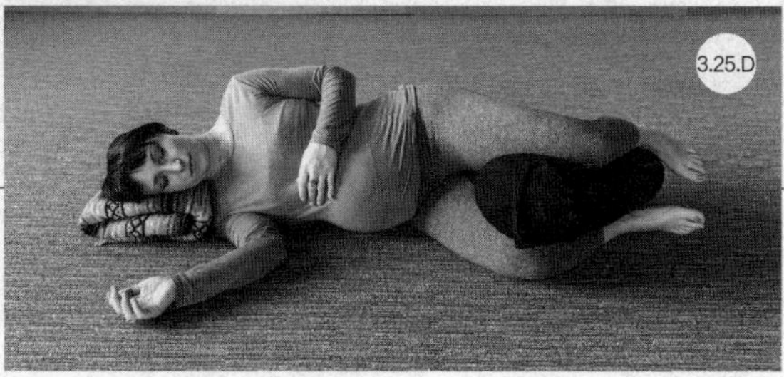

躺在地板上时让自己舒服些。手臂和腿可以向身体两侧伸出（图 3.25.A）。膝盖微弯，这可以让下背部在地板上放松。如果你弯曲膝盖，则可以在膝盖下面放一条折叠的毯子或抱枕，这样双腿就得到了放松（图 3.25.B）。让双脚向内或向外自然倾倒，以感觉更放松的方式为宜。要让骶骨平贴于地面上，再将尾骨滑离身体。接下来，双臂放在身边，掌心朝上。这将使你的肩胛骨平贴在地板上。通过将下巴收向双脚来稍微拉长颈部。你甚至可以把头从一边摇到另一边几次，直到你找到一个舒适的位置。你可以在头下枕一个薄薄的枕头。如果身边有很多抱枕，最多可以使用五个抱枕来支撑四肢和躯干，如图 3.25.C 所示。孕妇可能更喜欢通过右侧卧来休息（图 3.25.D）。

把你所有的烦躁都抛开，然后安静下来。通常，在这时，一两次深呼吸加上一声长叹会让你感觉无比美好。释放你的骨骼，完全松开——你已经准备好了。现在闭上你的眼睛：我们正式进入放松。

完全放松

慢慢地扫描你的身体。从脚趾和双脚开始，让双脚放松。感觉它们在地板上变得沉重。让你的觉知上升到脚踝、小腿肌肉和小腿胫骨。感受它们沉入大地，而你在此过程中没有任何发力。感觉膝关节的空间。慢慢向上移动。放松大腿。感觉它们变得沉重、温暖、柔软。现在是你的臀部、髋部和腹股沟，它们是放松的，也变得柔软和温暖。如果你在练习中做了大量的髋部练习，那么在这里再多停留一会儿，感受一下髋部的开放和能量的流动。

现在让你的意识到达尾骨。感觉骶骨和下背部放松、下沉到了地板上。感觉下背部和腹部的肌肉是放松的。让这种感觉上升到脊柱。感受每一块椎骨、椎骨之间的空间和它们的顺位。让上背部肌肉和肩胛骨下沉到地板上。放松胸部和肋骨之间的所有肌肉。现在感受肩膀，我们的双肩承受着巨大的压力。让双肩完全释放吧。在这里多花点时间，真正放松一下。感觉肩膀的重量沉向大地。让这种柔软的感觉顺着手臂往下流动。放松上臂、肘部和前臂。感觉手腕关节周围的空间。感受每根手指周围的空间和手掌中的能量。

将你的意识带到你的脖子和喉咙，释放那里的所有紧张。放松你的下巴、嘴唇和舌头。放松你的脸颊和眼睛，以及眼睛周围和眼窝深处的所有肌肉。放松你的前额和头皮。让你的头沉沉地靠在地板上。

现在放松你的内脏。将你的意识带到生殖器官，感受或想象它们在放松。放松你的肠道和肾脏。想象你的肝脏、胃和脾脏充满了治愈的能量。让你的横膈膜和肺变得柔软。放松你的心。让你的心变得开放……开阔和……微笑。

完全释放呼吸：让它自由地成为任何样子。觉知你的呼吸，意识到每次呼吸之间的短暂停顿。放松你的思绪……请注意，每次呼吸之间的刹那就是想法之间的刹那。享受那些完全沉默与安宁的时刻，感受这种和平越来越深入你的思绪。让这种平静的感觉充盈着你的身体，让它填满你周围的空间，让和平充满整个房间和更远处，触动每一个人和每一件事。

在深层次的、无意识的层面上，你正在变得更健康、更年轻、更强壮、更完整。虽然这种疗愈将在未来的日子里持续，但你所记得的只是你现下内心增涌的宁静感。享受此刻！享受放松，在未来的日子里，享受它的存在。

唤醒

当时间到了，老师会呼唤你，或者你的计时器会唤醒你——让你的呼吸变得更深、更长，开始回归现实生活吧。轻轻地摇动头部，同时活动手指和脚趾。花点时间转动手腕和脚踝：向两个方向分别旋转，再次刺激能量流动。当你准备好了，把膝盖抱在胸前，准备让身体变得又小又圆——深深吸气，呼气时，头部和膝盖并拢，用力挤压。让自己尽可能地小和圆，小到像一只 10 磅（4.54 千克）的火鸡。然后再度释放身体。

伸个懒腰来唤醒全身。这是一种天然的能量补充方法，许多人早上醒来时都忘了做它。移开身周的任何支撑物，沿着地板伸展双腿，将手臂伸过头顶。交叉双手的手指，让手掌背离身体。下压下背部。将脚趾朝鼻子方向回勾。现在做一个大大的吸气，让气息充满肺部并伸展肢体。

让自己的身体尽可能伸长，收缩你所有的面部肌肉，使你的脸尽可能小。把自己拉伸得更长。然后发出一声响亮的叹息：“哈——”

再一次，回勾脚趾，平展下背部，深深吸气。伸展你的身体。这一次，尽量张开你的脸、嘴和眼睛。伸出舌头，试图触碰你的下巴。伸展！触碰！呼气，叹口气放松。

再次将膝盖抱向胸前，向左侧翻滚。[①] 在那里停一会儿，让能量平静下来。把你的下方手臂伸到头下，当作枕头。享受这种感觉。

不要在这里逗留太久。回归生活就像转世重生。不要在摊尸式（你的短暂“死亡”）和重生之间停留太久，否则你可能会过度沉迷。当你准备好了，转动身体并起身坐立，准备你最后的冥想或调息练习。如果你仍然觉得自己没有完全恢复，你可以采用经络清洁呼吸控制法来结束你的练习，以充分平衡能量（这在第 7 章中会详细描述）。

---

① 老师通常会要求学生在下课时右侧卧以放松心情。这是一个很好的结束阳性课堂的建议。由于鼻窦反射，躺在右侧有助于打开左鼻孔。然而，左鼻孔对应的是阴脉。在大约 90 分钟的阴瑜伽练习后，最好是左侧卧，让右鼻孔——阳脉打开，这样才能有利于平衡身体。

警告！——不良反应

几项关于放松反应的研究表明，有时放松也会有副作用。这些副作用包括，感觉到与身体或现实分离，因而变得焦虑或恐慌。有时，被深深压抑的情绪开始浮出“水面”。如果这些感觉开始困扰你，保持冷静，下定决心，以你在练习中观察呼吸时的冷静来观察任何事情的发展。如果情况持续，请寻求帮助。

对一些学生来说，可能会出现一些生理反应：深度放松后血压会下降，并可能出现暂时的低血糖状态。如果你正在服药，深度放松可能会增强药物的效果。建议学生慎用胰岛素、镇静剂或心血管药物。如果你正在服用药物，在开始瑜伽练习之前，请咨询专业医护人员。这些情况很少发生，但了解不良反应的可能性是件好事。不要惊慌。如果情况紧急，请尽快寻求帮助。

针对上身的阴瑜伽体式

阴瑜伽的练习需要我们在保持放松的同时，长时间小心地对身体的阴性组织施加压力（这意味着没有疼痛）。请注意，此定义未指定组织必须位于何处。我们知道练习针对的阴性组织是密度更高、更深层、可塑性更强、弹性更小的组织，如韧带、关节囊、软骨、骨骼和筋膜网，这些组织同时存在于上肢和下肢当中。我们可以将阴瑜伽的原理运用到全身，尽管到目前为止我们主要关注下肢，因为这一部分最容易随着年龄的增长而变得紧张——我们的活动能力降低，受伤和疾病的风险随之增加。但我们也可以为肩膀、脖子和手臂而练习阴瑜伽。然而，一般来说，由于上半身的关节不如下半身的关节大或僵硬，因此建议的保持时间较短，1 ~ 3 分钟可能足矣。注意，练习时如果你感觉到任何不安全或不确定的事情，就停止。

颈部

我们的颈部和肩部承受着很大的压力，尤其是当我们每天花大量时间打字或用手工作时。颈部和肩部肌肉紧绷会导致头痛和短浅的呼吸。长期紧绷的颈部会导致韧带缩短和活动范围受限。在不同年龄段的人身上可以看到几种非常有代表性的移动模式。如果你在一个小孩身后叫他的名字，他只需转过头来，就能看着你。而成年人可能需要从髋部转动整个躯干。如果你从后面叫一位老人，他很可能会转动整个身体，甚至移动脚，才能看到你。瑜伽界有句谚语：“脊柱多年轻，你就有多年轻！”这也适用于颈椎段。

我们可以在保持阴瑜伽体式的同时向六个主要方向锻炼颈部。大多数上肢练习可以在鞋带式、方块式、蜻蜓式、脚趾蹲式，或在舒适的盘坐中完成。在基本

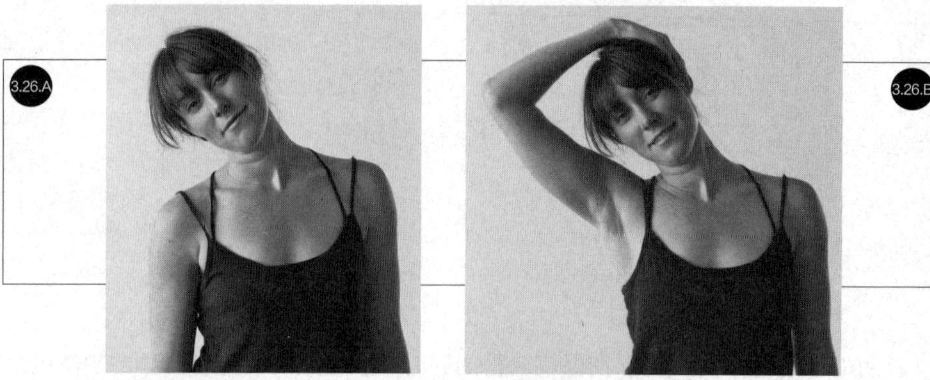

3.26.A 3.26.B

坐姿中尝试下述练习。如果你有任何颈部问题，请与医护人员进行确认之后再尝试这些练习。如果感到昏沉、头晕、恶心或颈部疼痛，不要做这些体式！

侧屈

摆出鞋带式或盘坐在垫子上。保持脊柱挺直，包括颈部。让右耳落向右肩（图 3.26.A）。阴瑜伽练习的三个原则仍然适用：找到合适的极限边缘，这样你就可以感觉到远离肩膀一侧的脖子的压力。保持静止，并停留 1~2 分钟。如果极限边缘有所改变，请将耳朵再放低。要小心，你不应倾斜你的整个身体，或者更糟糕——你的脊柱变形了。练习时必须坐直。如果你想增加一点压力，将右手轻轻放在左耳上方，以增加一点重量（图 3.26.B）。不要用力拉，让手放松。当你觉得练习得足够充分了，用右手把头推回到中间，停下来呼吸几次，让感觉消退。然后试试另一边。

另一种增加颈椎侧屈压力的方法是将左手放在背后，并尝试在肩胛骨之间尽可能高地抬起手。放松肩膀时，让左肩尽可能下沉。随着左肩下沉，沿颈部左侧的感觉可能会增强。

前屈

大多数人的体态都有头前伸的倾向，耳朵位于肩膀前方。这是因为大多数人花很多时间坐在电脑前或看电视：他们懒洋洋地靠到椅子或沙发上，伸出头来才能看到屏幕。当人整天处在这种不良体态里，将头部和颈部置于更深的屈曲位置

3.26.C

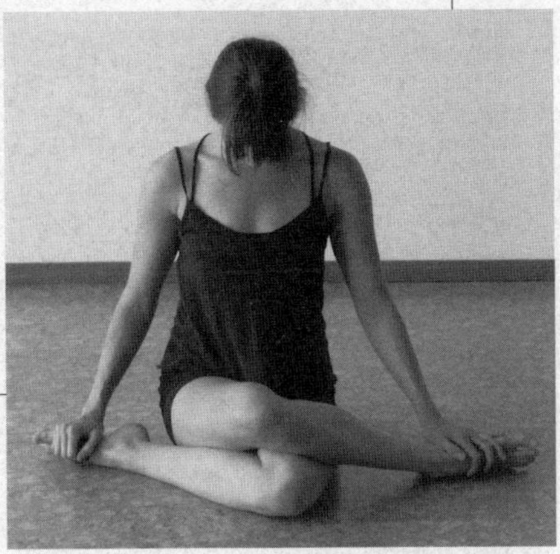

3.26.D

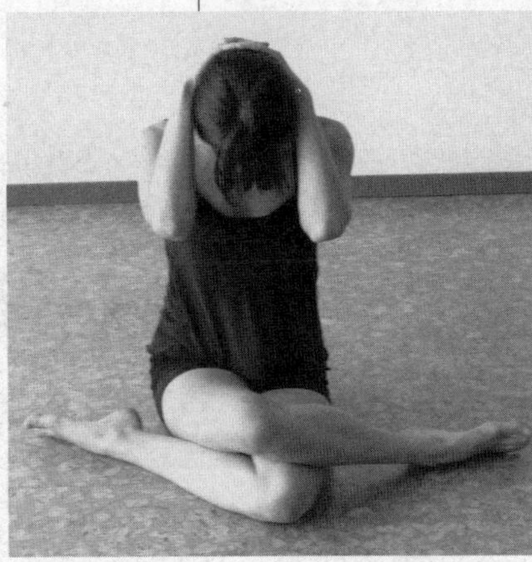

可能比整天坐在办公桌前更健康。这是你的机会！

进入鞋带式坐姿，坐得高高的。深吸一口气，将头顶顶向天空，故意拉长脖子。这将创建向前移动头部所需的空间。现在，向前伸出下巴，当你慢慢呼气时，将下巴朝胸部放低（图 3.26.C）。为了让你坐得更挺直，每次吸气时都要把胸部抬到下巴。找到第一个极限边缘，给自己时间去逐渐深入。再强调一次，你只需要几分钟。当你准备出来的时候，用手把头推回中立位。利用几个呼吸的时间休息，放松刚刚锻炼过的组织。

当下巴降到胸部时，尝试一些变化。如果你把头向右转一点，你可能会发现压力有点向颈部右侧倾斜。你不再只感觉到颈部后侧，也不再像侧屈时只感觉到颈部侧面。现在，你所锻炼的目标是颈部侧面和后侧之间的组织。如果感觉自己没有完全处于极限边缘，请交叉双手的手指，将双手轻轻放在脑后（图 3.26.D）。请注意，不要用力下拉，你的手和手臂的重量足以带给你更深入的感受。

你可能永远也找不到一个感到深度舒展的地方。因为如果你练习了很长时间的瑜伽，你可能已经把这些组织伸展得足够长，以至现在阻止你深入的原因是下巴挤压到了胸部！你已经达到了极限，所以用手使劲下拉脖子是没有意义的。有时，甚至在下巴接触胸部之前就已经达到了压缩状态：颅骨底部的骨头可能接触到颈椎的前部，或者两个或两个以上的颈椎骨可能已经相互压缩；或者你的下巴

3.26.E

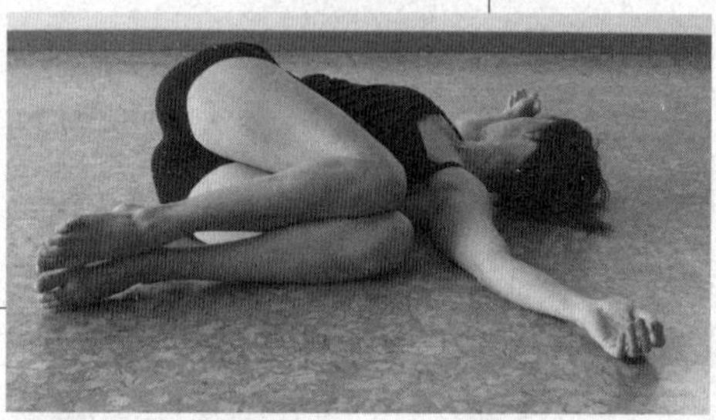

3.26.F

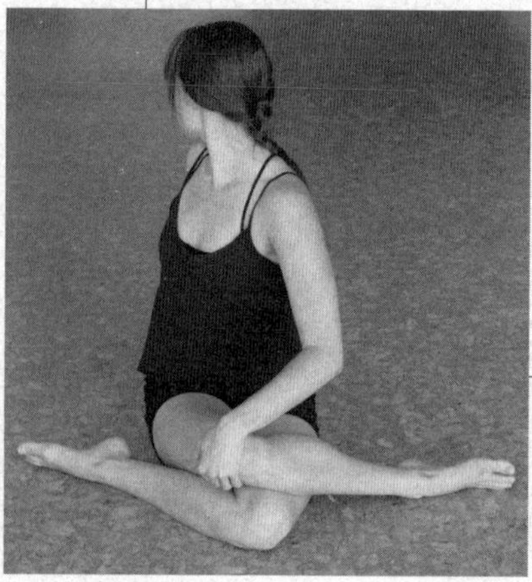

压迫着脖子前部的器官，比如声带。如果你有喉咙被卡住的感觉，不要再用力了。停在原位，保持冷静。

关于颈部屈曲的最后一点意见是：阴瑜伽中很多体式可以让你自然地屈曲颈部。在蝴蝶式、毛毛虫式和蜻蜓式的变体中，你的头会下垂，因此颈部会屈曲。你可能没有必要为你的颈部增加一个特定的屈曲运动，因为它已经多次处于屈曲状态。相反，你可能希望朝其他方向活动颈部。

扭转

把脊柱作为一个整体来做扭转体式时，我们可以在任何时候扭转颈部。和许多坐姿扭转体式一样，仰卧扭转式提供了一个很好的机会来扭转颈部。在进行颈部扭转时，我们并没有过度锻炼沿着脊柱的韧带，更多的时候是在影响包裹肌肉的筋膜。

在仰卧扭转式中，当你将双腿移向一侧时，将头转向另一侧（图 3.26.E）。你可能会发现，如果你先把头抬离地板，在空中转动，然后把头放回到地板上，你的头可以更大幅度地转动。如果你感到昏沉、头晕或恶心，就不要转头！或者干脆把头转回另一边。

在鞋带式或其他坐姿扭转体式中，同样的原理也适用。通过让下巴在肩膀上方滑动来转动头部（图 3.26.F）。找到第一个极限边缘。记住：如果你有感觉，体式就对你有用。不要让肌肉用力或有疲劳感。就在你刚好有感觉的地方停留。时间比强度更重要。退出时，首先将头部转回到中立位，然后再依次让身体其他部分松解。

向后伸展

我们注意到，大多数人长期处于头在肩膀前的状态中。这个体态被称为“头前伸”，它甚至比智能手机存在的时间要长得多。这种头部前引姿势的一个后果是关闭颈部前部，即喉咙。向后移动颈部，即伸展，可以帮助打开喉咙并按摩位于那里的各种腺体，如甲状腺、甲状旁腺和唾液腺。

向后伸展颈部的方法很简单，但需小心。因为在颈部，有几条主动脉将血液输送到大脑：其中两条是颈动脉——在颈前两侧，两条是椎动脉——顾名思义，这两条动脉穿过颈椎。当一些人向后仰头时，他们的脊柱压迫了椎动脉并减少了流向大脑的血液，于是导致了头晕。如果你有那样的感觉，就不要做后仰头部的动作。

请仔细注意你在任何方向锻炼颈部时的感觉，在伸展颈部时要特别注意！

以任何适合你的阴瑜伽体式开始，坐直，吸气时延长脖子，这将创造更多让头部向后的空间。呼气时，头向后倒，释放头部的重量。你可能会发现你无法继续移动：这已经到了你的极限边缘。心满意足地停留在那里。如果你的脖子灵活性较好，你的后脑勺会靠在你的上背部。有些人会因为感到颈椎受压而停下来。如果你因压缩而停止动作，那就请满足于此，不要进一步尝试。如果你感觉不到这些压迫点，你可能会因为喉咙肌肉的紧张而停止。在体式里沉浸 1 ~ 2 分钟。结束时，只需将你的头部回正，然后保持几次呼吸。

通常，当我们锻炼颈部时，我们会认为自己正在弯曲颈椎，但实际上我们所做的只是倾斜头部。颈部柔韧性差的人通过最上面两节颈椎的转动、扭转或倾斜头骨来代偿颈部的活动度不足。你做上述任何一个动作时，试着感觉整个颈部的弯曲或扭转，而不仅仅是头部在移动（你甚至可以试着把手指放在脖子的棘突上，看看你是否能感觉到每个椎关节的移动）。椎骨越低，它的活动范围就越小，所以你会感觉你的脖子好像是从最底部移动的。当你把注意力集中在颈部而不是头部时，你可能会发现你正在将练习强度分散到更多的部位：这会让你感觉更深入。这一区域的灵活性不会很快改善，因此对练习要有耐心。不要试图做得太多或太快。

肩部

肩部是人体中最具活动性和复杂性的关节之一，能够做出各种各样的动作。一个原因是，我们所说的肩部运动实际上是两个部分的独立运动：手臂的运动和

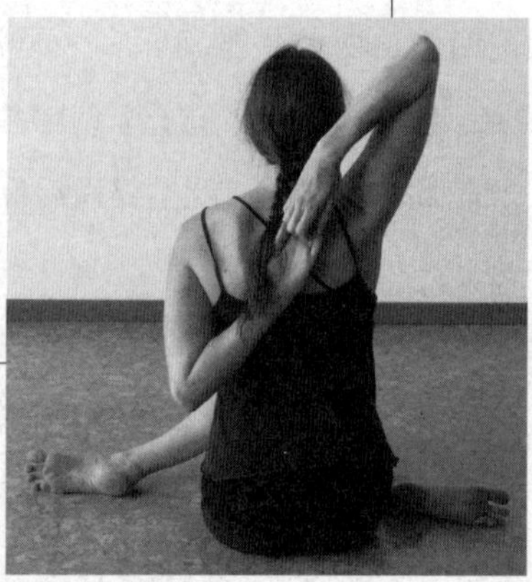
3.27.A

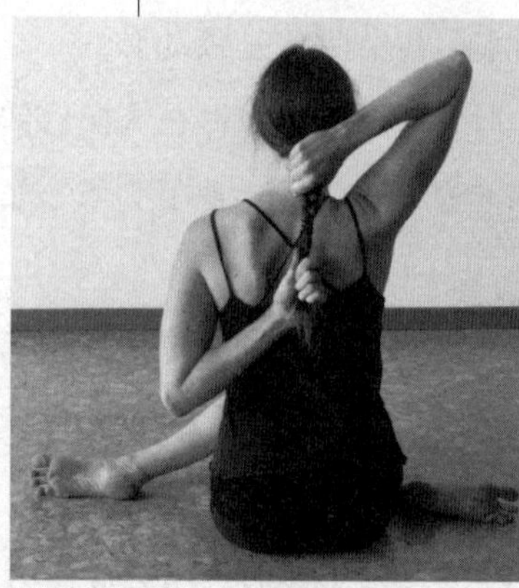
3.27.B

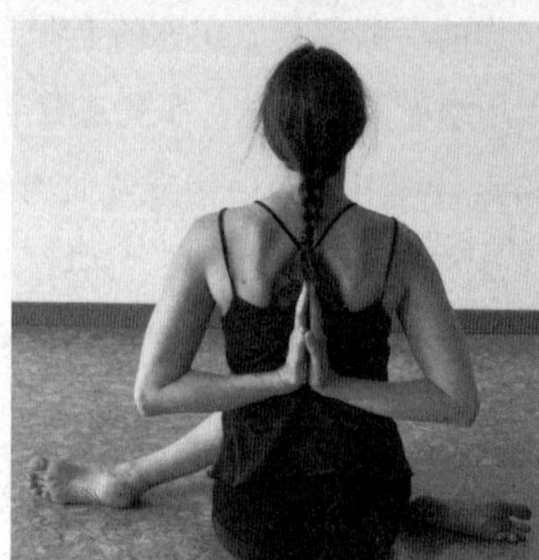
3.27.C

肩胛骨的运动。手臂可以做出六种动作①，而肩胛骨可以进行八种类型的移动。② 如果我们要分析所有可能的肩部动作组合，我们可能需要观察 48 个组合运动。幸运的是，我们不需要那么多的体式来使肩膀保持最佳状态。几个经典的手臂体式就可以很好地锻炼到肩膀。

牛面式手臂

坐直，我们可以用几种体式锻炼肩膀。比如经典的牛面式手臂，将右手从右上方抬起，尽可能高举，保持手臂在耳朵旁边（肩关节外展），弯曲肘部（肘关节屈曲），肘部指向前方（肩关节外旋），手心面朝自己的背部。然后举起左手伸向身侧，手掌朝下，然后试着将手掌旋转朝后，甚至朝向天花板（这是肩关节内旋），然后向后移动手臂（伸展）并将手向上滑动到背部（内收）。如果你有足够的活动范围，双手紧握（图 3.27.A）；如果你做不到，就使用伸展带或腰带，让双手握住带子。如果手边没有带子，可以使用你自己的马尾辫（图 3.27.B）。找到让你感觉压力很大的位置，沉浸 2 ~ 3 分钟。你在外旋、外展和屈曲上方手臂，在内旋、内收和伸展下方手臂。肩胛骨基本上是处于中立位的。

最后一种变式是将双手于背后反向祈祷，有时被称为反转祈祷式（Paschima Namaskarasana，图 3.27.C）。这是一个能让两侧肩膀同时练习且非常有“滋味”的体式。你可以一整天都这样做：当你在家附近散步时，可以把你的手臂摆成这个姿势，你的肩膀可能会很快放松下来。

当你决定退出体式时，你会马上知道它们是否有效。你的肩膀会大声感谢你。慢慢地退出来，松开肩膀，试着把你的手向远处推，就像你试图推开房间的墙壁一样。这是唱诵“Om”的好时机，你的发音不应是“奥”。接下来，准备好做另一侧的练习。

你可以在保持手臂姿势的同时增加身体前屈的动作，但是如果你觉得前屈上身反而减少了肩膀或髋部的压力，那就不要加这个动作了。如果前屈能很好地增

---

① 手臂的六个动作是屈曲（如果重心向下，则意味着手臂向前和向上移动）、伸展（手臂向后和向下移动）、外展（将手臂从身侧移远）、内收（使手臂更靠近彼此），以及手臂的内旋和外旋。

② 肩胛骨的八个动作是内收（肩胛骨合在一起）、外展（肩胛骨分开）、下沉（将肩胛骨朝背部下压）、上提（将肩胛骨向上提起）、上旋和下旋，以及肩胛骨顶部的后倾和前倾。

强压力，那就去做吧。记住，你可以在很多基本的阴瑜伽体式中完成这一练习，比如方块式或蜻蜓式。

鸟王式手臂

另一种变体为鸟王式手臂：将左肘向前伸出，置于右肘下方。尽量把手臂紧紧地缠绕起来，看看你的双掌能否合拢。如果你不能把手掌合在一起，就先保持在相似的位置。但这离鸟王式手臂还差一点：老鹰翱翔，所以要将肘部向上移动，让其远离身体（图 3.27.D）。注意你的感受：你正在内收手臂，但同时也正在外展肩胛骨。这个体式可以缓解我们整天坐在电脑前带来的肩膀紧绷问题。抬起手臂时会增加肩膀的屈曲度。

如果你想达到更深的极限边缘，试着前屈，将肘部放在砖块或抱枕上（图 3.27.E），或者将肘部勾在膝盖前部，随着时间的推移，再试着让它们落地。交叉双臂时你能把胳膊伸直吗？继续努力让它们远离自己。保持几分钟。完成后，坐起来，张开双臂，做一点后弯，努力打开你的心。接下来，再为另一侧练习做准备，确保这次是右肘在下面。

3.27.D

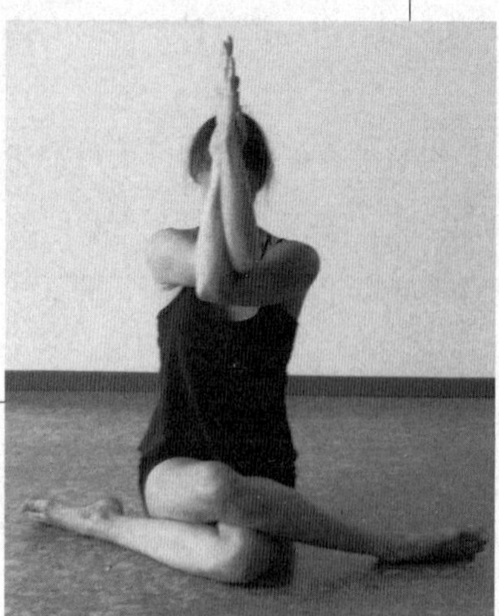

3.27.E

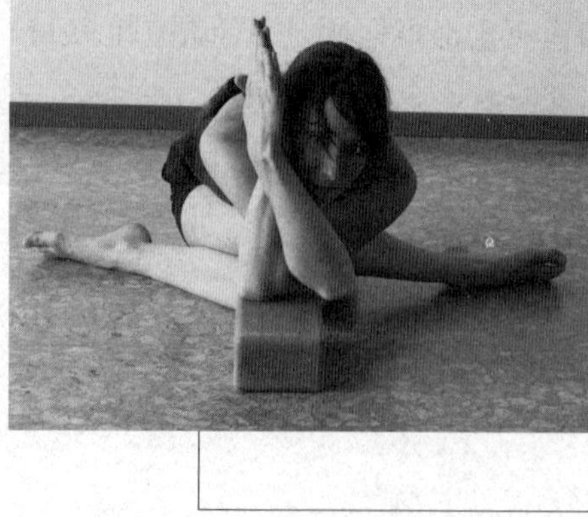

3.27.F

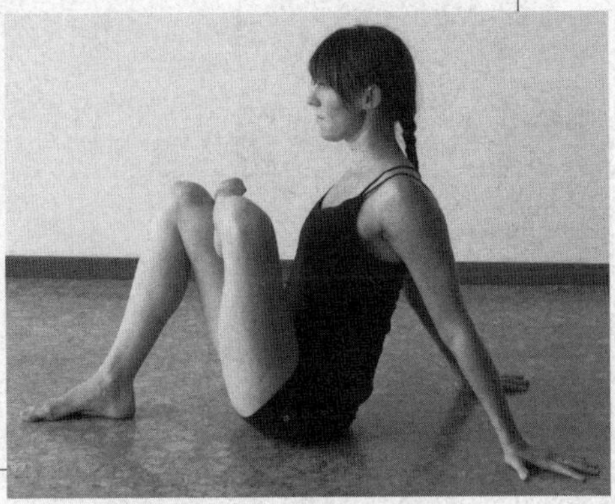

3.27.G

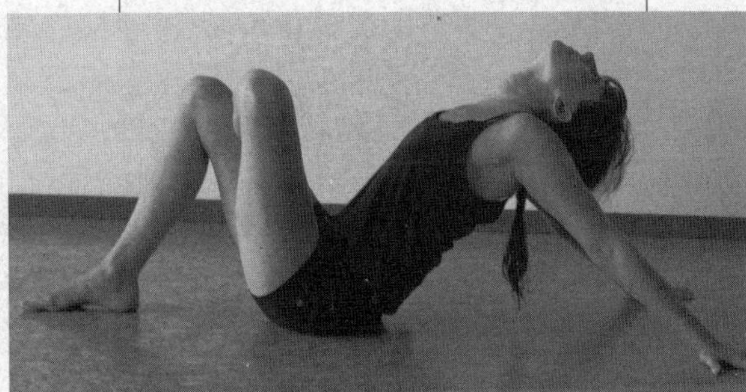

肩部和手臂

下一个体式使肩胛骨内收，为胸部前侧提供了深度的放松，并给手臂——尤其是肘关节施加了很深的压力。我们可以继续在鞋带式练习，也可以在坐天鹅式下更深入尝试这个动作（图 3.27.F）。如果全天鹅式太难，或者无论如何都无法打开髋部，那么坐天鹅式是比较好的替代体式。我们可以用坐天鹅式作为肩部和手臂练习的基本坐姿。

要进入这个体式，请采取坐姿，双腿在身前伸直，双手支撑，上身微微向后倾斜，将左脚踝放在右膝上，右腿弯曲，让右脚跟靠近髋部。左脚屈曲，以使左膝更稳定。保持这个体式时，你可能会发现左髋的感受较微弱，如果是这样，将右脚再多滑向髋部一些。

现在，关注手臂。慢慢地将双手向后移，使其远离身体，并使身体向后倾斜（图 3.27.G）。注意压力点：你可能会感觉到肩膀、肘部或手腕的压力。只要你有感觉，你就会得到益处。有感觉是好事，但是不要太多——如果保持的时间够长了，在一两分钟后退出体式。甩动手臂来放松。过一会儿，再做另一侧的练习。

还有一个更深入的版本，但在坐天鹅式中不太容易实现。试着把双腿在面前伸直。看看你是否能把双手滑得更靠后，且让双手靠得更近。如果你想要感觉得更深入，可以把头往后仰，增加颈部的伸展，但记住前面在“颈部”一节讨论的

3.28.A

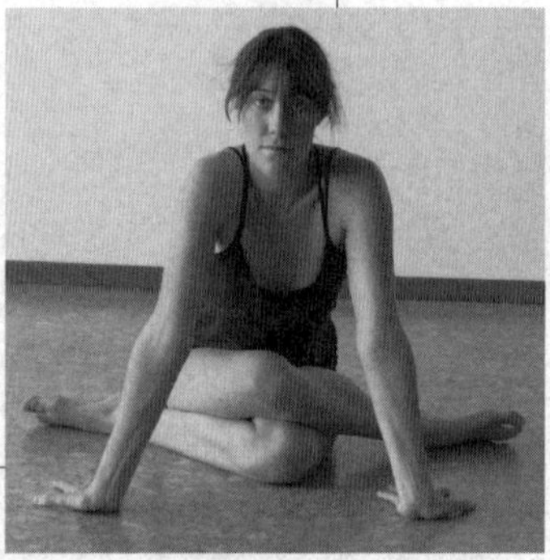

3.28.B

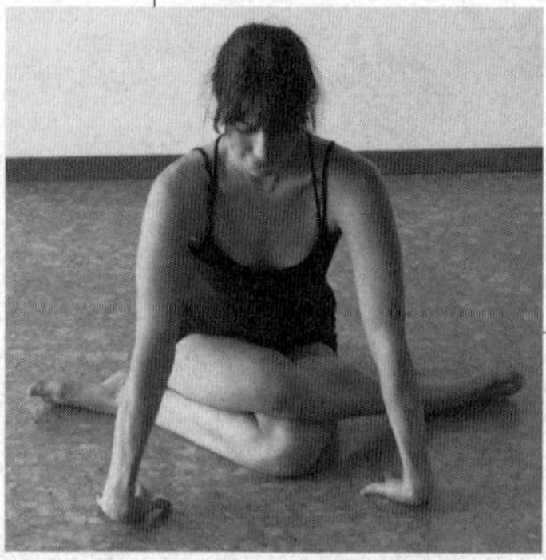

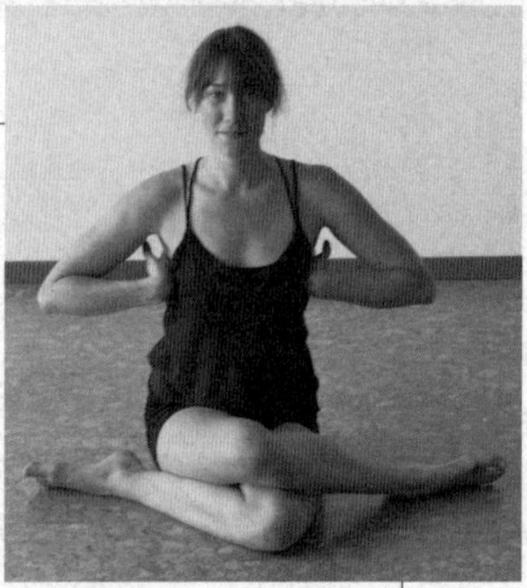

3.28.C

所有注意事项。最终，你的手可能会接触或交叠。这个变体适合那些在常规姿势下没有任何感觉的学生。再注意一次，不要停留太久。

手腕

体力工作者、打字员和音乐家是患重复性压力综合征（RSS）的易感人群，他们的手腕通常会表现出疼痛。包裹手臂的筋膜袖在手腕周围变得更厚，这个筋膜袖被称为支持带。还有许多层韧带，如腕韧带——穿过手指屈肌肌腱。手的重复性、阳性动作会损伤这些阴性的组织，产生腕管综合征之类的问题。[①] 如果做得到位，阴性练习可能有助于增厚和加强这些组织。

如果你患有任何形式的RSS，在做这些练习之前，请咨询医护专家。和往常一样，不要进入疼痛的位置，也不要进入你退出体式后仍感到疼痛的位置。

我们可以在阴瑜伽体式中尽情锻炼双手和手腕。摆成一个坐姿（如鞋带式），

① 腕管综合征发生在手腕筋膜和韧带下的正中神经受到压力的地方。关于重复性运动是否真的会导致腕管综合征，仍存在争议。这种情况有很多潜在的原因：有些人的腕管可能较小，可能有创伤或损伤、液体潴留、类风湿性关节炎……这个原因清单很长。然而，众所周知，重复性的压力会导致腕关节肌腱炎、滑囊炎和其他炎症。

并探索锻炼手腕的阴性方法。将双手举在面前，手掌向上。将指尖放到地板上，然后俯身前倾，尝试将手掌根部放在地面上（图 3.28.A）。移动到前臂内侧有感觉的位置。如果这个姿势的感觉太剧烈，把手靠近自己。随着时间的推移，如果感觉消退，你可以尝试将手移得更远，并将胸部朝大腿方向折叠，从而让感觉变得更深。这些感觉可能会非常剧烈：不要在有灼痛感的位置停留。在这里保持一分钟左右就够了。练习完毕后，向后坐正，甩动手腕。

接下来，我们再进行反方向的练习。同样，将双手举在面前，但这次让手掌朝下（图 3.28.B）。将指尖放到地板上，身体前倾，使手背着地。你可能觉得自己像某种史前的大猩猩——指节在地上拖来拖去，这种姿势意味着你做得很正确。如果感觉太剧烈，把手靠近自己。当你的极限边缘有所变化，再试着将手滑得更远。在这里保持一分钟可能足够了。练习完毕后，向后坐正，甩动手腕。

这个版本的手腕伸展是一个很好的反体式，适合做了包含大量上犬式和下犬式串联的阳瑜伽练习者。你可以在龙式、天鹅式、蜻蜓式或任何坐姿体式做这两个版本的手腕伸展。

练习手背的另一个变体可以在海鸥式中进行（图 3.28.C）。坐直（或者站直，如果你喜欢的话），双臂向两侧张开，手掌朝向身后。现在将手背放在腋下，手指朝向后方。双手再向后移一点。通过降低“翅膀”（肘部）来增加感觉。你可能会发现这种针对手腕的阴性体式是结束一系列拜日式的好方法：它的效果与站立手置脚底前屈伸展式中让体重“站”在你手上的感觉相似。保持一分钟左右，然后松开双手，并甩动手腕。

以上这些阴瑜伽体式并不是我们可以对上半身组织施加压力的全部方式。你可以自由发展其他体式。记住，原则很简单：给组织施加压力，探索你的极限边缘，保持静止，坚持一段时间，完成后让你刚刚锻炼的部位放松并休息。还请记住，我们是在故意给这些组织施加压力：你需要感受它们。不要太深入或保持得太久——记住金发姑娘和三只熊的哲学，但也要保持得足够久，这样你才能得到更多益处。

反体式

在第 6 章中，我们将讨论组织的生理学，并介绍蠕变（creep）的概念，即组织在承受恒定应力时的变形伸长。阴瑜伽会产生蠕变，这就是为什么我们练习后感到如此脆弱。理想情况下，在进行下一个体式之前，我们希望减少组织产生的蠕变，以恢复关节的稳定性。如果你一直以脊柱为目标，在转换到其他目标之前，用猫平衡式、迷你卷腹和肘板式强化脊柱。[①] 使脊柱恢复稳定的另一个不错的选择是脊柱清洁式（又名神经动员）。如果你一直以髋部为目标，在变换目标之前可以用站立体式（如战士二式）使髋部变紧，或者做黄金种子序列。

自由地倾听内心的指引，如受到直觉提醒，你便会自发地做出任何自己感觉正合适身体的动作。下面列出的反体式肯定不是详尽无遗的，我们的目的不是详细描述如何做阳性体式。如果你想更深入地了解这些体式或找到更多的选择，那就去寻找一位好的瑜伽老师。

3.29.A

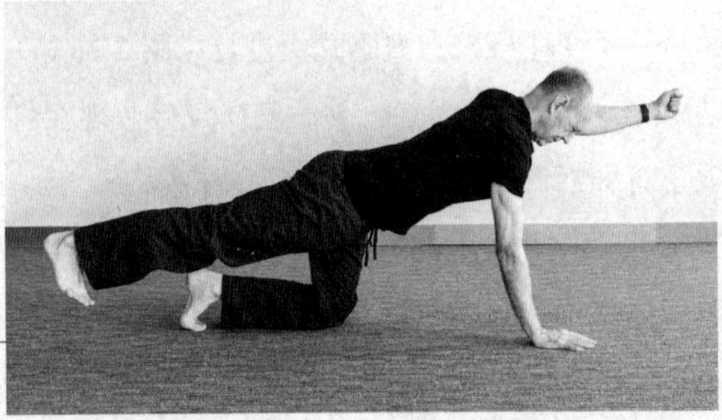

猫平衡式

以四足支撑式做准备（以双手和双膝撑地），一侧手臂向前伸直，对侧腿向后伸（图 3.29.A）。抬起的那条腿不宜太高，也不需要弓起或伸展脊柱，让它尽可能接近中立位。当脊柱处于中立状态时，身体核心周围的肌肉都正在启动，以

① 这三种用于强化和稳定脊柱的姿势也被称为麦吉尔三大核心运动，其命名源自脊柱生物力学家斯图尔特·麦吉尔（Stuart McGill）的名字。

3.29.B

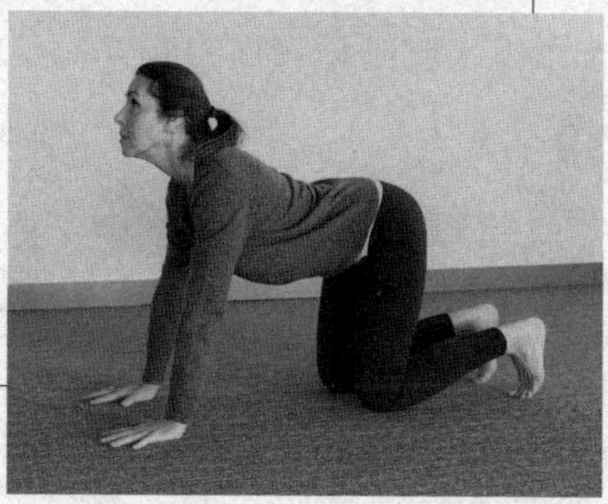

3.29.C

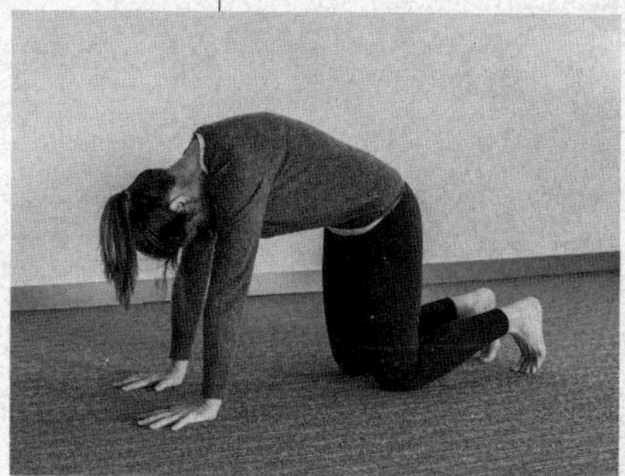

帮助脊柱保持稳定。保持 30 秒，然后换侧练习。你可能希望再次重复此练习，但在随后的每一次练习中，只需保持更短的时间。

猫式呼吸

这是针对脊柱的一个很好的反体式，因为它能使脊柱动态地屈曲和伸展，消除任何扭结。然而，先不要尝试较大范围的活动幅度。先做简单的脊柱起伏即可。要做到这一点，双手和双膝同时着地，让脊柱运动随着呼吸起伏：吸气时，抬起头，使脊柱下沉（图 3.29.B）；呼气时，弓起背部，同时让下巴贴近胸前（图 3.29.C）。从尾骨开始脊柱的运动，让整条脊柱都完整地参与起伏。

下犬式及其所有变体

这可能是天鹅式或龙式之后的最佳选择。下犬式能够伸展背部，同时强化上肢。进入下犬式有很多种方法，但要保持轻松。首先，来到四足支撑式，脚趾回勾踩地，然后将膝盖抬离地面。做一只快乐的狗：抬起你的“尾巴”（尾骨）。用“爪子”（手）把身体推离地板，把脚跟踩向地面。脚跟可能很难踩到地面，但那没关系，先朝这个目标去努力。

黄金种子序列

由保罗·格里利和苏西·格里利设计，这个美好、流畅的序列站着即可完成，这有助于加强并稳定髋部和腿部。这套序列随时都可以练习，而不限于阴瑜伽练习结束时，或许还可以作为拜日式的替代练习。理想情况下，每个动作都是

3.29.D

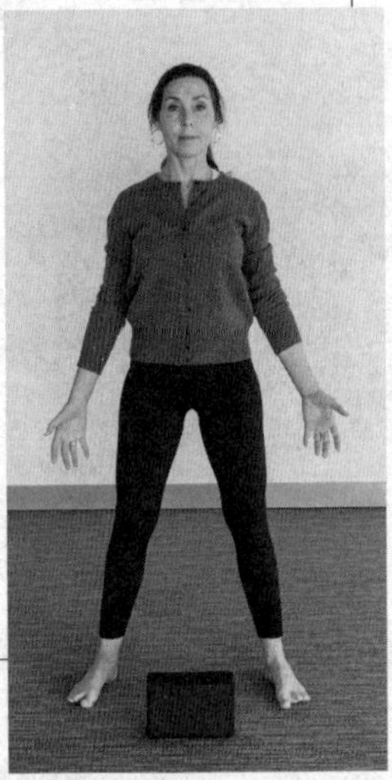

配合吸气或呼气完成的。首先，站立，双脚分开约 3 英尺（约 91 厘米）宽，脚趾微微向外张开，双臂位于体侧（图 3.29.D）。

1. 吸气，双臂展开并举过头顶。
2. 呼气，将手掌向房间两侧推开，双脚外旋。下蹲，同时将膝盖向后拉，使膝盖的方向与脚趾保持一致。现在，双腿处于女神式的位置（图 3.29.E）。
3. 吸气，把手指拉到肩膀上，双腿仍在女神式。
4. 呼气，伸直双腿，双脚转向朝前，屈髋向前，双手放在地板上——如果够不到地板，则将手放在一块瑜伽砖上。
5. 吸气，扭转身体向左，左手举向天空，右手向下压地（砖块）（图 3.29.F）。
6. 呼气换边：将左手掌放在地板上或砖块上，身体保持不动。
7. 吸气，扭转身体向右，右手举向天空，左手向下压地。
8. 呼气，双手落地。手掌向上翻转，使双手指尖互相触碰，下蹲，保持髋部与肩同高（图 3.29.G）。
9. 吸气，伸直双腿站起，双手向上收回至身体前方并与心脏齐平，手掌朝上，指尖互相接触。
10. 呼气蹲下（再次进入女神式）。保持指尖并拢，掌心翻转并朝向天空，双手高高地举过头顶。
11. 吸气，伸直双腿，站直，双臂举过头顶。
12. 呼气，进入下落小鸟式：头朝下落向地面，手臂在背后向上伸展，就像翅膀一样（图 3.29.H）。

3.29.E

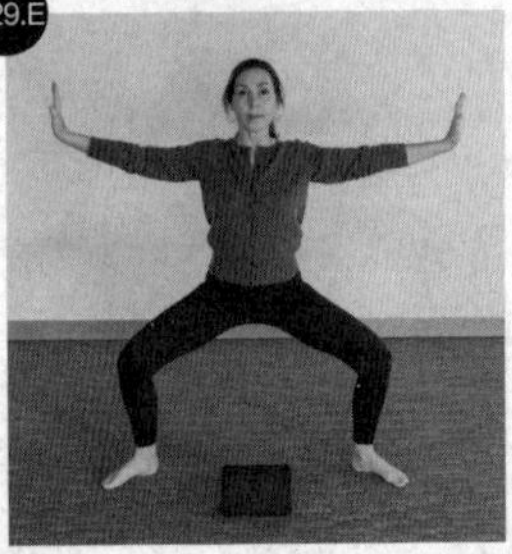

3.29.F

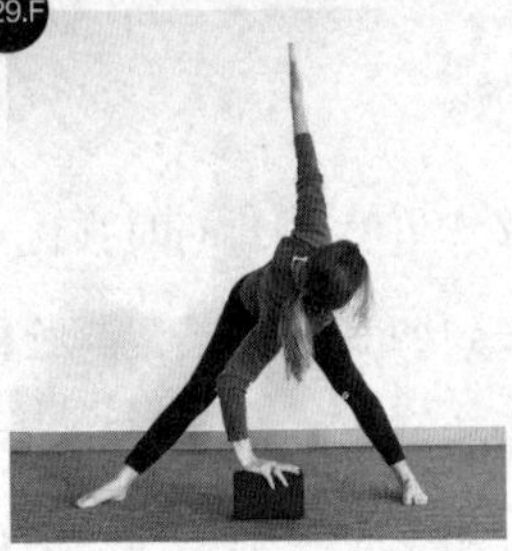

3.29.G

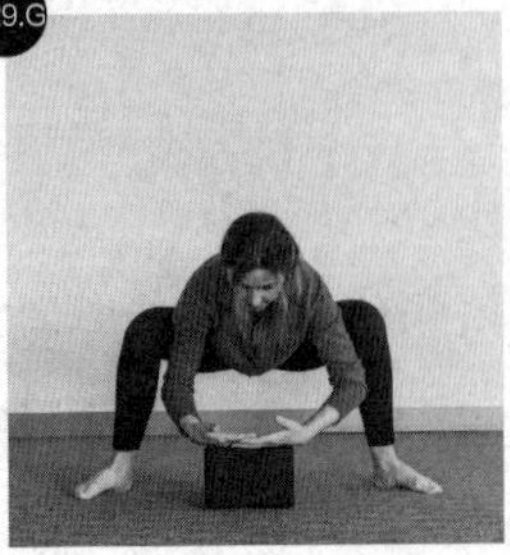

13. 吸气，进入木马式：蹲下，但让手臂保持位于身前，肘部弯曲，手腕放松，就像握着马的缰绳一样（图 3.29.I）。
14. 呼气，再次前屈身体到下落小鸟式。
15. 吸气，站起，膝盖放松（稍微弯曲），手臂在身前向上抬起，手腕放松。双腿逐渐伸直，同时手臂也慢慢举过头顶。
16. 呼气，折叠翅膀：将双手收回至心脏处（图 3.29.J）。一次完全的呼吸后短暂屏息，然后重新开始。总共可以做 4 组循环，但你可以自行决定多少次是合适的。

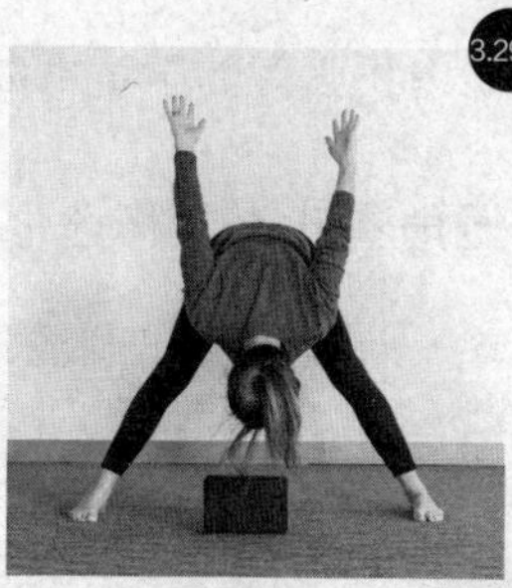
3.29.H

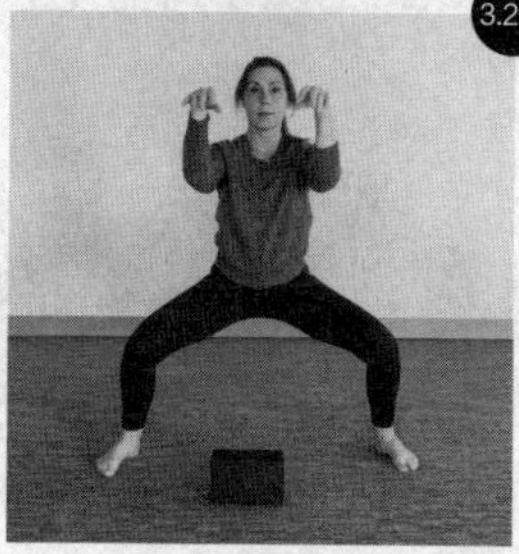
3.29.I

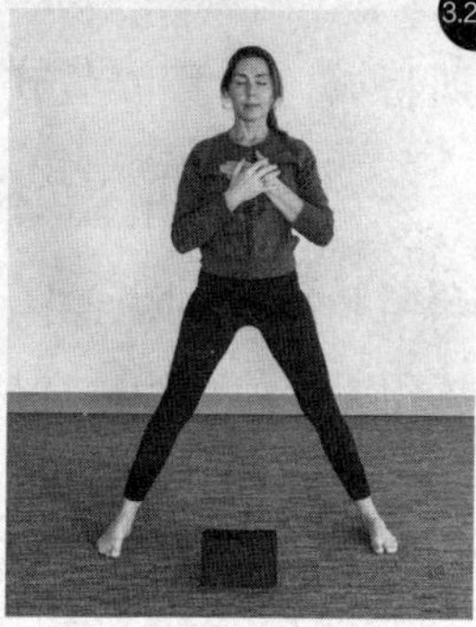
3.29.J

迷你卷腹

这是另一种在针对脊柱的阴性练习后使核心收紧的方法。它比仰卧起坐好得多，也安全得多。重点是，少即是多！将双手放在腰部曲线下方（而不是骶骨或骨盆下方），这将确保脊柱中立。一条腿沿地板伸直，另一条腿弯曲，脚放在地板上。动作幅度非常微小：将胸部抬高 1~2 英寸（2.5~5 厘米），不需要太高（图 3.29.K）。把目光集中在天花板上以防止颈部弯曲。头部将与胸部一起抬起，但此时下巴不会向胸部移动。在颈部受压之后，如练完蜗牛式，这能产生良好的反体式效果。

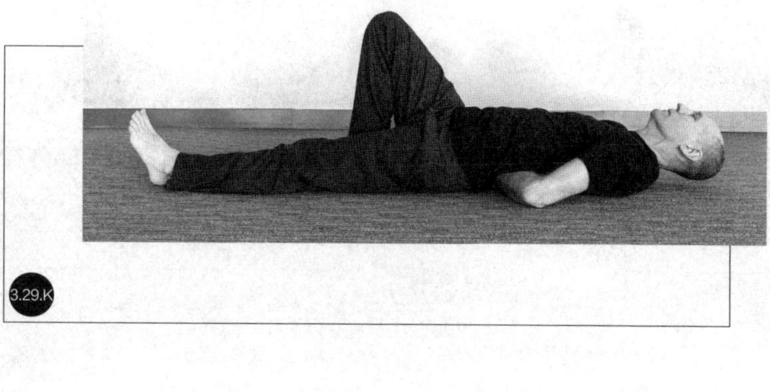
3.29.K

肌肉更强健的学生可以尝试让肘部离开地板。

五角星式（又称迷你摊尸式）

保罗·格里利经常建议在每个体式之间短暂休息。仰卧，张开双臂和双腿，保持静止一分钟。刻意放松，享受之前体式的反弹或回声。

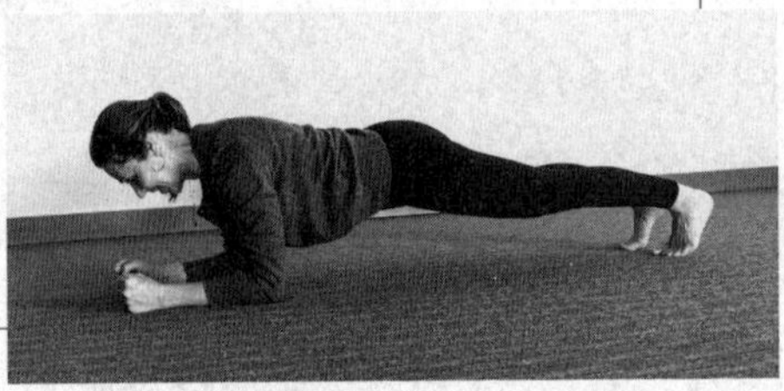

3.29.L

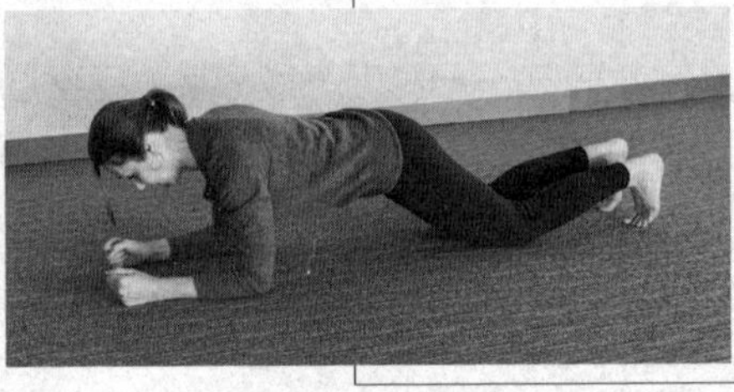

3.29.M

肘板式（又称鳄鱼式）

这个体式用来放松膝盖并强化身体核心肌群，还可以强化臀部和内脏，适合在给膝盖施压的体式（如鞍式）之后练习。在一系列给脊柱带来压力的体式之后练习，也是理想的选择。实际上，这就是俯卧撑的起始姿势，但这个体式是用前臂支撑的。以狮身人面像式开始，肘部弯曲，将脚趾收拢，并将臀部抬至与肩膀同高（图 3.29.L）。一个更简单的变体是让膝盖落在地面上（图 3.29.M）。无论采用哪种方式，都不要让髋部沉向地面，要让髋部与肩膀同高。保持 30 秒到 1 分钟应该足够了。需要更多挑战的学生可以保持至 90 秒。

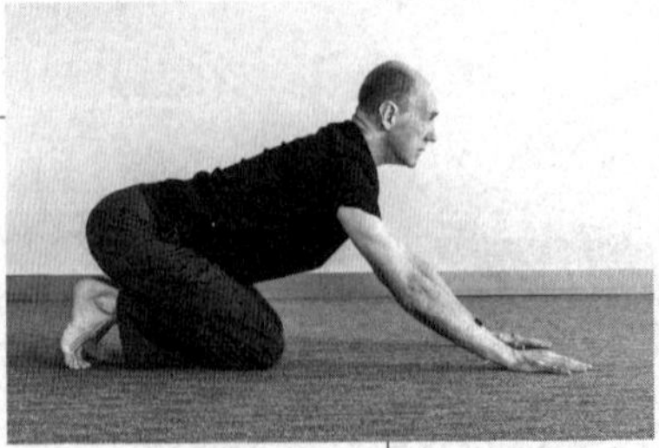

3.29.N

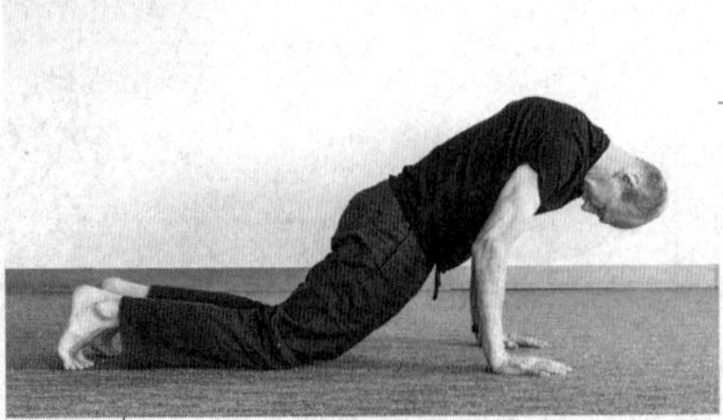

3.29.O

脊柱清洁式（又名神经动员）

从猫式呼吸开始，这个体式要加进去一点髋部的运动，而且可能会让人感觉有点违反直觉：吸气时抬头，将髋部移回脚跟（图 3.29.N，你甚至可以用臀部触碰你的脚跟）。呼气时向下看，将背部向上卷起，髋部向前移动。你甚至可以让肘部微弯，以让自己前倾更多，就像在做迷你俯卧撑（图 3.29.O）。慢慢重复几次。脊柱清洁式有助于调动脊髓和坐骨神经，帮助它们恢复在周围组织中自然滑动的能力。这个体式也会减少或消除粘连或结块，从而防止其牵扯神经并导致疼痛。

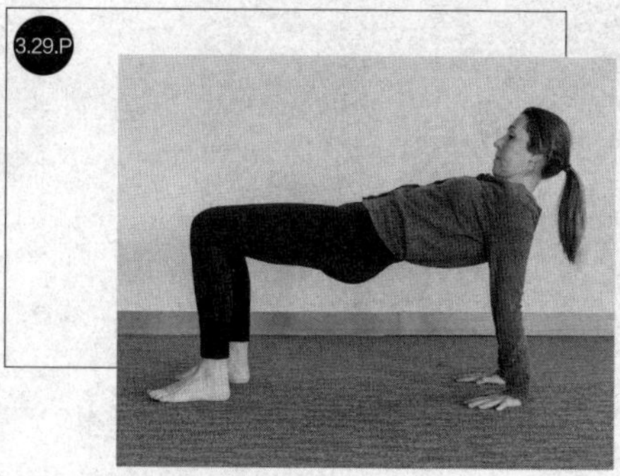

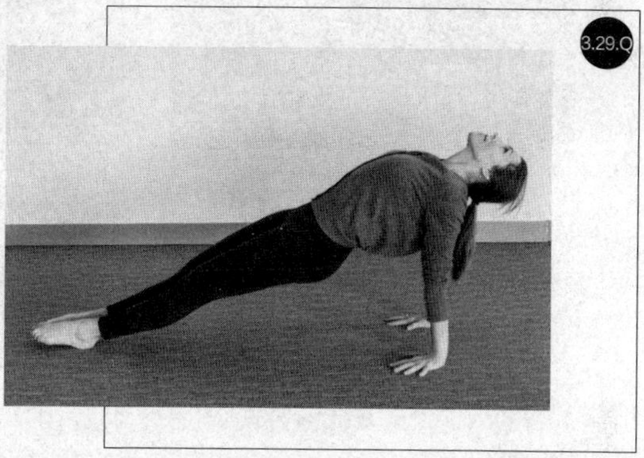

桌面式（又名吊床式）或斜板式

这两种反体式在任何阴性练习之后做都很有感觉，尤其是沉浸在前屈体式（如蝴蝶式或毛毛虫式）中一段时间之后。双手放在身后的地板上，抬起髋部。双脚可以在地板上，双腿弯曲（图 3.29.P）或伸直（双腿伸直就是斜板式——图 3.29.Q）。你可以配合呼吸来抬高和降低髋部（吸气时向上，呼气时向下），使之成为一种流动练习。三四次循环后，再停留在该体式中，保持 3 ~ 4 次呼吸的时间。

雨刷器扭转式

这实际上既是髋外旋体式（如鞋带式）也是髋内旋体式（如鞍式）的反体式，因为该体式既涉及外旋也涉及内旋。你可以躺着或坐着完成。如果是坐姿版本（图 3.29.R），身体向后倾斜，双臂撑在身后，双手放在地板上，双脚分开并放在地板上，慢慢地从一侧到另一侧让膝盖来回落向地板。注意保持双脚分开！

3.29.S

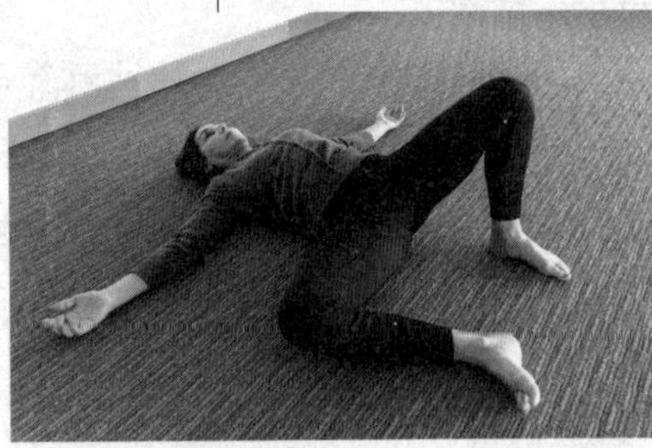

3.29.R

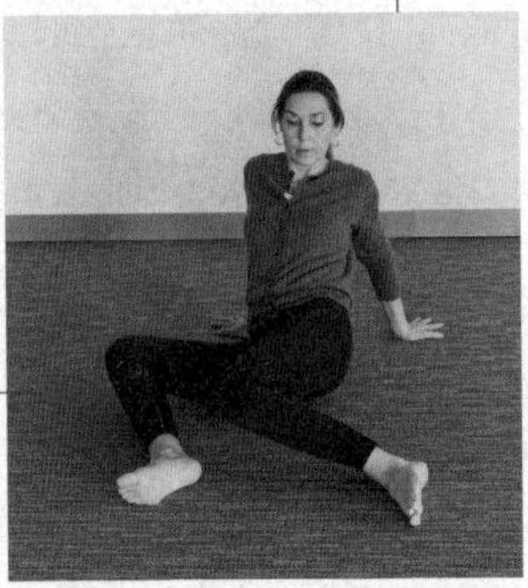

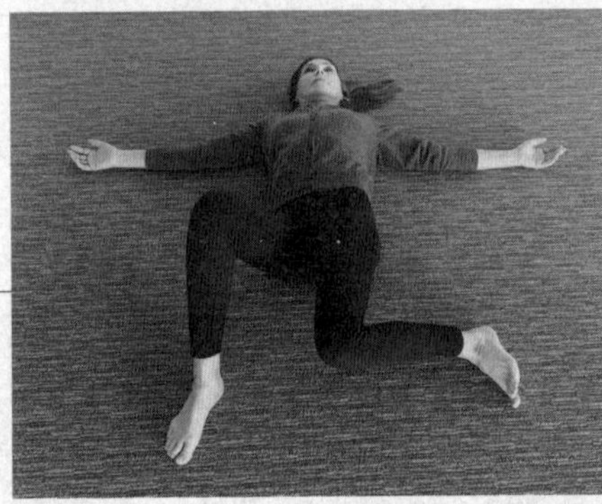

3.29.T

如果双脚并拢，髋部则几乎没有内旋。如果你只想着重练习外旋（作为内旋的反体式），就将一条腿的膝盖向外倒向地板，但另一条腿保持垂直于地板，然后换另一侧来重复动作（图 3.29.S）。如果你只想着重练习内旋（作为外旋的反体式），就将一条腿的膝盖向内倒向地板，另一条腿保持垂直于地面，然后换另一侧来重复动作（图 3.29.T）。

虽然可以自发地进行任何感觉适合或身体渴望的练习，但不要过度。阴瑜伽体式之间的阳性体式应该尽量简短。我们可以将阴阳体式结合在一节课中来创造融合课程。然而，注意避免频繁地从阳模式切换到阴模式，然后再切换回来。如果你正在创造融合课程，让这两个部分各自持续一段时间。每次至少进行 10 ~ 15 分钟的阳性练习和至少 10 ~ 15 分钟的阴性练习。不要快速地来回切换。在阴瑜伽课堂上，要确保阳性反体式的简短：保持 1 ~ 2 分钟就足够了。

第 4 章
阴瑜伽的序列

在第 2 章，我们已经学会了如何安全地练习阴瑜伽，以及如何为练习设定目标。在第 3 章，我们讨论了很多体式，以及为什么要选择它们来练习，也学习了如何开始和结束我们的课程。现在，是时候把这一切放在一起去做了！

本章中的课程或序列只是一些范例，但针对身体的主要区域提供了一些很有代表性的方法。你可以随意尝试，也可以改变它们。本章总共有 10 组序列，其中大多数都有针对初学者和高阶学生的变体。留心选择适合你的路径。如果你是初学者或身体天生相当僵硬，请遵循序列中的路径 1 来练习，给你的身体、心灵和思想更多的时间去敞开。路径 3 适合那些身体天生更灵活的学生，他们需要在目标区域创造所需的压力。路径 2 是为介于两者之间的人准备的。路径 2 和路径 3 之间的基本区别只是每个体式的保持时间。深入学习阴瑜伽并不意味着我们需要难度更大的体式，相反，我们需要在更简单的体式中停留更长的时间。基于此，路径 3 没有被列在表中，因为其涉及的体式与路径 2 相同，只是保持的时间更长。

本章的 10 个主要序列及其主题如下：

1. 给初学者的简单序列。
2. 针对脊柱的序列（锻炼脊柱的六个活动方向）。

3. 针对髋部的序列（锻炼髋关节的六个活动方向）。

4. 针对腿部的序列（锻炼腿部的四个象限）。

5. 针对肩部、手臂和手腕的序列（及心肺经络）。

6. 针对肾经和膀胱经的序列。

7. 针对肝经和胆经的序列。

8. 针对胃经和脾经的序列。

9. 针对全身的序列（锻炼很少练到的目标区域）。

10. 靠墙的阴瑜伽序列（以墙为支撑的更具修复性质的序列）。

虽然每个序列练习都有一个主要意图，但这并不意味着身体的其他部位不受影响。主题只是引导你的重点。你可以将你自己的正念目标、呼吸练习、疗愈意向、灵魂奉献或任何其他你希望调用的意图添加到这些体式串联之中。

在保持体式的过程中，很容易忘记时间，这会导致在一侧停留的时间比在另一侧长。我们可以使用一款电子手表，将到时的声音设置为嘀嘀声、嗡嗡声、闪光或震动。每个序列的总时间是一个近似值：你可以自行决定练习多长时间。时间可能更长或更短，这取决于你在两个体式之间的放松时间。你可以使用一个单独的时钟或计时器来记录总的练习时间。比如，虽然已经分配了约 10% 的练习时间给摊尸式，但你可能想延长这一时间。或者为课前冥想分配了 3 ~ 5 分钟的时间，但你可能希望延长这个时间，甚至希望在摊尸式之后增加一个结束冥想。

（1）给初学者的简单序列

在这约 1 小时的轻柔串联中，你将首先锻炼脊柱，然后锻炼髋部。在最后放松之前，你将扭转脊柱。每个体式保持 3 分钟，在两个体式之间以任何感觉舒适的方式放松身体 30 ~ 60 秒。你也可以将保持时间延长到 5 分钟，这就变成了一个约 90 分钟的整体练习。

给初学者的简单序列

约 1 小时，每个体式 3 分钟

开始冥想

蝴蝶式

反体式：雨刷器扭转式

蜻蜓式

半蝴蝶式，向右腿前屈上身

半蝴蝶式，向左腿前屈上身

蜻蜓式，向中间前屈上身

反体式：雨刷器扭转式

婴儿式（1 分钟）

狮身人面式

海豹式

婴儿式（1 分钟）

半鞋带式

右腿伸直

左腿伸直

反体式：雨刷器扭转式

快乐婴儿式

仰卧扭转式

双膝转向右侧

双膝转向左侧

摊尸式

结束冥想

（2）针对脊柱的序列

这一序列将使脊柱做出六种动作：屈曲、伸展、左右侧屈和左右扭转。以蝴蝶式（或悬挂式）这种温和的前屈体式开始。蜻蜓式可以加深上身向每条腿的前屈，并能针对脊柱两侧锻炼。毛毛虫式（或蜗牛式）是屈曲程度最深的体式。我们通过支撑桥式、狮身人面式和 / 或海豹式将脊柱伸展；通过香蕉式让脊柱侧屈；最后我们以脊柱的扭转结束。通过头部与躯干朝同一方向移动的方式来增加颈部的运动：前屈时，向前低头；伸展时，头部向上、向后抬起；侧屈时，让耳朵贴向肩膀；扭转时，将脸颊转向地面。如果你有颈部问题，要小心动作。在蜻蜓式后，将路径 2 中体式的保持时间再延长 2 分钟，便是路径 3。

路径 1 约 60 分钟	**路径 2** 约 90 分钟
开始冥想（3 分钟）	**开始冥想**（5 分钟）
蝴蝶式（4 分钟） 反体式：雨刷器扭转式	**悬挂式**（3 分钟） **蹲式**（2 分钟） **悬挂式**（3 分钟） **蹲式**（2 分钟）
半蝴蝶式，向右腿前屈上身（4 分钟） 反体式：雨刷器扭转式（1 分钟） **半蝴蝶式**，向左腿前屈上身（4 分钟） 反体式：雨刷器扭转式（1 分钟）	**蜻蜓式**，向右腿前屈上身（3 分钟） 然后增加侧屈（2 分钟） **蜻蜓式**，向左腿前屈上身（3 分钟） 然后增加侧屈（2 分钟） **蜻蜓式**，向中间前屈上身（5 分钟） 反体式：雨刷器扭转式（1 分钟）
毛毛虫式（4 分钟） 反体式：猫式呼吸	**毛毛虫式**（2 分钟） **蜗牛式**（3 分钟） 反体式：雨刷器扭转式

续表

支撑桥式（4 分钟） 反体式：抱膝，在胸前画圈 **狮身人面式**（4 分钟） 反体式：俯卧放松，将头转向一侧，同侧膝盖向上移至身侧，保持 1 分钟	**狮身人面式**（5 分钟） 反体式：俯卧放松，将头转向一侧，同侧膝盖向上移至身侧，保持 1 分钟 **海豹式**（5 分钟） 反体式：俯卧放松，将头转向另一侧，同侧膝盖向上移至身侧，保持 1 分钟
香蕉式，向右侧屈（4 分钟） 反体式：抱膝，在胸前画圈 **香蕉式**，向左侧屈（4 分钟） 反体式：抱膝，在胸前画圈	**香蕉式**，向右侧屈（5 分钟） **香蕉式**，向左侧屈（5 分钟） 反体式：抱膝，在胸前画圈
双膝仰卧扭转式，右侧（4 分钟） 反体式：抱膝，在胸前画圈 **双膝仰卧扭转式**，左侧（4 分钟） 反体式：抱膝，在胸前画圈	**单膝仰卧扭转式**，右侧（5 分钟） 反体式：抱膝，在胸前画圈 **单膝仰卧扭转式**，左侧（5 分钟） 反体式：抱膝，在胸前画圈
摊尸式（7 分钟）	**摊尸式**（10 分钟）

（3）针对髋部的序列

这一序列使股骨做出六种动作：包括温和的外旋，通过蝴蝶式外展和屈曲，通过蜻蜓式外展和屈曲，通过毛毛虫式的完全屈曲，以及通过鞋带式结合了轻微内收、外旋和屈曲。在龙式的循环中，前腿髋关节的屈曲与后腿髋关节的伸展相结合。当你做到飞龙式时，前髋臼发生外旋和外展。鞍式（或半鞍式）在做髋部内旋的同时也增加了一些伸展。仰卧扭转式的盘根结合内收和更多的内旋。在鞋带式之后，将路径 2 中体式的保持时间再延长 2~3 分钟，便是路径 3。

路径 1 约 60 分钟	路径 2 约 90 分钟
开始冥想（3 分钟）	**开始冥想**（5 分钟）
蝴蝶式（5 分钟） 反体式：雨刷器扭转式	**蝴蝶式**（5 分钟） 直接进入下一体式
蜻蜓式（5 分钟） 反体式：雨刷器扭转式	**蜻蜓式**（10 分钟） 反体式：雨刷器扭转式
毛毛虫式（3 分钟） 反体式：桌面式	**毛毛虫式**（5 分钟） 反体式：桌面式
鞋带式，右膝在上（3 分钟） 反体式：雨刷器扭转式	**鞋带式**，右膝在上（5 分钟） 反体式：雨刷器扭转式
龙式循环，右脚向前（3 分钟） 迷你龙式（1 分钟） 翼龙式（2 分钟） 反体式：向后退到下犬式	**龙式循环**，右脚向前（5 分钟） 迷你龙式（1 分钟） 低飞龙式（2 分钟） 翼龙式（2 分钟） 反体式：向后退到下犬式

续表

鞋带式，左膝在上（3 分钟） 反体式：雨刷器扭转式	**鞋带式**，左膝在上（5 分钟） 反体式：雨刷器扭转式
龙式循环，左脚向前（3 分钟） 迷你龙式（1 分钟） 翼龙式（2 分钟） 反体式：向后退到下犬式	**龙式循环**，左脚向前（5 分钟） 迷你龙式（1 分钟） 低飞龙式（2 分钟） 翼龙式（2 分钟） 反体式：向后退到下犬式
半鞍式 右腿向前，左腿弯曲（2 分钟） 左腿向前，右腿弯曲（2 分钟） 反体式：婴儿式（1 分钟）	**鞍式**，坐在双脚之间（5 分钟） 反体式：肘板式（1 分钟）
仰卧扭转式（盘根式） 转向右侧（3 分钟） 转向左侧（3 分钟） 反体式：抱膝，在胸前画圈	**仰卧扭转式**（盘根式） 转向右侧（5 分钟） 转向左侧（5 分钟） 反体式：抱膝，在胸前画圈
摊尸式（7 分钟）	**摊尸式**（10 分钟）

（4）针对腿部的序列

大腿分成四个象限：大腿前侧（股四头肌）、大腿内侧（内收肌）、大腿后侧（腘绳肌）和髋部外侧（髂胫束和外展肌）。这一序列的目标是腿部所有四个象限中主要肌群的筋膜组织。通过长时间保持对筋膜的压力，我们可以为整个肌筋膜组织施加压力，恢复或维持这些组织的活动范围和健康。这一序列的关键是放松：保持肌肉柔软。在开始的时候，也可以先做几分钟海洋呼吸。同样，如你想尝试路径 3，只需在毛毛虫式之后的每一个体式中多享受几分钟。

路径 1 约 60 分钟	**路径 2** 约 90 分钟
开始冥想（3 分钟）	**开始冥想**（5 分钟）
蝴蝶式（5 分钟） 反体式：雨刷器扭转式	**蝴蝶式**（5 分钟） 直接进入下一体式
蜻蜓式（5 分钟） 反体式：雨刷器扭转式	**蜻蜓式**（10 分钟） 反体式：雨刷器扭转式
毛毛虫式（3 分钟） 反体式：桌面式	**毛毛虫式**（5 分钟） 反体式：桌面式
全天鹅式，右膝在前（2 分钟） **睡天鹅式**（2 分钟）	**全天鹅式**，右膝在前（2 分钟） **睡天鹅式**（3 分钟）
鞋带式，左膝在上（3 分钟） 反体式：雨刷器扭转式	**鞋带式**，左膝在上（5 分钟） 反体式：雨刷器扭转式
全天鹅式，左膝在前（2 分钟） **睡天鹅式**（2 分钟）	**全天鹅式**，左膝在前（2 分钟） **睡天鹅式**（3 分钟）
鞋带式，右膝在上（3 分钟） 反体式：雨刷器扭转式	**鞋带式**，右膝在上（5 分钟） 反体式：雨刷器扭转式

续表

鞍式，坐在双脚之间（3 分钟） 如果做不了鞍式，就做迷你龙式，每侧各保持 2 分钟 反体式：双腿伸直，平躺	**鞍式**，坐在双脚之间（5 分钟） 如果做不了鞍式，就做迷你龙式，每侧各保持 3 分钟 反体式：双腿伸直，平躺
香蕉式，向右侧屈（3 分钟） 反体式：抱膝，在胸前画圈 **香蕉式**，向左侧屈（3 分钟） 反体式：抱膝，在胸前画圈	**香蕉式**，向右侧屈（5 分钟） 反体式：抱膝，在胸前画圈 **香蕉式**，向左侧屈（5 分钟） 反体式：抱膝，在胸前画圈
双膝仰卧扭转式，转向右侧（1 分钟） 反体式：抱膝，在胸前画圈 **双膝仰卧扭转式**，转向左侧（1 分钟） 反体式：抱膝，在胸前画圈	**单膝仰卧扭转式**，转向右侧，上方腿（左腿）向左侧伸直（3 分钟） 反体式：抱膝，在胸前画圈 **单膝仰卧扭转式**，转向左侧，上方腿（右腿）向右侧伸直（3 分钟） 反体式：抱膝，在胸前画圈
摊尸式（7 分钟）	**摊尸式**（10 分钟）

（5）针对肩部、手臂和手腕的序列

这一序列同时作用于脊柱和髋部，通过鸟王式手臂和牛面式手臂作用于肩部，通过坐天鹅式作用于肘部，通过蝴蝶式或蜻蜓式作用于手腕。当我们对这些上身组织施加压力时，我们也能刺激上半身经络，尤其是心经和肺经。回顾一下针对肩部、手臂和手腕的体式（见第3章），可以帮助你选择最有效的练习。记住，如果你觉得手指有刺痛感，就稍微放松或退出这个体式。如想尝试路径3，只需在融心式之后的每一个体式中再多享受几分钟。

路径 1 约 60 分钟	路径 2 约 90 分钟
开始冥想（3 分钟）	**开始冥想**（5 分钟）
婴儿式，手臂举过头顶（3 分钟）	**青蛙式** 从蝌蚪式开始（2 分钟） 髋部向前进入全蛙式（3 分钟） 反体式：进入俯卧（1 分钟）
融心式（3 分钟）	**融心式**（4 分钟）
狮身人面式（3 分钟） 反体式：俯卧放松，头转向一侧，同侧膝盖上移至体侧，保持 1 分钟 **海豹式**（2 分钟） 反体式：俯卧放松，头转向另一侧，同侧膝盖上移至体侧，保持 1 分钟	**狮身人面式**（5 分钟） 反体式：俯卧放松，头转向一侧，同侧膝盖上移至体侧，保持 1 分钟 **狮身人面式**（3 分钟） **海豹式**（2 分钟） 反体式：俯卧放松，头转向另一侧，同侧膝盖上移至体侧，保持 1 分钟
半鞋带式，右腿在上，左腿伸直 牛面式手臂，右手在后（2 分钟） 反体式：释放手臂，将双手推远 鸟王式手臂，左臂在下（2 分钟） 反体式：释放手臂，将双手推远	**鞋带式**，右腿在上 牛面式手臂，右手在后（3 分钟） 反体式：释放手臂，将双手推远 鸟王式手臂，左臂在下（2 分钟） 反体式：释放手臂，将双手推远

续表

伸直双腿，身体向后倚在手臂上（1 分钟） 或者**坐天鹅式**变体	**坐天鹅式**，右脚踝在左膝上方 倚在手臂上，双手尽可能向远处移动 保持 2 分钟
半鞋带式，左腿在上，右腿伸直 牛面式手臂，左手在后（2 分钟） 反体式：释放手臂，将双手推远 鸟王式手臂，右臂在下（2 分钟） 反体式：释放手臂，将双手推远	**鞋带式**，左腿在上 牛面式手臂，左手在后（3 分钟） 反体式：释放手臂，将双手推远 鸟王式手臂，右臂在下（2 分钟） 反体式：释放手臂，将双手推远
伸直双腿，身体向后倚在手臂上（1 分钟） 或者**坐天鹅式**变体	**坐天鹅式**，左脚踝在右膝上方 倚在手臂上，双手尽可能向远处移动 （试试双手能否并拢） 保持 2 分钟
蝴蝶式 双手向前伸出，手掌向上，手指落地，身体前倾，直到掌根几乎落地或者感受到前臂内侧的压力，保持 1 分钟 释放，甩甩手腕 双手向前伸出，手掌向下，手指落地，身体前倾，直到手腕后侧几乎落地或者感受到压力，保持 1 分钟 释放，甩甩手腕 在蝴蝶式再保持 3 分钟	**蜻蜓式** 双手向前伸出，手掌向上，手指落地，身体前倾，直到掌根几乎落地或者感受到前臂内侧的压力，保持 2 分钟 释放，甩甩手腕 双手向前伸出，手掌向下，手指落地，身体前倾，直到手腕后侧几乎落地或者感受到压力，保持 2 分钟 释放，甩甩手腕 在蜻蜓式再保持 5 分钟
双膝仰卧扭转式，转向右侧，左臂贴于耳旁（2 分钟） 反体式：抱膝，在胸前画圈 **双膝仰卧扭转式**，转向左侧，右臂贴于耳旁（2 分钟） 反体式：抱膝，在胸前画圈	**单膝仰卧扭转式**，转向右侧，左臂贴于耳旁（5 分钟） 反体式：抱膝，在胸前画圈 **单膝仰卧扭转式**，转向左侧，右臂贴于耳旁（5 分钟） 反体式：抱膝，在胸前画圈
摊尸式（7 分钟）	**摊尸式**（10 分钟）

（6）针对肾经和膀胱经的序列

这一序列包括可能刺激肾经和膀胱经的前屈和后弯。路径 2 给腹股沟内侧增加了更多刺激。任何针对脊柱的体式都能非常有效地刺激和滋养肾脏。注意，我们从脊柱的伸展开始——这将有效地压缩肾脏。如想尝试路径 3，只需在每个体式中再多享受几分钟。

路径 1 约 60 分钟	**路径 2** 约 90 分钟
开始冥想（3 分钟）	**开始冥想**（5 分钟）
狮身人面式（5 分钟） 反体式：俯卧放松，头转向右侧，同侧膝盖上移至体侧，保持 1 分钟	**狮身人面式**（5 分钟） 反体式：俯卧放松，头转向右侧，同侧膝盖上移至体侧，保持 1 分钟
鞍式，坐在脚上或砖上（3 分钟） 如果做不了鞍式，就做半鞍式，每侧保持 2 分钟 如果依然无法完成，就做狮身人面式 反体式：婴儿式	**鞍式**，坐在脚上或砖上（6 分钟） 如果做不了鞍式，就做半鞍式，每侧保持 3 分钟 反体式：肘板式（1 分钟）
狮身人面式（5 分钟） 反体式：俯卧放松，头转向左侧，同侧膝盖上移至体侧，保持 1 分钟	**狮身人面式**（3 分钟） **海豹式**（2 分钟） 反体式：俯卧放松，头转向左侧，同侧膝盖上移至体侧，保持 1 分钟
蝴蝶式（4 分钟）	**蝴蝶式**（5 分钟）

续表

半蝴蝶式，向右腿前屈上身（3 分钟） 反体式：雨刷器扭转式（1 分钟） **半蝴蝶式**，向左腿前屈上身（3 分钟） 反体式：雨刷器扭转式（1 分钟） **蜻蜓式**，向中间前屈上身（3 分钟） 反体式：雨刷器扭转式（1 分钟）	**蜻蜓式**，向右腿前屈上身（5 分钟） **蜻蜓式**，向左腿前屈上身（5 分钟） **蜻蜓式**，向中间前屈上身（5 分钟） 反体式：雨刷器扭转式（1 分钟）
毛毛虫式（5 分钟） 反体式：桌面式	**毛毛虫式**（3 分钟） **蜗牛式**（2 分钟） 反体式：桌面式
	融心式（4 分钟）
	龙式循环，右脚向前（5 分钟） 迷你龙式（1 分钟） 高飞龙式（2 分钟） 翼龙式（2 分钟） 反体式：下犬式（1 分钟） 换左脚向前，做另一侧的练习
仰卧扭转式（盘根式） 转向右侧（4 分钟） 转向左侧（4 分钟） 反体式：抱膝，在胸前画圈	**仰卧扭转式**（盘根式） 转向右侧（5 分钟） 转向左侧（5 分钟） 反体式：抱膝，在胸前画圈
摊尸式（7 分钟）	**摊尸式**（10 分钟）

（7）针对肝经和胆经的序列

任何包括开髋和扭转的序列都可能刺激肝经和胆经。如第 7 章所述，我们可以通过呼吸和注意力来增强能量的流动。为了帮助激活肝脏和胆囊，我们需要首先激活肾脏。肾脏的能量会支持所有的内脏器官。你会注意到，在序列开头，通过支撑桥式、狮身人面式和海豹式，肾脏得到了刺激。如想尝试路径 3，只需在每个体式中多享受几分钟。

路径 1 约 60 分钟	**路径 2** 约 90 分钟
开始冥想（3 分钟）	**开始冥想**（5 分钟）
支撑桥式（3 分钟）	**支撑桥式**（5 分钟）
狮身人面式（3 分钟） 反体式：俯卧放松，头转向一侧，同侧膝盖上移至体侧，保持 1 分钟	**狮身人面式**（5 分钟） 反体式：俯卧放松，头转向右侧，同侧膝盖上移至体侧，保持 1 分钟
	狮身人面式（3 分钟） **海豹式**（2 分钟） 反体式：俯卧放松，头转向左侧，同侧膝盖上移至体侧，保持 1 分钟
天鹅式 全天鹅式，右膝向前（1 分钟） 睡天鹅式（3 分钟） 婴儿式（1 分钟）	**天鹅式** 全天鹅式，右膝向前（2 分钟） 睡天鹅式（3 分钟） 倒向右侧，进入鞋带式
鞋带式，左膝在上（4 分钟） 扭转向左（2 分钟） 侧屈向左（2 分钟） 反体式：雨刷器扭转式	**鞋带式**，左膝在上（5 分钟） 扭转向左（2 分钟） 侧屈向左（3 分钟） 反体式：雨刷器扭转式

续表

天鹅式 全天鹅式，左膝向前（1 分钟） 睡天鹅式（3 分钟） 婴儿式（1 分钟）	**天鹅式** 全天鹅式，左膝向前（2 分钟） 睡天鹅式（3 分钟） 倒向左侧，进入鞋带式
鞋带式，右膝在上（4 分钟） 扭转向右（2 分钟） 侧屈向右（2 分钟） 反体式：雨刷器扭转式	**鞋带式**，右膝在上（5 分钟） 扭转向右（2 分钟） 侧屈向右（3 分钟） 反体式：雨刷器扭转式
蜻蜓式，向右腿前屈上身（3 分钟） 反体式：雨刷器扭转式（1 分钟） **蜻蜓式**，向左腿前屈上身（3 分钟） 反体式：雨刷器扭转式（1 分钟） **蜻蜓式**，向中间前屈上身（3 分钟） 反体式：雨刷器扭转式（1 分钟）	**蜻蜓式**，向右腿前屈上身（5 分钟） 在体式中途加入扭转或侧屈 **蜻蜓式**，向左腿前屈上身（5 分钟） 在体式中途加入扭转或侧屈 **蜻蜓式**，向中间前屈上身（5 分钟） 反体式：雨刷器扭转式（1 分钟）
香蕉式，向右侧屈（3 分钟） 反体式：抱膝，在胸前画圈 **香蕉式**，向左侧屈（3 分钟） 反体式：抱膝，在胸前画圈	**香蕉式**，向右侧屈（5 分钟） 反体式：抱膝，在胸前画圈 **香蕉式**，向左侧屈（5 分钟） 反体式：抱膝，在胸前画圈
双膝仰卧扭转式，转向右侧（2 分钟） 反体式：抱膝，在胸前画圈 **双膝仰卧扭转式**，转向左侧（2 分钟） 反体式：抱膝，在胸前画圈	**单膝仰卧扭转式**，转向右侧，上方腿（左腿）向左侧伸直（2 分钟） 弯曲上方腿的膝盖，进入单膝扭转（3 分钟） 反体式：抱膝，在胸前画圈 **单膝仰卧扭转式**，转向左侧，上方腿（右腿）向右侧伸直（2 分钟） 弯曲上方腿的膝盖，进入单膝扭转（3 分钟） 反体式：抱膝，在胸前画圈
摊尸式（7 分钟）	**摊尸式**（10 分钟）

（8）针对胃经和脾经的序列

任何包括脊柱或髋关节伸展的序列都可能滋养胃和脾脏。脊柱的深度扭转也有助于按摩内脏。如第 7 章所述，我们可以通过控制呼吸和注意力来增强能量的流动。为了帮助刺激脾胃经络，我们需要首先激活肾脏。肾脏的能量支持所有的内脏器官。你会注意到，在序列开头，通过支撑桥式、鞍式和狮身人面式，肾脏能得到刺激，但从婴儿式开始腹部器官便受到压缩。如想尝试路径 3，只需在每个体式中多享受几分钟。

路径 1 约 60 分钟	**路径 2** 约 90 分钟
开始冥想（3 分钟）	**开始冥想**（5 分钟）
婴儿式（3 分钟）	**婴儿式**（5 分钟）
支撑桥式（3 分钟）	**支撑桥式**（5 分钟）
鞍式，坐在脚上或砖上（4 分钟） 如果无法做鞍式，就做半鞍式，每侧保持 2 分钟 如果依然无法完成，就做狮身人面式 反体式：婴儿式（1 分钟）	**鞍式**，坐在脚上或砖上（6 分钟） 如果无法做鞍式，就做半鞍式，每侧保持 3 分钟 反体式：肘板式（1 分钟）
	狮身人面式（3 分钟） **海豹式**（2 分钟） 反体式：俯卧放松，头转向一侧，同侧膝盖上移至体侧，保持 1 分钟
鞋带式，左膝在上 扭转向左（2 分钟） 前屈（2 分钟） 反体式：雨刷器扭转式	**鞋带式**，左膝在上 扭转向左（2 分钟） 前屈（3 分钟） 反体式：雨刷器扭转式

续表

鞋带式，右膝在上 扭转向右（2 分钟） 前屈（2 分钟） 反体式：雨刷器扭转式	**鞋带式**，右膝在上 扭转向右（2 分钟） 前屈（3 分钟） 反体式：雨刷器扭转式
毛毛虫式（3 分钟） 反体式：桌面式	**毛毛虫式**（3 分钟） 蜗牛式（2 分钟） 反体式：桌面式
龙式循环，右脚向前（4 分钟） 迷你龙式（1 分钟） 低飞龙式（2 分钟） 弓龙式（1 分钟） 反体式：向后退到下犬式 **龙式循环**，左脚向前（4 分钟） 迷你龙式（1 分钟） 低飞龙式（2 分钟） 弓龙式（1 分钟） 反体式：向后退到下犬式	**龙式循环**，右脚向前（6 分钟） 迷你龙式（2 分钟） 低飞龙式（2 分钟） 弓龙式（2 分钟） 反体式：向后退到下犬式 **龙式循环**，左脚向前（6 分钟） 迷你龙式（2 分钟） 低飞龙式（2 分钟） 弓龙式（2 分钟） 反体式：向后退到下犬式
双膝仰卧扭转式，转向右侧（4 分钟） 反体式：抱膝，在胸前画圈 **双膝仰卧扭转式**，转向左侧（4 分钟） 反体式：抱膝，在胸前画圈	**单膝仰卧扭转式**，转向右侧（4 分钟） **单膝仰卧扭转式**，转向左侧（4 分钟） 反体式：抱膝，在胸前画圈
摊尸式（7 分钟）	**摊尸式**（10 分钟）

（9）针对全身的序列

这一序列针对的是日常瑜伽练习中常被忽略的身体部位，或阴性或阳性。序列将从脚趾尖贯穿到头顶，其间涉及许多部位。把每个体式都试试看。不要跳过面部瑜伽的练习。[①] 我们一开始做的心脏敲击可能会刺激免疫系统。胸腺位于心脏正上方和胸骨后方，敲击时，我们可能会刺激胸腺中的细胞，其任务是使干细胞成熟。你也可以想象这种敲击是在按摩心脏。拉链式需要你把脚底放在一起，脚趾交叉，从而刺激下半身所有六条经络，它们开始或结束于脚趾。[②] 如果你不熟悉脚踝伸展式、脚趾蹲式和快乐婴儿式等体式，请回顾第 3 章再了解一下。我们以一个可爱的阳性练习结束，叫作发怒式（Tantrumasana）。对于路径 1，保持序列中所示的最短时间即可。而对于路径 2 和路径 3，适当增加保持时间。保持时间只是建议，而不是要求。

针对全身的序列
约 60 ~ 75 分钟

开始冥想（3 分钟）

心脏敲击（2 分钟）

用右手指尖沿胸骨上下敲击，一开始慢一些

蝴蝶式 + 拉链式脚趾

路径 1（3 分钟）; 路径 2（5 分钟）

颈部转动：允许头部倒向右肩，并让下巴倒向胸腔，然后向左转头以让左耳靠近左肩。重复几次颈部的半圆形转动

路径 2：加入头部后仰，完成整个圆形的转动。让下巴画一个完整的圆形。2 ~ 3 圈之后换方向

肩部转动：保持头部中正，双肩同时向前、向上移动，再向后、向下。让双臂保持放松，2 ~ 3 圈之后换方向

---

① 我们的脸上有 40 多块肌肉（具体数量取决于如何计算）。我们可以调动这些肌肉来做瑜伽，就像我们可以启动其他肌肉来做瑜伽一样。谁说我们的腘绳肌就比颧小肌更重要？

② 如果你的脚趾不能交叉，那不是个好兆头！你穿的鞋子可能并不舒适。如果你的脚趾不能自行交叉，用你的手指帮助完成。

续表

悬挂式（2 分钟） 路径 1：如果悬挂式过于剧烈，就做毛毛虫式
蹲式（2 分钟） 路径 1：如果蹲式过于剧烈，双脚靠近身体，保持较紧的蝴蝶式坐姿 如果时间允许，再重复做一遍悬挂式和蹲式
脚趾蹲式，第一部分 路径 1（3 分钟）；路径 2（5 分钟） 在这一体式过程中，我们可以借机锻炼一下肩部和面部。首先，双臂进入牛面式，左手伸向背后，右臂向上。如果双手无法互相抓握，使用伸展带或腰带。保持 2 分钟 面部瑜伽 1：完成一个最大、最饱满的微笑，用它撑开面颊 释放手臂，进入鸟王式手臂，右臂在下。双肘向上抬得尽可能远。保持 2 分钟 面部瑜伽 2：在保持鸟王式手臂的同时，加入尖叫——尽可能睁开眼睛并张开嘴巴。拉伸面部 释放手臂，双臂向上伸，手指交叉，将手掌推远。保持 1 分钟 面部瑜伽 3：伸出舌头去触碰下巴，向上看，像狮子一样吼叫 结束之后，按摩头皮 1 分钟
脚踝伸展式（2 分钟） 反体式：肘板式（1 分钟）
脚趾蹲式，第二部分 路径 1（3 分钟）；路径 2（5 分钟） 双臂进入牛面式，右手伸向背后，左臂向上。如果双手无法互相抓握，使用伸展带或腰带。保持 2 分钟 面部瑜伽 4：保持头部中正，将面部尽可能向右滑动。向右看，但是不能转头。下巴也向右。这时的表情就像大力水手[①] 释放手臂，进入鸟王式手臂，左臂在下。双肘向上抬得尽可能远。保持 2 分钟 面部瑜伽 5：在保持鸟王式手臂的同时，保持头部中正，将面部尽可能向左滑动 释放手臂，双臂向上伸，手指交叉，将手掌推远。保持 1 分钟 面部瑜伽 6：伸出舌头去触碰下巴，向上看，像狮子一样吼叫 结束之后，按摩头皮 1 分钟

① 大力水手是美国著名“禅修大师”，但不幸的是，他是一个虚构的人物。他经常说：“我就是我。”多么有智慧。

续表

脚踝伸展式（2分钟） 反体式：肘板式（1分钟）
狮身人面式（5分钟） 路径2：3分钟后加入海豹式 反体式：婴儿式（1分钟）
快乐婴儿式 路径1（3分钟）；路径2（5分钟）
香蕉式，向右侧屈 路径1（3分钟）；路径2（5分钟） 反体式：抱膝，在胸前画圈 **香蕉式**，向左侧屈 路径1（3分钟）；路径2（5分钟） 反体式：抱膝，在胸前画圈
仰卧扭转式（盘根式） 扭转向右（4分钟） 扭转向左（4分钟） 反体式：抱膝，在胸前画圈
发怒式 仰卧，弯曲双膝并让双脚踩地。双手放在双脚两侧，掌心向下落地 用双手和双脚尽可能快地拍打地面。持续15秒 暂停一下，然后再快速拍打10秒 暂停一下，再最后冲刺5秒 要快！激发内心的小顽童吧
摊尸式（7分钟）

（10）靠墙的阴瑜伽序列

有没有哪天你不想做任何事情，只想躺着休息？起床后的行动力也消失不见了？你的瑜伽伙伴、你的精神依靠抛弃了你吗？你现在能去哪里获得支持？不妨将目光投向你的墙壁吧！放上一些舒缓的音乐，在你最长的一面墙上腾出一个空间，拿一块手表（最好是计时器）和一两个坐垫，然后准备开始靠墙的阴瑜伽练习吧。

4.1

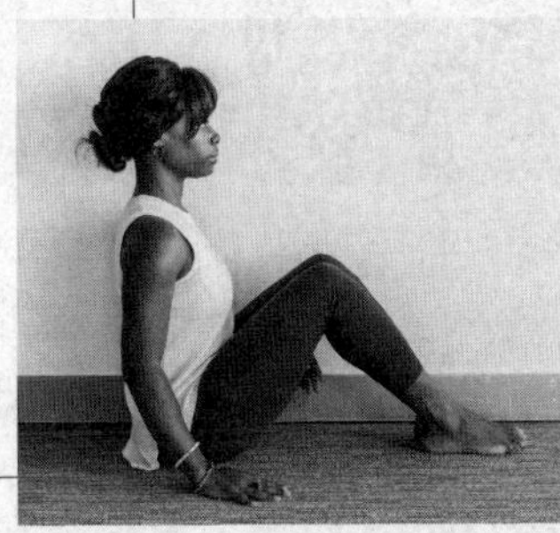

4.2

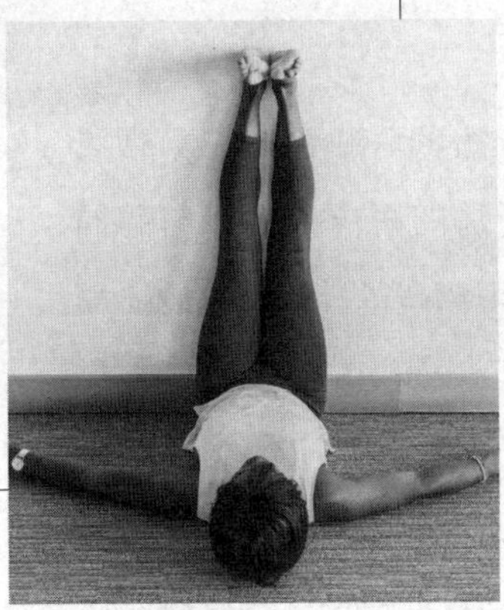

4.3

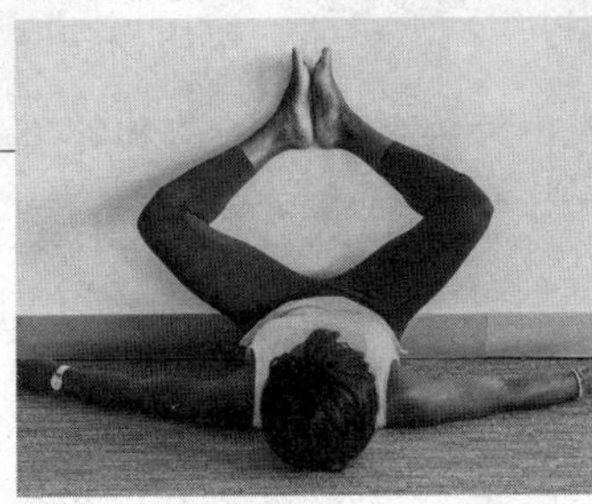

4.4

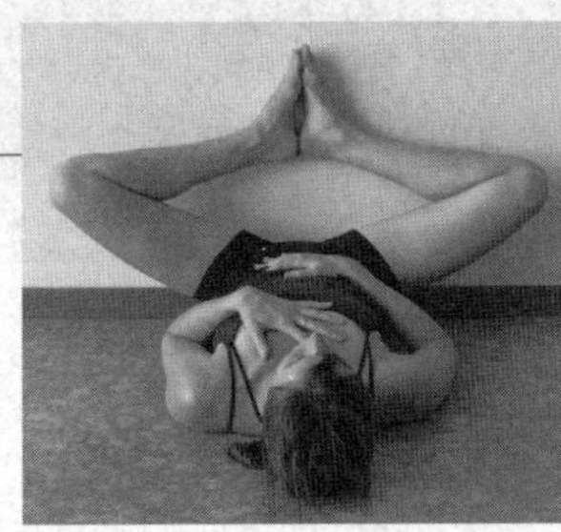

靠墙蝴蝶式

就像所有瑜伽旅程一样，开始时你可以先做一个简短的冥想，但这次你用墙来支撑你的脚。一个进入靠墙体式的简单方法是，髋部一侧靠墙，侧坐（图 4.1）。然后转身仰卧：摆动你的腿，让它沿墙向上，并顺势躺下（图4.2）。接下来，试着把臀部紧紧地贴在墙根和地板上。靠墙蝴蝶式中，把双脚对放在一起，让脚跟尽可能低，将膝盖打开得尽可能宽（图 4.3）。这也是你的冥想姿势，所以要把手放在你最舒服的地方：在你的心脏或腹部（或一手在胸前，一手在腹部，见图 4.4），

4.5

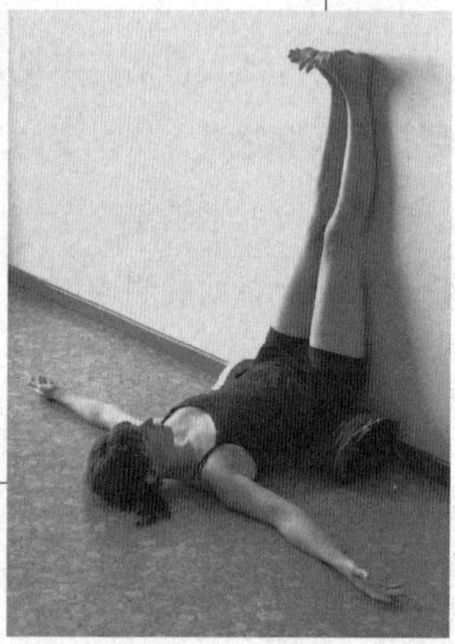

或者让你的手臂落在身侧。跟着直觉走，在这个体式保持足够久的时间。呼吸，最后发出几声叹息，然后回到当下。

靠墙毛毛虫式（图 4.5）

从靠墙蝴蝶式开始，把腿靠墙伸直。如果你发现你的腿不能保持伸直，那么就稍微远离墙壁。一个让腿伸直的好办法是在骶骨下面垫一个垫子。保持该体式 3 ~ 10 分钟。它对那些整天站立的人来说恢复效果非常棒。

4.6

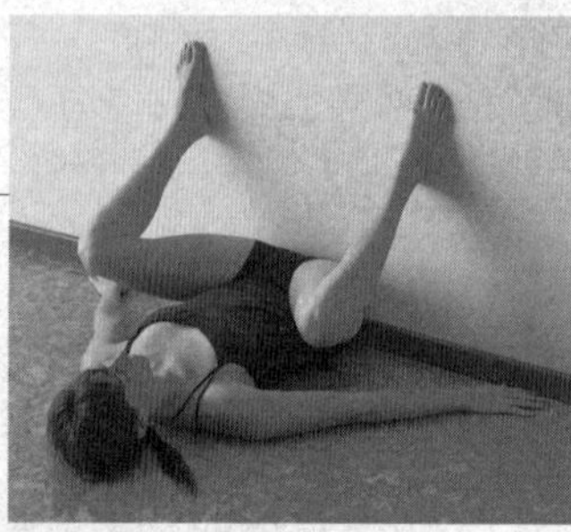

靠墙蹲式（也可以作为靠墙快乐婴儿式，图 4.6）

从腿在墙上伸直开始，双膝弯曲，双脚向下滑动。双脚分开至舒适的距离，比如与髋同宽。如果双脚和膝盖的距离超过髋部的宽度，那么体式会变得更有感觉。当你把脚滑下来时，你的臀部可能已经从地板上抬起来了。对某些人来说，这没什么问题，他们喜欢将髋部抬高一点。其他人可能不喜欢这样，因为这样给骶骨带来太多的压力。可以随意地晃动一下，稍稍离开墙壁，调整骶骨以将其平放在地板上。这里的目的是唤醒髋关节，只要你感觉到了什么，你就找到了对的体式。保持 3 ~ 5 分钟就够了。在最后的 1 分钟左右，尝试着抓住你的脚或扶住大腿的背部，把膝盖拉到地板上，来进入快乐婴儿式。当你觉得可以退出的时候，把腿靠在墙上伸直，释放前面紧张的部位。摇摆、移动，做任何感觉自然的事情。释放自己内心的顽皮小孩，尝试发怒式，让你的胳膊和腿在空中轻轻拍击！

4.7

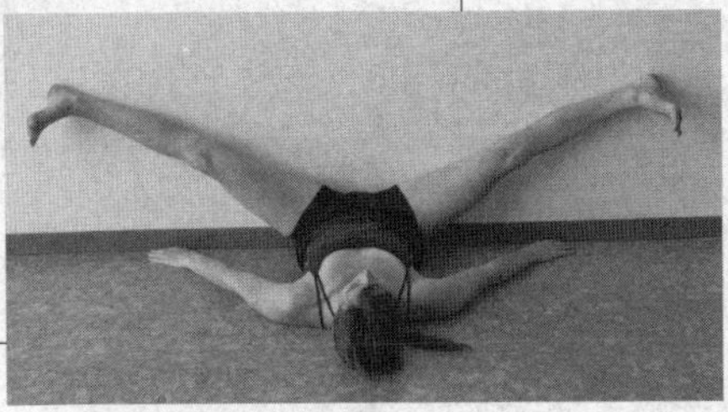

4.8

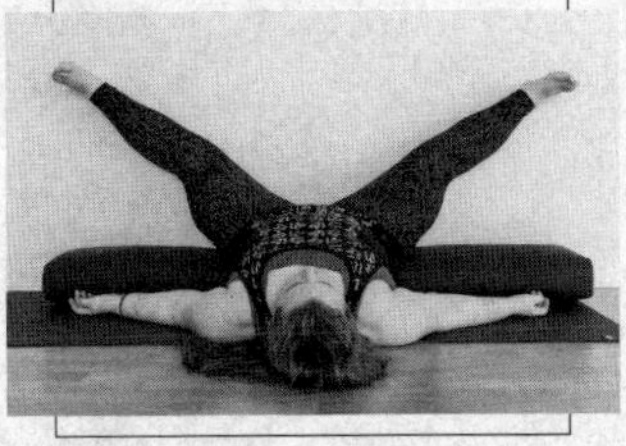

4.9

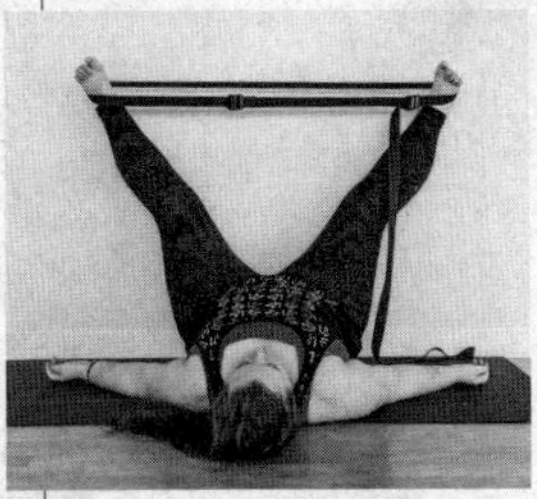

靠墙蜻蜓式（图 4.7）

要想完成这个体式，需要更大的墙壁空间，如果你的身体相当灵活就更需要了。从双腿靠墙伸直（或者其他变体）开始，然后通过重力让腿自然分开，让脚从墙上滑下来。到达金发姑娘的位置——你的感觉正好。如果你想多点感觉，试着把你的手放在大腿内侧——不需要用力拉，让肌肉放松。在这个姿势停留 3 ~ 5 分钟。如果感觉太强烈，有两个选择：a. 将抱枕或砖块放置在大腿下方以支撑（图 4.8）；b. 将伸展带绕在双脚上，调整带子长度和双腿之间的宽度（图 4.9）。当你准备退出体式的时候，用你的手把双腿推回并拢的状态，就像合上一本书。随意摇摆并移动身体。记住，阴性练习之间做一点阳性动作有助于释放阻滞的能量。

靠墙坐天鹅式（也可以作为靠墙天鹅式）

从右侧开始练习，但如果你的左髋更灵活，请先从左侧开始。从双腿伸直靠墙开始，然后把右脚踝放在左膝上（图 4.10）。由于身体是倒置的，上和下的措辞可能会让人困惑，但理想的情况下，脚踝需在膝盖下面，这意味着离地板或大腿更近，而不是靠近小腿。屈曲右脚，这有助于支撑膝盖，然后慢慢弯曲伸直的那条腿，让脚沿墙向下滑（图 4.11）。看看是否能达到左脚和左膝同高的位置，这可能是髋部压力最大的位置。

你可以把臀部从墙上推开，这样骶骨可以在地板上放平。任何一种方法都可以：或许你想停留在姿势里，那就让髋部离开地板；或许你可以选择让髋部离墙壁远一点，以使骶骨平放在地板上。这两个选择没有一个比另一个更好的说法。

4.10

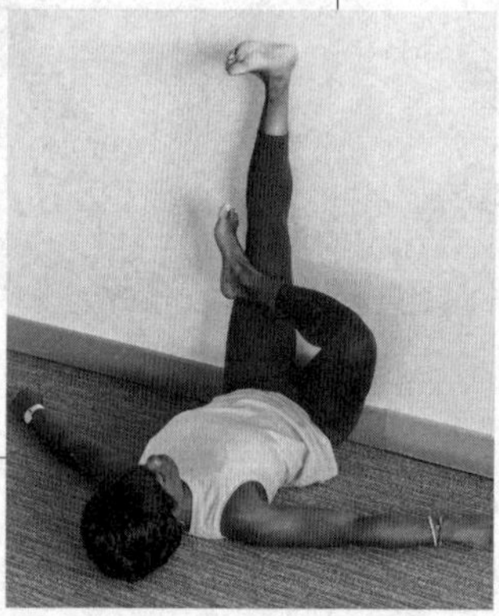

4.11

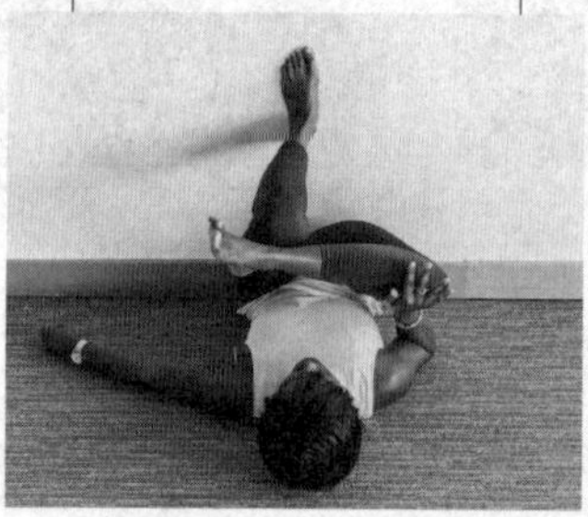

4.12

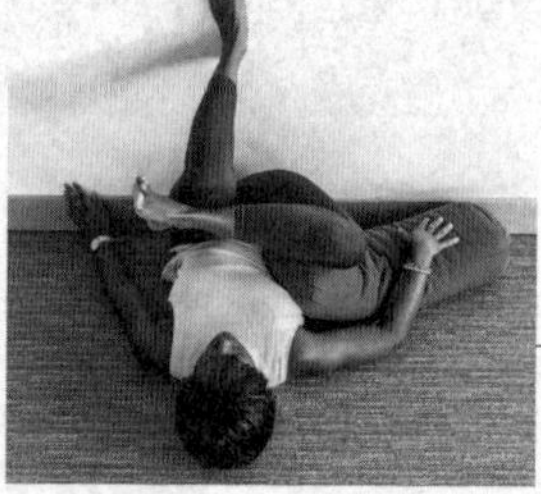

注意感受每个变体的不同，然后选择你想做的。

缓慢进入这个阶段：不要让左脚在墙面上下滑太快。你也可以用右手压向右膝，并将其向外摆动几次，在保持静止之前松动几下关节，如图 4.11 所示。另一种选择是在胸部和大腿之间夹一个抱枕（图 4.12）。坚持 3 ~ 5 分钟，然后通过移动到扭转的姿势来退出体式。①

仰卧扭转式

从靠墙坐天鹅式开始，将腿和臀部向左落向地板，同时保持上身的位置不变，由此进入仰卧扭转式。你可能想张开双臂，以帮助固定肩膀。把右脚和左膝朝左放置，完成一个舒适的扭转。保持左脚（最好是脚背）靠墙，这会使右膝更靠近胸部（图 4.13），从而使上半身更容易扭转。更具挑战性的变体是，将双腿分别朝相反的方向伸直，双脚仍然紧靠墙壁（图 4.14）。保持 3 ~ 5 分钟。从这个体式退出来后，把腿放回墙上伸直，轻轻摇动一会儿。

① 劳伦在 YinYoga.com 网站上这样阐述这个体式："练习坐天鹅式的学生可能需要一些额外的帮助来真正获得开髋的感觉。假设右脚放在左腿上，当我弯曲左膝并让左脚在墙壁上滑下来时，我的右膝落在我的胸口，除非我将右膝朝墙壁打开，否则我的髋部没有感觉。我发现，如果我把右肘支撑在地板上，用右手撑开右膝，我就可以保持在这个体式中，而不需要调用太多的肌肉力量。有些学生需要通过在胸腔上放个抱枕来支撑大腿，但我不喜欢这样，因为这会影响我的呼吸。我有没有提到我有多喜欢使用墙壁？"

4.13

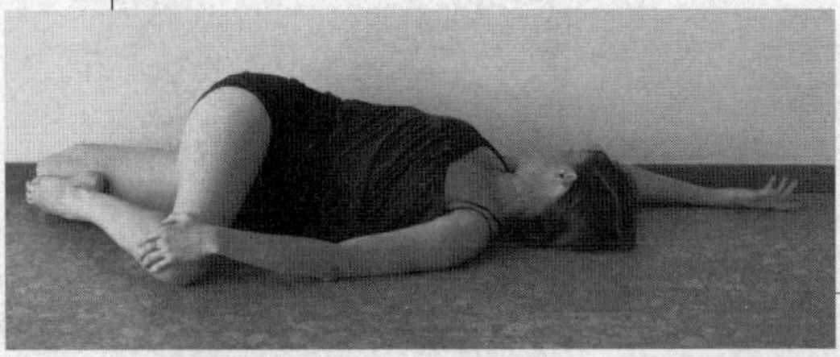

4.14

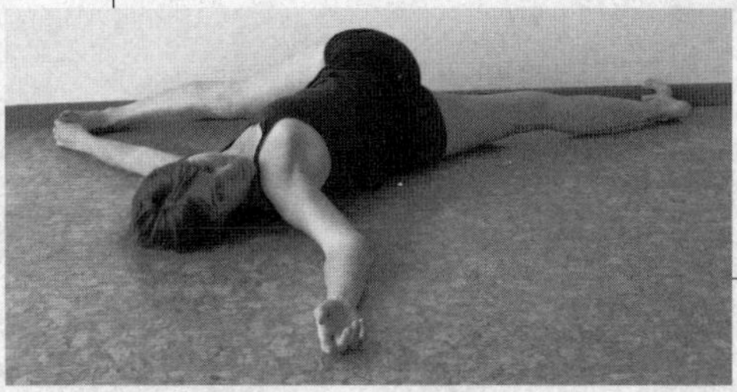

靠墙坐天鹅式（左侧）和仰卧扭转式（右侧）

重复这两个体式，做另一侧的练习。左脚踝放在右膝上，开始靠墙坐天鹅式，然后再让双腿倒向右侧，完成仰卧扭转式。

靠墙拱门式

如果你今天不想倒立，就跳过这个体式。有关倒立体式的注意事项和禁忌也适用于这个体式：有颈部问题、高血压、青光眼或糖尿病的学生，处于经期的女性，或者任何不想倒立的人，都可以把这个体式直接跳过！①如果你想试试倒立，那就返回到靠墙毛毛虫式。如果你颈部较为僵硬或担心颈部屈曲过多，在肩膀下面放一层厚厚的毯子。

如果你准备好了，把腿伸直，然后把双脚在墙上下滑，好像要做靠墙蹲式，但不要降低那么多：12 ~ 18 英寸（30.5 ~ 45.7 厘米）应该足够了。双手放在身侧，使手掌压向地板。双脚压墙，将髋部抬离地面。现在，我们进入了拱门式（图 4.15）。保持双手在地板上。如果髋部没有直立在肩膀上方，也不要担心。借助双脚压向墙的反作用力，而不是靠背部肌肉或手臂发力，你应该发现很容易倒立一段时间。在这里停留一会儿，然后再尝试第二种变体。

① 瑜伽损伤预防官网提示，以下情况是肩倒立的禁忌证：颈椎间盘问题、高血压、失衡、月经、鼻出血、骨质疏松症、后路全髋关节置换术、视网膜裂孔、脊柱骨折（椎体）和压缩性骨折。

4.15

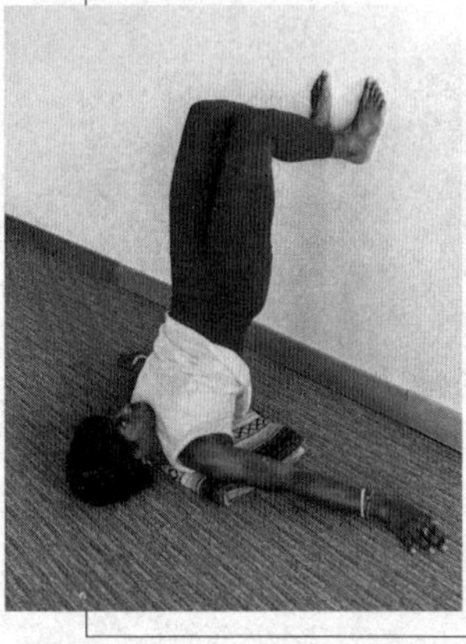

4.16

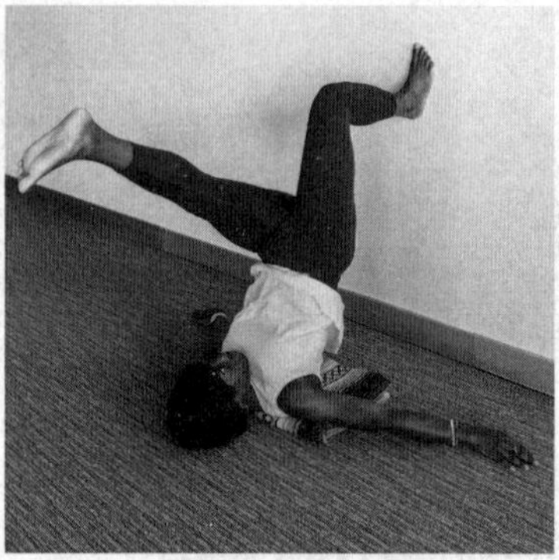

4.17

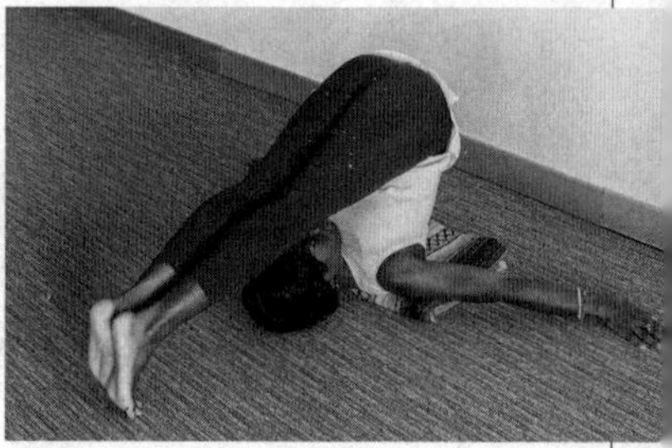

第二种变体是让左脚从墙上落下来，让你的左腿从头部上方垂向地面（图 4.16）。右脚始终放在墙上。只有在确保你的颈部没有不适的情况下才能停留在这体式中。过 1 分钟左右，换腿练习。

最后一种变体并不适合每个人，那就是让双腿都落向头顶上方，然后在最后 1～2 分钟进入蜗牛式（图 4.17）。从蜗牛式退出来，每次将一条腿摆回到拱门式，然后慢慢地放低双脚。你可能想摇动你的腿或做一个轻微的脊柱提升来放松你的脊柱。

靠墙狮身人面式

我们以小腿靠墙的姿势为目标来完成体式。要想进入体式，先滚动到俯卧姿势。弯曲膝盖，然后把身体推向墙，这样膝盖就会贴在墙根和地板之间的位置上。你的胫骨将靠在墙上（图 4.18）。停留几分钟，让背部沉浸在体式中，如果你想在腰椎上获得更多的压迫或感觉，可以将肘部放在抱枕上（图 4.19）。停留 3～5 分钟。该体式最深入的版本是双臂伸直的靠墙海豹式（图 4.20）。

摊尸式和结束冥想

现在来放松吧！由于整个序列已经相当放松了，你可以选择跳过靠墙的摊尸式，只静静地坐上几分钟。

4.18

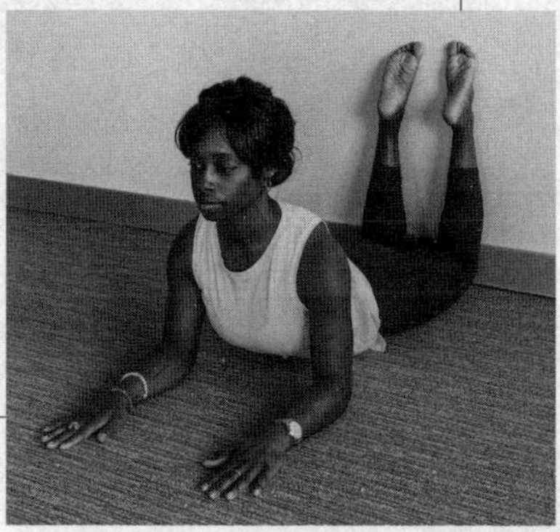

4.19

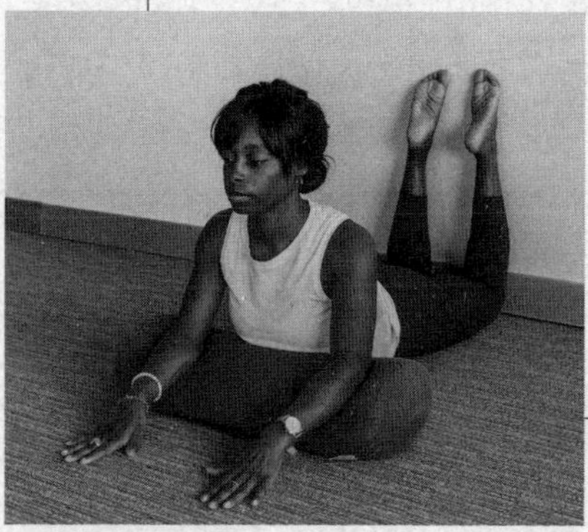

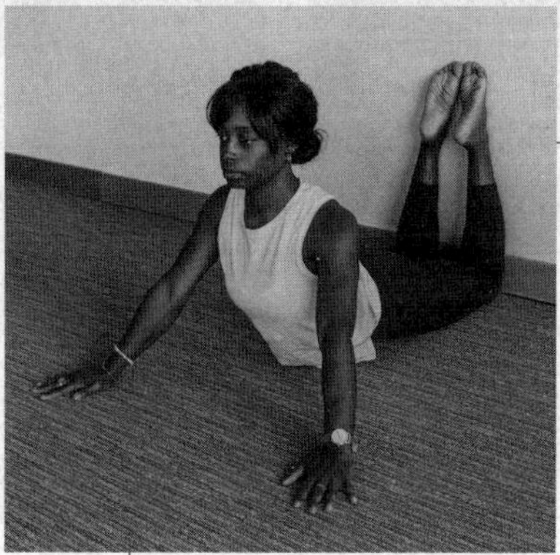

4.20

创建自己的流动

前面的序列能使你很容易开始自己的阴瑜伽练习，但是一段时间后，你可能需要增加新的序列，以用于不同的重点和意图。这其实没那么难。一般来说，阴瑜伽的目标是从肚脐到膝盖的区域，因为这些是身体的阴性区域（下身）。随着年龄的增长，我们下背部和髋部的组织往往会收缩、紧绷，收紧的幅度远远超过上身。正如第 3 章了解过的，我们可以将阴瑜伽的哲学应用到身体的所有关节，包括上身。然而，练习者往往很自然地倾向于选择髋部和脊柱作为练习的主要目标区域。

要规划自己的序列，首先要考虑关节与骨骼移动的方式，然后选择使其能向不同角度自由移动的体式。下表显示了我们在瑜伽练习中所能影响的主要关节与骨骼的活动。阴影区域通常是在阴瑜伽练习中的主要目标区域。

表 4.1

关节与骨骼	动作
颈椎	屈曲、伸展、旋转、侧屈、伸长、缩短
胸椎	旋转为主，侧屈、前屈和伸展的幅度有限，但也很重要
腰椎	屈曲和伸展为主，也能做少许侧屈和极小幅度的旋转
髋关节	屈曲、伸展、外展、内收、外旋、内旋
膝关节	屈曲和伸展，当膝关节弯曲时也可以做一些旋转
肩胛骨	外展（前伸）、内收（回缩）、上提和上旋*、下沉和下旋*、后倾、前倾
肩肱—上臂	屈曲、伸展、外展、内收、外旋、内旋
肘关节	肱骨和尺骨之间可以屈曲和伸展；尺骨和桡骨之间可以旋前和旋后

* 虽然这些动作经常每组一起发生，但也可以各个单独发生。

针对髋部的阴瑜伽

股骨在髋臼中的六个主要动作是：

1. 屈曲（又称前屈）：躯干和双腿前侧互相靠近。仅仅坐在地板上就会使髋关节屈曲 90°，而向前折叠上身可以产生更深的屈曲。
2. 伸展（又称后弯）：骨盆后部和双腿后侧互相靠近。
3. 外展（即双腿分开）：股骨外侧顶部——股骨大转子，靠近骨盆的顶部和侧面——髂骨。
4. 内收（即双腿并拢）：股骨顶部远离髂骨的移动。
5. 外旋：大腿内侧向外、向前转。

6. 内旋：大腿内侧向内、向后转。

接下来，注意第 3 章中的体式对应导致髋部的哪个动作，如下所示。

表 4.2

髋部的动作	导致这一动作的体式
屈曲至 90°	仰卧扭转式、鞋带式、方块式、蜻蜓式、脚趾蹲式
屈曲超过 90°	蝴蝶式、半蝴蝶式、毛毛虫式、婴儿式、悬挂式、龙式（前腿）、快乐婴儿式、膝盖收向胸前的仰卧扭转式、鞋带式前屈、方块式前屈、蹲式、蜻蜓式前屈、天鹅式（前腿）
伸展	桥式、猫拉尾式、龙式（后腿）、鞍式、海豹式、天鹅式（后腿）
外展	香蕉式（内侧腿）、蝴蝶式、半蝴蝶式、鹿式、龙式（翼龙式，前腿）、青蛙式、快乐婴儿式、蜻蜓式、天鹅式（前腿）
内收	香蕉式（外侧腿）、仰卧扭转式（上方腿单膝扭转和盘根式）、鞋带式
外旋	蝴蝶式、半蝴蝶式、鹿式（前腿）、龙式（翼龙式，前腿）、青蛙式、快乐婴儿式、鞋带式、方块式、蹲式、蜻蜓式前屈、天鹅式（前腿）
内旋	鹿式（后腿）、仰卧扭转式（盘根式）、鞍式（双脚分开）*

* 也包括半蝴蝶式（也叫半蛙式）的版本之一，后腿是内旋动作。

通过上面的表格，我们现在可以决定想要练习的目标区域，并适当选择在一定方向上产生压力的体式。记住，随着时间的推移，找到极限边缘后逐渐深入体式，并将关键体式 / 动作分组，单独将反体式作为一组，稍后练习。

通常，髋关节会同时进行多个动作。例如，蝴蝶式会在髋关节中产生屈曲、外展和外旋。同样，鞋带式让髋关节处于外旋、屈曲和内收的状态。这很方便，因为这样一来，我们就不需要通过练习六种不同的体式来在所有六个可能的方向上移动髋部。这意味着我们可以选择更少的体式，停留更长时间，同时我们仍然能获得自己渴望的压力。

针对脊柱的阴瑜伽

腰椎和胸椎的运动包括屈曲、伸展、侧屈（也称为侧弯）和旋转。腰椎有5块椎骨（大多数人），而胸椎有12块椎骨且分别连接到12对肋骨（大多数人）。上椎骨通过下关节面连接下椎骨的上关节面，这通常被称为关节突关节。① 胸椎的关节面呈冠状位，这使得旋转成为其最容易的运动。每个胸椎关节屈曲和伸展的动作幅度比腰椎小得多，但由于胸椎有12块，整个胸椎的总运动范围与整个腰椎的运动范围相近。② 腰椎的关节面呈矢状位，这能增加屈曲和伸展的动作幅度，但极大地限制了旋转。

上半身向前移动的姿势会导致腰椎和胸椎屈曲，而上半身向后移动的姿势会导致其伸展。根据第3章中的体式，你可以选择让脊柱产生不同动作的体式。如下所示。

表 4.3

脊柱的动作	导致这一动作的阴瑜伽体式
屈曲	蝴蝶式、半蝴蝶式、毛毛虫式、婴儿式、悬挂式、快乐婴儿式*、鞋带式、蜗牛式、方块式、蹲式*、蜻蜓式**
伸展	融心式、桥式、猫拉尾式、高飞龙式、青蛙式*、鞍式**、海豹式、狮身人面式、天鹅式
侧屈	香蕉式、半蝴蝶式加侧屈、鞋带式加侧屈、蜻蜓式加侧屈
旋转	半蝴蝶式*、猫拉尾式、鹿式加扭转、龙式加扭转、仰卧扭转式、鞋带式加扭转、方块式加扭转

*这些体式对于大多数人来说都非常柔和。

**这些体式对于身体非常灵活的学生来说依然非常柔和。

① 由上位椎骨的下关节突关节面与下位椎骨的上关节突关节面组成的关节在解剖学上的正确名称是“关节突关节”。英文中，这是一个很难拼写的名词（zygapophysial joint），更不用说发音了，所以我们就叫它们“facet joint”吧。

② 胸椎整体平均可屈曲30°~40°，伸展15°~20°。相比之下，腰椎整体平均可以屈曲52°，伸展16°。这些数字由于个体差异会有所变化，在我的另一本著作《你的脊柱，你的瑜伽》（*Your Spine, Your Yoga*）中有详细的解释。

虽然我们可以在髋部同时实现多种移动，但我们不太可能同时完成脊柱的多种动作。[①] 这意味着，我们如果想要完成脊柱的六种动作，通常需要六个体式来完成。然而，我们可以在针对脊柱练习的同时增加髋关节的练习。例如，在鞍式中，我们在伸展脊柱的同时内旋髋部。在蝴蝶式中，我们在屈曲、外展和外旋髋部的同时屈曲脊柱。因此，在主要针对脊柱练习时，你可以随意在髋部增加一些额外的压力。

① 这并不意味着我们不应该同时在多个方向上移动脊柱，尽管这在大多数体式中很少出现。事实上，如果我们可以在脊柱扭转时增加脊柱的屈曲或伸展，那么扭转会更加深入。

第 5 章
特殊情况

阴瑜伽柔软、沉浸、滋养，具有许多与修复瑜伽相近的特质。虽然修复瑜伽包含许多阴性元素，但这本书中描述的阴瑜伽并不是修复瑜伽：两者的意图是完全不同的。修复瑜伽主要试图治愈特定的问题并帮人恢复健康，而阴瑜伽假设你已经很健康并且想要超越现状，实现最佳健康状态。然而，我们可以使用本书介绍的阴瑜伽来帮助改善现状——当我们目前不在最佳健康状态时，或者当我们遇到特殊情况时。

在 YinYoga.com 的论坛上，学生们经常问一些关于阴瑜伽对他们自己的特殊伤病或情况有什么帮助的问题，通过论坛上的反馈，获得了有价值的建议。在本章中，我们将讨论三个最常见的问题：a. 膝盖和髋部，b. 下背部，c. 怀孕和生育。本章的内容远非定论，但它可能会为那些在这三个方面面临挑战的人提供一些指导。你可以在论坛上询问自己的情况，或为那些正在应对自身挑战的人提供你的想法。记住，在尝试这些建议之前，先和专业医疗人员谈谈。

在进入体式之前，还有一点值得一提：你是独一无二的！虽然很多人依靠某些方式解决了他们遇到的特定问题，但你的经历可能与他们不同。以怀孕为例，没有两个女人有完全相同的经历。事实上，即使是同一个人，两次怀孕经历也不见得是完全相同的。因此，我们必须考虑到个体的差异。对一个人有用的东西可能对另一个人有害。孕妇一定不能仰卧吗？大概也要看情况而定。许多女性在整个孕期做瑜伽的仰卧体式都没有问题，但其他女性不能也不应该这样做。当心教条主义的处方，要经常检查一些行为带给自己的感觉和效果。如果不行，就别做！而如果真的管用，就不要让其他所谓善意的建议吓跑本应有用的建议。

髋部和膝盖问题

如前所述，阴瑜伽主要针对从肚脐到膝盖的区域。通常，膝盖问题是由髋关节问题引起的。研究发现，在某些情况下，安全地打开髋部（开髋）可以减轻膝盖疼痛。(这里解释一下“开髋”的含义——这到底意味着什么？依我看，它指的是改善髋关节外旋的活动范围，也包括增加外展的活动范围。）膝盖最常见的问题是韧带和软骨撕裂，以及关节炎。阴瑜伽实践中虽不能涵盖所有与膝盖有关的疾病，但课堂上经常出现的一个特殊问题就是半月板撕裂。

膝盖是一个复杂的关节，许多韧带包裹着它以提供结构性支撑。在构成膝关节的两块骨头（股骨和胫骨）之间有两块 C 形软骨垫，被称为半月板。它使得骨骼紧密地结合在一起，并提供一些缓冲作用——使骨骼末端接触时不会发生磨损。内侧半月板固定在内侧副韧带上，如图 5.1 所示。这意味着，与未受固定的外侧半月板不同，内侧半月板不能滑动太远，当膝盖被迫进入莲花式时，内侧半月板经常被卡住和受挤压，表现为膝盖内侧的灼痛。然而，对于一些学生来说，疼痛常发生在膝盖外侧。这可能是因为外侧副韧带过度拉伸，而不是因为外侧半月板受损。外侧半月板的损伤通常是由运动创伤或事故造成的。

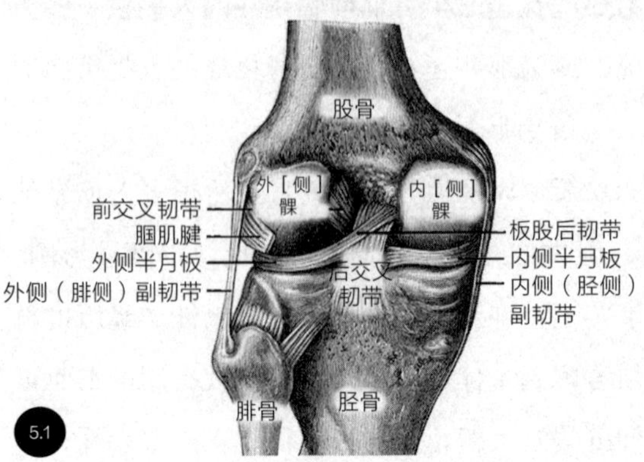

5.1

如果你的髋部很紧，不容易旋转（对大多数西方人来说很常见），那么外旋产生的压力往往会转移到膝盖上。幸运的是，当膝关节处的压力变得危险时，身体会用疼痛警告我们。但不幸的是，我们并不总是倾听这个信号，从而使自己陷入痛苦之中，结果就是半月板撕裂。[①]

如果疼痛严重且持续，手术可能是唯一的选择。但最近的研究发现，手术的成功可能更多的是因为心理安慰，而不是因为半月板的修复或移除。[②] 如果疼痛轻微且可控，你可能会被建议含着眼泪继续生活，但你还能做些什么来确保不会让它变得更糟呢？答案是阴瑜伽！通过慢慢地、长时间地打开髋部，我们可以减少半月板上的压力，改善组织的不协调。通过轻轻地、持续地给膝盖施加压力，我们可以刺激这些支持性组织的再生。[③]

我们可以通过两种方式来打开髋部和减轻膝盖上的压力：在练习过程中做很多开髋体式，以及坐在地板上练习。有利于开髋（增加外旋）的体式包括鞋带式、方块式、天鹅式和龙式。记住，在这些体式中膝盖不能出现任何疼痛。花尽可能多的时间在地板上练习是打开膝盖的另一种方式。髋部紧绷的一个主要原因是，我们花了太多时间坐在椅子上，椅子不会使髋部外旋，而坐在地板上就可以实现。坐下就行，不用担心怎么坐，尽可能频繁地改变你的姿势：有时盘腿坐着，在半蝶式中伸展一条腿，在蜻蜓式中双腿跨坐着，进入鞋带式，扭动着回到天鹅式……怎么都可以。

髋部外旋越多，膝盖承受的压力就越小。然而，有时我们确实需要对膝盖施加压力。如果练习得当，压力可以刺激组织愈合。没有压力就会产生脆弱。再强调一下，咨询医生自己是否适合练习，聆听你的身体。蜻蜓式能对膝盖内侧产生有疗愈效果的压力：当双腿分开时，内侧副韧带上就会产生张力。内侧半月板与韧带是相连的，因此当你在那里感觉到良好的压力时，说明你的细胞正受到刺激，这些细胞——成纤维细胞、筋膜细胞和软骨细胞形成了我们的韧带、关节囊、筋膜和软骨。但如果你这样做时感到疼痛，请停下来，让双腿靠得更近。

---

① 并非所有半月板撕裂都成为问题。许多人半月板撕裂却完全感觉不到疼痛，对他们充实而幸福的生活丝毫没有产生影响。事实上，一项研究发现，19% 的 50 多岁女性和 56% 的 80 多岁男性出现了半月板撕裂的情况，但根本没有疼痛或其他问题。请参阅 Martin Englund et al., “Incidental Meniscal Findings on Knee MRI in Middle-Aged and Elderly Persons,” *New England Journal of Medicine* 359.1 (2008): 1108–15。

② 请参阅 J. Bruce Moseley, et al. “A Controlled Trial of Arthroscopic Surgery for Osteoarthritis of the Knee,” *New England Journal of Medicine* 347 (2002): 81–8。以及新近的研究：Raine Sihvonen et al., “Arthroscopic Partial Meniscectomy Versus Placebo Surgery for a Degenerative Meniscus Tear: A 2-year Follow-up of the Randomised Controlled Trial” in *Clinical Orthopaedics and Related Surgery* 476.7 (2018): 1393–5。

③ 我没有看到任何研究能够证实这一说法，但我体验过它的好处，也听闻了其他事实。

在膝盖上制造适当压力的另一个体式是鞍式，但你不必做完全仰卧的版本。在阳瑜伽的世界里，坐在双脚跟上被称为雷电坐或金刚坐。如果这个坐姿对你来说难度稍大，就在你的双脚之间放一两个砖块，以让自己坐得更高。如果你的脚踝不舒服，试着在脚踝下面放一条折叠的毛巾。在这个坐姿中你能够感觉到膝盖的压力，这对髌骨有非常不错的治疗作用。但是你也会感觉到脚踝和足弓外的压力。如果体式对你来说没什么问题的话，你可以卷起一块布或毛巾，把它紧紧塞在膝盖后面。这看起来好像给膝关节创造了松口气的空间，但实际上你是在增加这些组织的压力。许多有半月板问题或骨关节炎的练习者发现这种变体对自己非常有益。

必须留意：太多的压力会使病情恶化，但没有压力也会使病情恶化。还记得第 2 章中图 2.3 的耐受度曲线吗？和往常一样，在不确定的时候去咨询医生。

髋关节置换术

髋部最常见的问题是韧带和盂唇[①]撕裂，以及骨质疏松。有关骨质疏松症的内容将在下一章介绍，所以现在，让我们看看如何帮助加强和延长髋部韧带。

通常，学生会抱怨他们的髋部非常紧，也难怪——在西方生活方式下，我们的髋部是很紧！关节被紧紧包裹、限制在非常小的活动范围内，尤其是在旋转时。关节囊和连接关节的韧带变得更小、更短、更紧。这通常是由我们没有充分利用自己的活动范围导致的，因为我们整天坐在椅子上，双腿总是并拢。同样地，常在地板上坐着将极大地帮助我们重新打开髋部。我们并没有在一夜之间失去髋关节的正常活动范围，所以也不会很快恢复它。但是，通过将阴瑜伽原理应用于髋部，我们也许能够恢复失去的活动范围。

当我们试图恢复髋部的活动范围时，膝盖和脚踝会承受很大的负荷。“髋部和膝盖问题”一节中描述的开髋体式在这里有同样的效果：鞋带式、方块式、天鹅式、龙式、蜻蜓式和鞍式。但是，如果有一些特殊情况，比如做过髋关节置换术，会怎么样？在这种情况下，阴瑜伽练习还可行吗？

---

① 盂唇是一种特殊的软骨，在髋臼周围形成一个纤维软骨环，使髋臼关节面范围更大，这有助于固定股骨。

因为每个人的身体不一样，所以每个髋部手术采取的方式也不一样。外科医生通过几种方式切割并进入身体来安装新的部件，因此外科医生是告诉你新髋关节可以做什么动作的最佳人选。一般来说，外旋和外展应该没有问题，但你如果试图内收或内旋髋关节，就需要小心了。如果做过置换术，你练习的意图不应该是恢复活动范围，而应该是加强韧带，从手术中尽快恢复。许多患者发现，他们在术后自动恢复了更大的活动范围。

当医生给你一个明确的信号时，你就可以开始为组织施压了。外科医生最常采取的方法（因为这是最便宜的）是从侧面长切口进入髋关节，这会削弱关节囊韧带（图 5.2）。这些韧带的功能是限制髋关节内收和内旋。如果这是你的手术所采用的切开法，你可能会被建议避免上述动作，这就意味着你不能做鞍式、鹿式、盘根式，也不能做鞋带式（因为涉及内收）。在你进入更深的外旋（如翼龙式）之前，先做简单的外旋，如蝴蝶式或方块式。如果外科医生使用了一种不同的技术，是避开髋部外侧的较小切口，那你可能没有这些限制。再说一次，要听从外科医生的建议。

在某种程度上说，无论是否做过髋关节置换术，限制髋关节运动的不是韧带或肌肉的张力，而是股骨颈撞击髋臼盂唇，骨盆前部挤压大腿，或者股骨顶部（称为大转子）和骨盆侧面之间的肌肉挤压。这些限制是由压缩而出现的，它是我们在任何体式中能否深入的终极独裁者。一旦你的髋部达到了挤压点，你就不能再朝这个方向继续下去了。要想知道你是否已经达到了极限，注意你正在经历的感觉。如果紧绷的肌肉或韧带仍在阻止你，那就是张力继续在那里发挥作用。但是如果你感觉到挤压，你不会因为练习变得更灵活，所以不要再进一步尝试了。

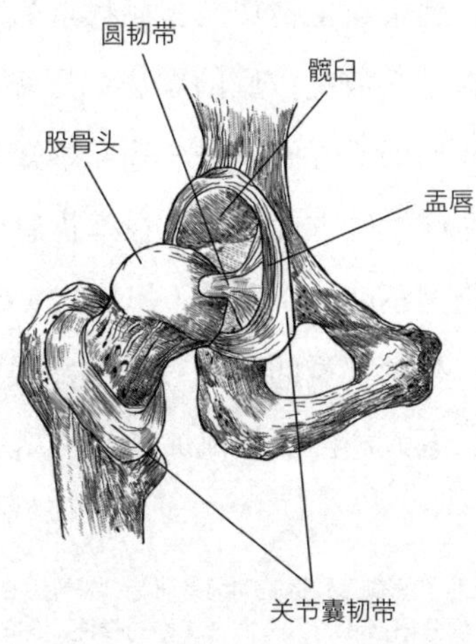

5.2

骨骼的形状和方向最终决定了你能开髋的程度。当你盘腿坐在地板上时，膝盖虽然离地面较高，但你感受到了髋部外侧的感觉，那可能就是你的极限。由于你自身独有的骨骼结构，你可能永远不会比这更灵活。不要让这成为你不持续练习的借口，一旦你突破了肌肉和韧带的所有张力阻力，这便是一个停止点。但是，许多瑜伽学生试图突破这个点，进入一个身体最终无法忍受的姿势，从而严重伤害了自己。当髋部不再打开，学生弯曲小腿使脚进入莲花式时，膝盖就会受损。[①] 如果髋部无法打开，膝盖就会扭曲，压力会进入关节。很快，我们会向医生询问半月板手术的事宜。

注意：任何疼痛都是禁忌。听听身体给你带来的小小不满。小的不满将招来大的不满，大的不满最终会导致代价昂贵的手术。

下背部不适

任何一个腰背痛患者经历过的不适感都让他刻骨铭心，但这种疼痛的原因往往是神秘的。[②] 医学界一直在寻找背痛的生物力学原因，但在过去几十年中，我们在对疼痛的总体理解和对背痛的具体理解方面已经将焦点从纯粹的生物力学原因转移到了更为多维的层面上。如今，有一个更广泛的新模型用来理解疼痛和疾病，被称为生物—心理—社会模型。

如图 5.3 所示，有三个可以导致、促成或加剧疼痛和痛苦的因素：生物、心理和社会。在过去的 300 年里，西方医学主要关注健康的生物因素：我们的解剖结构、感染、生物功能和症状。如今，这一因素已经扩展到遗传倾向。但正如古希腊医生希波克拉底的看法："了解患者的生活远比了解患者的病情重要。"这意味着我们的心理健康——我们感知和理解世界的方式、应对策略、教育水平、记忆和适应性等方面——也在幸福感中发挥着重要作用。然而，基因和心理对研究来说仍是不够的。乔治 · 恩格尔（George Engel）是 20 世纪的医生，也是生物—心理—社会模型的开创者，他发现社会生活对我们的健康也起着巨大的作用：由朋友、家人和同事构成的社交网络，种族背景和文化传统，收入水平和获得医疗

---

① 有兴趣了解髋部和膝盖的读者可能会发现我的书《你的身体，你的瑜伽》（*Your Body, Your Yoga*）很有用。

② 这一部分出自我的另一本书《你的脊柱，你的瑜伽》的附录中关于腰痛的内容。

5.3

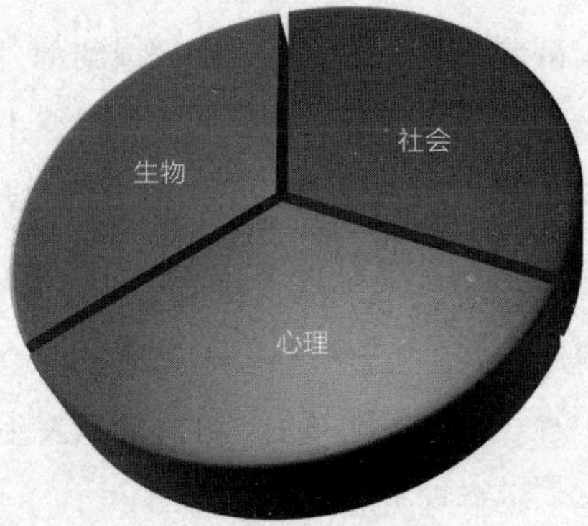

保健的机会，以及工作环境。

力学和动作因素可能是腰痛的原因。当力学的缺陷由不熟练的动作引起时，重新训练自己的动作并发展更好的技术可以帮助预防未来的疼痛。然而，心理和社会因素可能比结构或力学因素更能引起疼痛。心理和社会因素影响我们的一种方式是通过我们的软组织（肌肉、韧带和筋膜）的变化，但在理解这些内容（在第 6 章中）之前，我们应该先看看疼痛在软组织中产生的方式。

痛苦的体验要通过一系列复杂的交流过程。身体压力可能会刺激疼痛感，而化学信号可以使产生疼痛的神经末梢变得敏化。产生疼痛感的神经叫作痛觉感受器。这些感受器向大脑发送信号，大脑可以忽略、关注或放大这些信号，这取决于许多心理和社会因素。如果你在剧烈的身体压力下——逃离饥饿的老虎或参加铁人三项比赛，你可能不会注意到疼痛信号。然而，压力是情绪化的。例如，如果你感到焦虑，你可能会更加注意到疼痛。[①]

急性下背痛几乎总能在没有干预的情况下自行缓解。[②]然而，对许多人来说，急性疼痛还是会不断复发，这会导致慢性疼痛。心理和社会因素可能导致慢性背

① 请参阅 Robert M. Sapolsky, *Why Zebras Don't Get Ulcers*, 3rd ed. (New York: St Martin's Griffin, 2012), 186–201。

② 请参阅 A. Qaseem, T. J. Wilt, R. M. McLean, M. A. Forciea, and Clinical Guidelines Committee of the American College of Physicians, "Noninvasive Treatments for Acute, Subacute, and Chronic Low Back Pain: A Clinical Practice Guideline from the American College of Physicians," *Annals of Internal Medicine* 166.7 (2017): 514–30, doi:10.7326/M16-2367。

痛和功能障碍，这超出了本书的讨论范围。冥想和正念瑜伽练习已被证明可以帮助缓解疼痛的心理原因，这在如今已不稀奇。相关内容将在第 8 章中讨论。

背部疼痛可分为两大类：背部主导性疼痛和腿部主导性疼痛。背部主导性疼痛发生在背部或髋部，虽然它可能会辐射到臀部或腿部，但主要是在背部感觉到的。这种疼痛通常伴随着特定类型的运动，而且在痉挛中会被感受到。这两种疼痛中，背部主导的是相对较轻微的一种，因为没有神经损伤或脊髓损伤的迹象。腿部主导性疼痛的一个常见例子是坐骨神经痛，可能感觉到背部疼痛，但臀部、腿部甚至脚的感觉最强烈。这是一种持续性的疼痛，而不是痉挛性的疼痛，通常在患者躺下时会得到缓解。另一种腿部主导性疼痛只发生在我们站立、行走或跑步时，当我们弯腰或坐下时会有所缓解。

坐骨神经痛由臀部肌肉紧张（称为梨状肌综合征）、椎间盘膨出或突出引起。椎间盘膨出、撕裂或突出通常对应导致损伤的运动模式。例如，扭转通常会导致椎间盘纤维环撕裂，而椎间盘膨出或突出通常是由屈曲引起的。[①] 由于椎间盘受到大量且反复的压力，髓核可能会被挤压到破裂的纤维环中，造成膨出，或者更严重的是——造成突出。这些膨出或突出本身并不是多严重的问题。大约 30% 的 20 岁健康青年都有椎间盘膨出！随着年龄的增长，发病率会增加，但椎间盘膨出并不一定会引起疼痛。在 80 岁以上的没有疼痛或不适的人中，84% 以上的人都有椎间盘突出，但仍过着完全正常的生活。[②]

如果你被诊断出椎间盘膨出或突出，你可能会被告知避免脊柱的所有屈曲动作：这意味着不能再向前折叠上身。然而，每个人的情况都不一样。我们可以做蝴蝶式、毛毛虫式等屈髋体式，在不屈曲脊柱的情况下进行髋关节屈曲。髋部屈曲可以持续锻炼腿部和背部，同时保持脊柱中立，避免椎间盘问题恶化（回顾一下在锻炼腿部和髋部时脊柱保持中立的靠墙阴瑜伽体式）。根据椎间盘问题的严重程度，可能需要禁止扭转动作。

然而，正如我们在第 2 章中了解过的耐受度曲线，没有压力也不是一件好事

① 请参阅布莱特·孔特雷拉斯（Bret Contreras）对斯图尔特·麦吉尔的采访：https://bretcontreras.com/transcribed-interview-with-stu-mcgill。

② 请参阅 W. Brinjikji et al., "Systematic Literature Review of Imaging Features of Spinal Degeneration in Asymptomatic Populations," *American Journal of Neuroradiology* 36.4 (2015): 811–16。

情。如果你从不屈曲脊柱，那么椎间盘就没有压力，它们就会萎缩。背部受伤后，你必须留意不让脊柱承受过大的压力，但你确实需要承受一些压力。通过小心、用心和专注，你或许可以在做得太少和太多之间的狭窄地带中穿行。

对于椎间盘膨出的学生来说，也有一些好消息：狮身人面式可能正是你所需要的体式！新西兰理疗师罗宾·麦肯基（Robin McKenzie）在 20 世纪 60 年代发现，狮身人面式在某些情况下可以将脱出的髓核推回椎间盘中央。这并不适用于所有椎间盘膨出（取决于膨出的确切性质和方向）的情况，但已被证明对许多患者有效。加拿大教授斯图尔特·麦吉尔专门研究腰背疾患，他认为可以通过伸展来帮助缓解椎间盘膨出，但也要求他的患者进行强化训练以稳定核心肌肉。肘板式、侧板式（Vasisthasana）或猫平衡式等体式——一只手臂向前伸展，另一只腿向后伸展，能够帮助加强背部、身侧和身体前部核心的肌肉，重要的是——保持腰椎处于中立位。①

如果你有腰背疾病，请咨询医生什么运动对你来说是安全的。在课程开始前，让你的瑜伽老师知道你的问题和医生的想法，这样你们就可以一起决定哪些体式要避免，哪些体式要增加。这个过程可能需要实验来完善。记住，要用心练习。疼痛可能根本不是身体上的，这并不意味着它不是真的，它是真的！它可能只是出于无形的原因。

孕产②

不孕症的定义是在尝试一年后无法受孕。问题可能出自女性，也可能是男性。

通过瑜伽练习，我们可以关注到可能影响女性受孕能力的身体结构、激素甚至心理问题。女性的结构性问题可能包括肌瘤（干扰子宫内的过程）、子宫内膜异位症、卵巢囊肿、多囊卵巢综合征（一种影响约 5% 的女性的内分泌疾病）、外阴痛（慢性外阴疼痛，原因不明）和阴道痉挛（阴道肌肉紧张）。其他可能干

① 斯图尔特·麦吉尔，《腰背维修师》作者，是滑铁卢大学的荣誉退休教授。他发现，核心力量训练者往往会弯曲下背部：仰卧起坐等姿势是锻炼脊柱下部最糟糕的方式。有关更安全、更恰当的练习，请参见他的书。

② 我很感激纳塔莉·普卢塔（Nataly Pluta）提供了这些信息。在关于生育和瑜伽的研讨会上，纳塔莉引用了艾丽斯·多马（Alice Domar）的作品。

扰受孕的结构问题还包括支配生殖器官的神经受到压迫。这些神经从腰椎蜿蜒穿过肠系膜下神经节。椎间盘膨出、椎间盘突出和脊柱紊乱都会侵犯这些神经。与神经相邻的是动脉，这些动脉为骨盆和器官供血，而这些动脉也可能被压迫。

男性在神经和动脉方面也有类似的结构问题，包括睾丸炎症、精子数量低和精子活力差。

压力会影响激素，从而降低女性的生育能力。这是一个众所周知的困境：压力会干扰怀孕，而不能怀孕会产生更多的压力！瑜伽有助于管理和减轻压力，具体内容可以查阅第 8 章。

我们可以通过延长腰大肌来减少对神经和动脉的结构性压力。髋部伸展体式，如天鹅式、龙式和鞍式对此可能会有所帮助。我们也可以通过把能量带到正确的地方来改善问题。能量修习者建议将重点放在控制性器官的心轮和脐轮上。扭转体式也很有益（对心脏）：针对肾脏的体式可能有益于第二个脉轮——脐轮。针对肝脏的体式——能够刺激太冲穴和行间穴的体式可能有助于受孕。① 针对肾脏的体式——按压照海穴的体式可能有助于改善月经不调。②

从身体的角度来看，下面这个约 90 分钟的阴瑜伽序列可能会有所帮助。保持每个体式 3 ~ 5 分钟。如果你没有那么多时间，放弃快乐婴儿式和天鹅式，而不是缩短每个体式的时间。在练习体式时，也可以随时伸出手来，在上面提到的关键穴位上进行一些按压。

- 开始冥想：专注于放松和减压。做 2 分钟海洋呼吸，可能会有所帮助。
- 蝴蝶式：按摩肾脏穴位。
- 半蝴蝶式：按摩肝脏穴位。
- 融心式。
- 狮身人面式和 / 或海豹式。
- 双臂举过头顶的鞍式。
- 加扭转的鞋带式。

① 行间穴位于大脚趾和第二脚趾之间。行间穴上方 1 英寸（约 2.5 厘米，差不多一根手指的宽度）为太冲穴。要按摩这些穴位，只需将手指对该部位下按即可。

② 照海穴位于足内侧——内踝下一指的位置。

- 释放腰大肌版的天鹅式（尖叫天鹅式）。
- 快乐婴儿式。
- 仰卧扭转式。
- 摊尸式。

记住，压力是不能怀孕的一个重要因素。放松，改变保持体式的时间以适应你的练习水平。练习的目的是刺激经络线，而不是将体式做得多么完美。

孕期

每个人的身体都是独一无二的，对一个女性产生效果的练习对另一个女性来说可能是无效的。同理，在你上一次怀孕时起作用的做法这次可能不起作用。仔细倾听你的身体，找出适合你的方法。

本节中的建议多来自 YinYoga.com 论坛中有瑜伽练习经验的女性的分享。这并不是对孕期瑜伽的详尽阐述，更好的做法是去寻找一位孕产瑜伽老师，他会在你孕期三个阶段的瑜伽练习过程中教给你基本注意事项。惯例就是，实施之前向医疗保健人员咨询你的计划。

意图很重要。当你怀孕时，你练习的目的不应该是比以前更进一步地摆出体式，即不要盲目扩大活动幅度，宝宝的健康和舒适才是关键。随着一种名为松弛素的激素的释放，尤其是在孕期的前三个月，你的结缔组织将开始变得柔软。但这可能很容易使你体内的韧带和软骨承受过大的压力，并可能使它们过度拉伸和损伤。无论你在怀孕前有多大的关节活动幅度，维持原状，不要再继续加大。检查第 3 章体式中提到的禁忌，并注意提供的替代体式和备选。

孕早期

婴儿现在刚刚在妈妈肚子里安顿好，一般来说，这个时期的女性被告知不要做倒立体式，这样胚胎才可以牢固地植入子宫壁。在阴瑜伽中，我们不必太担心这一点，因为除了蜗牛式和靠墙拱门式，没有其他倒立体式。在孕期的前三个月，腹部不会大到阻碍前屈或扭转动作，但无论如何，你应该开始减少对腹部的压迫。通过针对性地使用辅具，可以帮助减轻腹部的压力。

在妊娠早期以及分娩前，松弛素会以高浓度释放。一个真正开始软化的区域是耻骨联合，即耻骨支之间的软骨。这个区域需要稍微打开一点，让婴儿通过产道，但在我们的瑜伽练习中，可能会无意中过度打开这个区域。在任何涉及双腿外展的姿势（蝴蝶式和蜻蜓式）中都要小心，不要超过怀孕前外展的距离。

孕中期和孕晚期

随着胎儿的生长，孕妇下背部承受的重量越来越大。许多女性渴望脊柱得到放松，会喜欢做一些舒服的后弯。然而，常规的俯卧体式如狮身人面式不再可选，尽管它很有益。如果想练习，那就需要依靠抱枕和辅具的帮助了。试着做一个简单版本的海豹式或狮身人面式：在大腿根垫一个抱枕，这能让腹部下方有一定高度，且不会压到地板上。一些女性声称，练习时耻骨下用砖块或支撑物的感觉更好。孕妇也可以试试将手或肘部放在抱枕或砖块上。全天鹅式可以很好地为脊柱施压，并锻炼到髋部区域。可以通过把你的上半身放在抱枕上来实现睡天鹅式的练习。

蹲式、蝴蝶式和蜻蜓式为你的腹部提供了充足的空间，有助于保持髋部打开。记住，不要做过，停留在稍有感觉的地方即可。孕妇可以尝试扭转体式，它能帮助释放脊柱，但由于腹部变大，不能扭转得太深入——做胸部的扭转，而不是腹部。到了这个阶段，不建议再练习鞍式，但如果你靠在抱枕上，或者靠在墙上，也可以尝试鞍式的练习。孕妇通常被建议不要仰卧，因为胎儿的体重会压迫腔静脉，后者是一种将血液带回心脏的静脉。然而，这种警告往往言过其实。如果回到心脏的血液有所凝滞，你会注意到的！没有人会想要将自己置于危险的境地，所以不要过度保护自己。孕妇并不是易碎的玻璃雕像——她们比大多数人（我认为主要是男性瑜伽老师）认为的要强壮得多。如果你觉得仰卧对你很好，那就试试吧。如果这不适合你，就不要做。

怀孕期间练习阴瑜伽的另一个好处是对身体能量的影响。体式能够刺激经络，让生命之气传遍自己和胎儿周身。下面这个序列可能是实现这一点的序列之一。

- 开始冥想：专注于放松和减压。
- 蝴蝶式：可刺激肝经、肾经和膀胱经。

- 蜻蜓式（向左腿、右腿前屈上身，然后从中间前屈）：可刺激肝经、肾经和膀胱经。
- 方块式：可刺激胆经和肝经。
- 全天鹅式：可刺激下半身全部六条经络。
- 狮身人面式和 / 或海豹式：可刺激膀胱经、肾经和胃经。
- 打开膝盖版的婴儿式：可刺激肝经、胆经和肾经。
- 简易青蛙式或蝌蚪式：能刺激肝经、胆经、膀胱经和肾经。
- 摊尸式，左侧卧或者在双腿之间放一个抱枕，可能会感觉更好。

以下是一位女性对这一序列的感受反馈[①]：

> 我怀孕 5 个月了，昨晚我做了伯尼建议的一系列孕期阴瑜伽体式。然后我爬上床。我睡得比以前好多了，背部的疼痛也消失了。我希望我在第一次怀孕时能继续有规律地做瑜伽。我相信我会有一个更愉快和舒适的体验！

随着孕期的推进，不要像怀孕前那样长时间保持体式。以下是一位孕期 8 个月（双胞胎）的阴瑜伽老师的几点建议。[②]她建议仅保持体式 1 ~ 3 分钟！这是一条很有用的经验：最多 3 分钟。

> 怀孕后，我仍然喜欢练习阴瑜伽，但由于腹股沟结缔组织松弛，现在只保持 1 ~ 3 分钟对我的身体更有益。有些体式，比如半蝴蝶式，我偶尔会保持 5 分钟，但为了安全起见，我在弯曲的那条腿下垫了一条毯子，以防过度拉伸。在天鹅式中保持 1 ~ 2 分钟似乎就足够了。我几乎在每节孕期瑜伽课上都做这个体式，因为骶髂关节的放松对大多数女性来说都是天堂般的美好享受。由于骨盆组织松弛，一些人可能会觉得这个体式让自己非常不舒服。
>
> 对我来说，在大约孕期 3 个月的时候，像天鹅式和海豹式这样的后弯体式已经变得很困难了。但借助靠垫，我能更长久地练习自己喜欢的鞍式，依旧是最多保持 1 ~ 3 分钟。然而，大约从孕期 6 个月开始，仰卧超过 5 分钟是非常

---

① 感谢加利福尼亚州阳光妈妈组织（Sunny Mom）。
② 感谢汉纳・玛丽（Hannah Marie）。

不舒服的。我发现另一个放松上背部并减少胃灼热的好方法：面向墙壁站立，双脚离墙约 2 ~ 3 英尺（61 ~ 91.5 厘米），双手沿着墙面向上移动。我通过这个方式来伸展上背部和肩膀。

在怀孕期间，我发现串联体式的练习并不适合我。因为它加剧了许多症状，包括胃灼热。另一件值得一提的事情是，在怀孕期间，我的腿很容易变得僵硬。为了避免抽筋，我尝试保持体液流动，并在结束阴瑜伽练习后转动并甩动我的脚踝。阴瑜伽确实有助于防止僵硬，在练习中我更关注下半身而不是脊柱。而我发现阳性练习，比如猫牛式，能很好地保持脊柱的活动度。

至于前屈上身和压缩腹部，正如伯尼所说，随着你的腹部变大，动作会达到无法继续的临界值。我从来不去挤压腹部来“伤害”自己，因为我知道怀孕意味着我不能像以前那样前屈。我在怀孕初期试过练习前屈，双腿张开的变体是我唯一的选择。

对于便秘问题，猫牛式串联、侧弯和轻柔扭转会带来良好的改善效果。另一个好方法是，站立，当你左右扭转身体时，让你的手臂在身体两侧摆动。扭转对整个脊柱和骶髂关节都有好处，尤其是当你有便秘问题的时候。注意，动作需要非常缓慢和温柔。在仰卧扭转式中，在弯曲腿的膝盖下方垫一个抱枕，将头转向膝盖的同一侧，而不是转离腿的方向。

产后阴瑜伽

现在，你的臂弯里抱着那个可爱的宝贝，终于如释重负。是时候找回你的身体了！罗伯塔·休斯（Roberta Hughes）是一位优秀的孕产阴瑜伽老师，她提供了以下观察结果：

分娩后的 6 周是母体需要恢复的时间。分娩后，大多数女性会注意到她们的身体非常僵硬和紧绷。分娩后，身体几乎无法向前折叠。而阴瑜伽体式可以用来轻轻地伸展身体，也可以用温和的方式按摩腹部并刺激腹部肌肉。以下是我对阴道顺利分娩的女性的建议：

- 第 1 周：大量的凯格尔运动[①]和腹部按摩！淋浴过程中，在洗头发的同时，持续做凯格尔运动。用 1～2 分钟的时间，以顺时针方向按摩腹部，适度或深度按压。
- 第 2 周：加入前屈，以拉伸腘绳肌并压缩腹部。坐姿前屈体式，如毛毛虫式和靠墙倒箭式都是很理想的选择。暂时不要做开髋体式和大腿内侧拉伸。
- 第 3 周：继续练习前屈。再加入仰卧扭转，帮助按摩腹部、收缩子宫、刺激腹肌。
- 第 4 周：继续以上内容。增加腿部内侧的练习，如半蝴蝶式，等适应之后再练习蜻蜓式。
- 第 5 周：继续以上内容。增加更深入的坐姿扭转体式来轻柔地锻炼腹部。
- 第 6 周：在得到医生的检查和许可后，开始核心强化训练（阳瑜伽），并继续保持上述体式的练习（阴瑜伽）。

对于刚刚生产完的妈妈来说，每天只需做 1～2 个阴瑜伽体式就可以很好地滋养身体。坚持练习非常重要。记住，对练习的期望要灵活，如果你一天中只有 5 分钟的时间做瑜伽，而不能做 30～60 分钟的完整练习，也不要因此沮丧，试着对结果感到满足。

---

① 有关凯格尔运动的更多信息，请参阅我的书《你的脊柱，你的瑜伽》第 76 页和第 77 页。

第 6 章 身体益处

我们已经了解了什么是阴瑜伽以及如何练习。现在是时候讨论一下我们为什么要做这种练习了。接下来几章主要讨论的是阴瑜伽的好处，这体现在三个方面：身体（本章）、能量（下一章）和精神 / 情感（最后一章）。除了收获健康，练习瑜伽还有其他原因，比如帮助我们的精神成长。但是，瑜伽能否在精神上帮助我们很大程度上取决于我们所走的道路。不是每个人的精神道路都受瑜伽的影响，但每个人在练习过程中都可以从身体、能量和精神 / 情感上受益。

给我们的组织施加压力

压力是好事！我们的生活和组织都需要一些压力。压力是我们在瑜伽练习中对身体组织施加的作用，它对健康的益处早已为人所知。1892 年，朱利叶斯・沃尔夫（Julius Wolff）写了一篇论文，名为《骨骼转化定律》（“The Law of Transformation of the Bone”）今天，我们把他的发现称为沃尔夫定律。沃尔夫发现，骨骼会根据施加在骨骼上的压力而发生变化。当骨骼上的负荷增加时，其结构阻力也随之增加：骨骼变得越来越厚、越来越强。循环负载和减压尤其有效，它会抑制骨吸收并刺激骨形成。

这一过程包括细胞水平的机械力转导和压电性。当细胞将机械应力转化为生

6.1

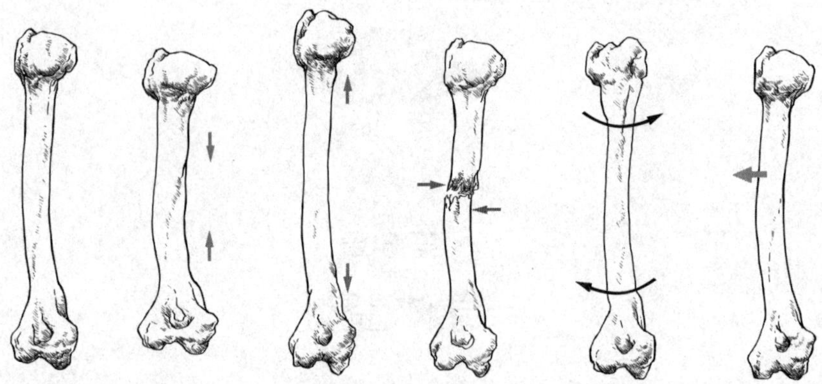

物化学信号和电信号时，就会发生机械力转导。压电性是材料变形时产生的小电流。当我们对骨骼施加压力时，这些电流流经我们的组织，向特定的细胞发出信号，使其变得活跃或不活跃。（我们将在下一章讨论这种能量，因为它可能是东方所谓的普拉那或气的基础。）当我们对软骨、牙齿、肌腱、血管壁、肌肉，甚至皮肤施加压力时，这种效应也会发生。压力对健康至关重要，这就是我们在瑜伽练习中所做的——我们在组织中制造压力。

从生物力学的理论层面来看，我们可以对身体组织施加五种压力——压缩、拉伸、剪切、扭转和弯曲，如图 6.1 所示。然而，研究表明，后三种形式的压力是拉伸和压缩的不同形式的组合。因此，为了实现锻炼的目的，我们可以考虑在瑜伽练习中用拉伸①或压缩来对身体施加所有的物理应力。这让一切变得更简单。在后弯体式中，我们让椎骨的关节面相互压缩，这对骨骼非常有益；在前屈体式中，我们向脊柱后侧的肌肉、筋膜、韧带施加拉伸压力；在扭转体式中，我们在脊柱和肋骨之间创造剪切压力，这会压缩并拉伸肋骨之间的组织。

这些压力带来的结果能以多种方式影响我们的身体，或是通过压电性和机械力转导产生交流信号，或是通过组织的物理扭曲、拉伸和压缩。通过这些力的作

① “张力”（tension）一词来自拉丁语“tendere”，意思是伸展。然而，张力拉伸并不总是导致伸长。这可能取决于张力的强度和受力组织的弹性。但是，即使组织可能不会发生延长，我们也概括性地称这种压力为拉伸。

用，我们的身体变得年轻，就像一块旧海绵浸泡在温水中，经扭曲、挤压和拉伸而得以恢复形状一样。海绵组织中的陈旧、肮脏的颗粒被释放出来，并被温水冲走。我们的组织也同样通过体式练习得到按摩，释放毒素和废物。旧的瘢痕组织也可能被分解和去除。

我们的组织

我们的身体由多种类型的组织构成，这些组织以不同的方式对运动产生不同的反应。正如我们在第 1 章所讨论的，阳瑜伽能够精准锻炼到我们的阳性组织，比如肌肉。[①] 阴瑜伽则对身体深层的结缔组织尤其有效，即阴性组织。为了充分了解阴瑜伽的生理益处，我们需要了解这些组织的性质。

组织是人体内具有相似功能和排列的细胞的集合。一般来说，人体中主要有四种组织：

- 上皮组织（皮肤、器官内表面等）。
- 神经组织。
- 肌肉组织。
- 结缔组织。

瑜伽对后两类组织有显著的影响，实际上它能够影响整个身体的所有组织。我们每次运动时，都会调动肌肉参与，都会拉伸、扭转或压缩该区域以及更远部位的所有组织。为了研究阴瑜伽对身体的影响和益处，我们需要更仔细地观察结缔组织。但在这之前，我们需要再来了解身体的另一个方面：柔韧性。

柔韧性的极限

当身体发生以下两种情况之一时，我们就达到了身体可以移动的极限（我们的极限边缘）：我们的组织不能再伸长，或者组织之间正在互相撞击。我们将用

① 本书的讨论仅限于阴瑜伽对我们身体的影响，因此在这里对肌肉组织的性质以及阳瑜伽对肌肉的影响仅做简单的介绍。

拉伸来表示前者，用压缩来表示后者。当身体组织被拉伸时，就会产生张力。这种张力会在我们的肌肉中产生，也会在我们的筋膜、韧带、肌腱和关节囊中产生。一个常见的例子是许多人的大腿后侧紧张。如果你的腘绳肌又短又紧，当你试着坐立伸腿或站立前屈时，你会感觉到腿后侧的张力。腘绳肌的张力限制了你的活动范围。

身体的一个部分与另一个部分接触，导致其在该方向上无法进一步发生移动，这就是压缩。压缩有几种类型和成因。第一种类型为软压缩：当肌肉与其他肌肉接触时会发生这种情况。例如，灵活的学生在毛毛虫式中前屈上身时，他们的胸部会挤压到大腿。第二种类型是中等压缩：当我们的骨头挤压肌肉。例如，当骨盆（特别是髂前上棘）在弓步体式中压迫大腿肌肉时。第三种类型是硬压缩：这是骨骼撞击骨骼产生的挤压。许多学生在做后弯体式时都会感觉到尖利的棘突在相互“亲吻”。

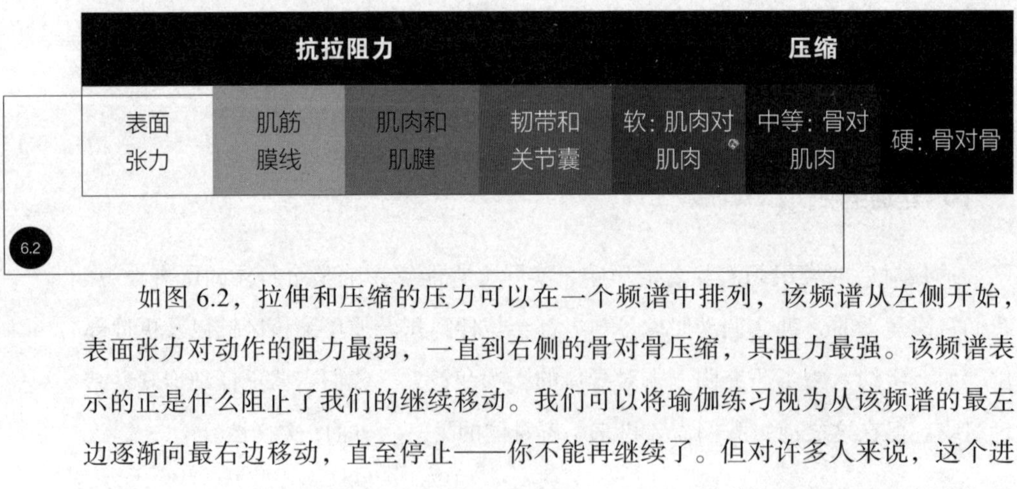

如图 6.2，拉伸和压缩的压力可以在一个频谱中排列，该频谱从左侧开始，表面张力对动作的阻力最弱，一直到右侧的骨对骨压缩，其阻力最强。该频谱表示的正是什么阻止了我们的继续移动。我们可以将瑜伽练习视为从该频谱的最左边逐渐向最右边移动，直至停止——你不能再继续了。但对许多人来说，这个进程并不是线性的。我们的个体经历决定了自己在这一频谱的进展速度，但我们的生物学特征可能会对主要的阻止点重新排序。例如，由于你独特的解剖结构，你可能无法在一个特定的体式中对抗你的抗拉阻力，因为你离极限边缘太近了，以至于你甚至在开始探索之前就不得不停下来。

对许多学生来说，要确定是什么限制了身体的移动并不容易。我们练习的一部分是注意我们移动时身体中发生的事情。在练习体式的过程中，你可以用这句话不断提醒自己："什么阻止了我继续移动？"这个问题的答案可能会极大地影响你的练习。

如果我们关节的活动范围（range of motion，简称为 ROM）受到拉伸的限制，可以通过体式练习、呼吸甚至饮食来改善。当 ROM 因挤压而不得不停止进一步移动——达到极限时，再多的瑜伽练习也不会改善它。你已经达到了那个体式的动作方向的极限。你可以通过绕过挤压点，比如做另一个体式的练习来进一步移动。但最终，在你的组织承受了所有的抗拉阻力后，压缩仍会阻止你。[①] 饮食、受伤、手术和其他干预措施可能会减轻压缩感，从而增加 ROM。例如，一名怀孕 9 个月的女性可能因为腹部和腿部的互相挤压而无法触摸脚趾。瑜伽练习也帮不了她。一旦她生下孩子，挤压点就会改变，她在这个方向上的活动范围就会增加。

拉伸

拉伸张力可能会在各种组织中产生，而不仅仅是在我们的肌肉中。它可以在我们的肌肉、肌腱、皮肤、韧带以及包裹和覆盖我们所有组织的筋膜中找到。一项研究发现，在关节活动的一般范围内，有四种主要的拉伸张力因素[②]：

- 皮肤：2%。
- 肌肉：41%。
- 肌腱：10%。
- 关节囊：47%。

研究结果和前面的频谱中都反映了从最小张力到显著张力的抗拉进阶。频谱显示，在皮肤中产生的抗拉阻力（也称为表面张力）最小，然后是浅筋膜和深筋膜，在肌肉和肌腱中抗拉阻力更显著。突破这些阻力的限制后，韧带和关节囊中

① 保罗·格里利说："'总是'总是错的，'绝不'绝不是对的。"这一点在这里也适用。我们最终几乎总是会被压缩阻止进一步的活动，但也有一些例外——压缩没有阻止，张力仍然是最终的限制。例如，对大多数人来说，髋臼的伸展只受到关节囊韧带张力的限制。这里的压缩不是限制动作的最终原因。

② 请参阅 R. J. Johns and V. Wright, "Relative Importance of Various Tissues in Joint Stiffness," *Journal of Applied Physiology* 17.5 (1962): 824–8。

的张力就成为继续移动的限制因素。

上面引用的研究还表明，肌肉的紧绷不是限制我们活动范围的主要因素，关节囊对我们的活动能力的影响大于肌肉。当我们到达活动范围的极限时，肌肉对进一步移动的影响更小。这时是由结缔组织来完全负责抗拉。然而，这项研究中遗漏了许多其他因素，这些因素也导致了我们活动能力的限制，比如筋膜边界之间的限制。通常，让我们变得僵硬和紧绷的是身体滑动表面之间的粘连。瘢痕组织是这种粘连的常见例子。当损伤导致肌纤维的正常滑动面之间形成瘢痕组织时，我们的组织会变得更紧，移动能力也会降低。拉长肌肉并不能消除这种形式的紧张，因为现在阻止我们进步的不是肌肉或关节囊的变短，而是我们筋膜网络某个区域的收缩或阻塞。筋膜紧张的另一个原因是筋膜本身的挛缩。筋膜可能会收缩，从而导致紧张，这再次限制了身体的自如活动。

你怎么知道拉伸张力在阻止你？请注意，抗拉阻力的感觉出现在与动作方向相反的一侧。例如，在毛毛虫式中，前屈时身体后部（腘绳肌或脊柱）可能会感受到抗拉阻力。这一点很重要，当拉伸张力阻止我们进一步移动时，我们需要通过训练来帮助自己识别这个情况。一旦我们意识到，紧张总是在我们试图移动的相反方向出现，我们就能够注意并辨别张力何时出现。记住，随着时间的推移，通过勤奋的练习，组织的张力是可以改变的。如果阻止我们的不是张力，那么我们就遇到组织的压缩了。我们的瑜伽旅程将需要不同的策略：要么绕过这个挤压点，要么谦卑地接受自己已经达到极限的事实。

压缩

压缩指身体的一部分与身体的另一部分接触，导致无法进一步移动。肘部关节是一个再常见不过又生动、形象的例子：将手臂伸到身体一侧，然后探索为什么你的前臂不能离肩膀更远。你的肘关节处发生了什么以至限制了进一步的活动？答案可能是压缩：你的尺骨碰到肱骨，不能再继续移动了。这种骨骼相互撞击的压缩形式被定义为硬压缩。这种压缩有一种坚硬的、到极限了的感觉。

骨骼撞击骨骼是压缩的一个例子，它还有其他形式。还记得那个灵活的学生练习毛毛虫的例子吗？肌肉对肌肉的挤压阻止了她进一步的移动。这是软压缩。

它有一种海绵状或弹性的感觉。瑜伽不会帮助她改善这一点：她已经在那个前屈方向上达到了一个极限。她也许可以通过外展双腿来绕过挤压点。但是她没法再绕过肘部的挤压点。她不宜再进行过多尝试，而要学会接受这个对身体的限制。

第三种形式的压缩发生在骨骼碰到肌肉的时候。这是中等压缩。它有一种硌人的、不舒服的感觉。一个常见例子出现在屈髋时。由于骨盆的形状和大腿的大小，骨盆可能会撞击大腿。这种挤压点通常出现在婴儿式和低弓步（龙式）等体式中，或者任何大腿被拉向胸部的时候。幸运的是，在这种情况下，一个简单的动作可以帮助绕过挤压点：学生可以稍微（或大幅）外展大腿。这种外展能让骨盆进入大腿内侧，绕过挤压点，使更大范围的活动成为可能。

压缩的感觉与张力非常不同，而且它们发生在不同的区域。如前所述，你会在与动作方向相悖的地方感觉到拉伸张力，在动作方向上感受到压缩。

筋膜

与肌肉相比，阴性组织贡献的抗拉阻力要大得多。然而，我们 30% 的肌肉组织是由筋膜组成的，筋膜也是一种阴性组织。事实上，按照今天的定义，肌腱、韧带和关节囊都是筋膜的一部分。当拉伸张力阻止我们进一步移动时，正是这些组织限制了我们的活动范围，它们对柔韧性的影响远远超过我们的肌肉。这使筋膜成了一个瑜伽练习者务必了解的组织。

筋膜（fascia）一词来源于拉丁语，意思是“束缚带”或“绷带”。筋膜以及它的所有组成部分包裹着我们的骨骼、肌肉和器官。它就像一个三维的“人体长袜”，贯穿并承托着我们体内所有的组织。由于筋膜的结构和支撑，我们的血管和神经被固定在适当的位置。长久以来，医学研究人员和医生们都忽视了它的存在，他们认为筋膜是微不足道的。现在，他们已经意识到，筋膜对我们的整体健康、移动能力和体内信号交流系统的正常运行都非常重要。

如果为身体结构绘制一张图，就会显示一系列的管状组织和管内管，这里的管就由筋膜组成。有关筋膜的一个很有趣的比喻是一包热狗香肠。有一个外层塑料包装将热狗香肠固定在一起：这与筋膜包裹肌肉群的方式类似。在这种塑料外

6.3

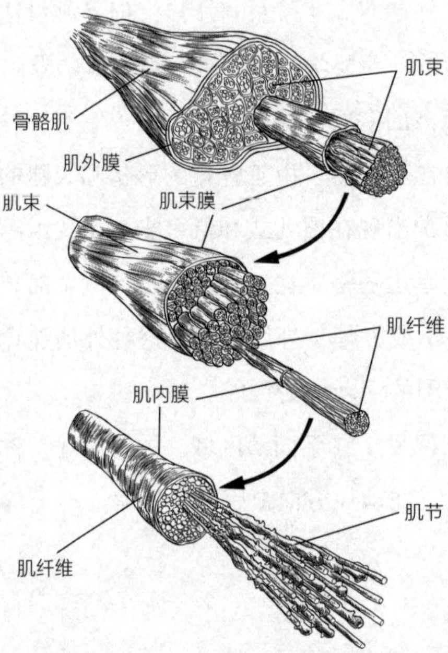

包装中，每个热狗香肠又有自己的包装。[①] 这跟在人体内的筋膜系统是一样的：每个主要肌肉群都由较小的肌肉群组成，每个肌肉群都有自己的筋膜袋。所以一直到最小的肌纤维，都被包裹在筋膜网络中，如图 6.3 所示。

对筋膜及其重要性的理解仍在不断发展。2017 年，某委员会尝试创建关于筋膜的共识性的定义：

> 筋膜系统是由软的、含胶原的、既松散又致密的纤维结缔组织组成的三维连续体，这些纤维结缔组织渗透全身。它包括脂肪组织、外膜和神经血管鞘、腱膜、深筋膜和浅筋膜、神经外膜、关节囊、韧带、薄膜、脑膜、肌筋膜扩展结构、骨膜、支持带、膈膜、肌腱、内脏筋膜，以及所有肌内和肌间结缔组织——包括肌内膜、肌束膜、肌外膜。筋膜系统贯穿并包围所有器官、肌肉、骨骼和神经纤维，赋予身体功能结构，并提供一个使人体所有系统能够以整合方式运作的环境。[②]

这个定义实在是太长了！下面是一个简化表，用以解释筋膜的组成。[③]

---

① 现代热狗香肠不再是这样包装的。

② 摘自 S. Adstrum, G. Hedley, R. Schleip, C. Stecco, and C. A. Yucesoy, "Defining the Fascial System," *Journal of Bodywork and Movement Therapies* 21.1 (2017): 173–7. I。必须指出的是，并不是每个人都喜欢这个定义！例如，它完全忽略了骨骼，一些研究人员认为骨骼与筋膜直接相连，也应该被视为筋膜的一部分。也许我们永远不会有一个能为所有人所接受的定义，而是有许多适用于调查渠道的工作性定义。

③ 这两张表由卡拉 · 斯泰科（Carla Stecco）于 2018 年 11 月在德国柏林举行的第五届国际筋膜大会上演示。

表 6.1

细胞	细胞外基质	神经
成纤维细胞	透明质酸和水	游离神经末梢
肌成纤维细胞	纤维	帕奇尼小体和鲁菲尼小体
筋膜细胞	» 胶原蛋白	肌梭
末端细胞	» 弹性蛋白和纤维蛋白	高尔基体

下表总结了这些组成部分的作用。

表 6.2

细胞	细胞外基质	神经
	滑动与润滑	疼痛、压力、震动和热感觉
筋膜对激素影响的适应	力传递	本体感觉
	网络：物理连接	内感受

筋膜的组成细胞之一是成纤维细胞。成纤维细胞能够形成纤维组织，释放胶原蛋白和弹性蛋白链，使筋膜成形并具有一定的刚性和流动性。另一种组成细胞是肌成纤维细胞。这种细胞可以像肌肉一样缓慢收缩，增加筋膜网络中的压力并收缩该区域，使我们的组织变得紧张起来。但这可能会导致问题。例如，腰椎筋膜中有高密度的肌成纤维细胞，数量可能因个体而异。这些收缩的纤维会限制筋膜的长度，导致许多病理性改变，进而导致组织重塑（包括缩短）和下背部的慢性不稳定、头痛和纤维肌痛。针对深筋膜的治疗包括按摩、针灸和阴瑜伽，也许能够减轻这些疾病的症状并纠正其根本原因。收缩的肌成纤维肌细胞也许是“什么阻止了我继续移动”这一问题的另一个答案。

筋膜细胞能产生亲水分子，这些分子使我们的组织保持湿润，并在身体各鞘膜之间创造润滑、滑动的表面。水分太少，我们的组织会被卡住，进而导致无法移动（“什么阻止了我继续移动”问题的另一个答案）。

然而，过多的水和分子会开始使组织变黏，我们在本章后面很快就会了解到这一点。末端细胞在筋膜中的具体作用仍在研究中。它们似乎能够通过使组织修复和再生来保持内稳态（保持事物平衡）。

肌筋膜—肌腱复合体

环绕肌肉的最外层筋膜袋被称为肌外膜（见图 6.3），它包裹整个肌肉群，使其具有形状和硬度。没有这一包裹，里面的其他肌束就会散开。在肌外膜内，有一系列被称为肌束的平行管状结构，它们又分别被包裹在名为肌束膜的筋膜袋中。在肌束内部，又有肌纤维（有时也叫肌细胞），它们被包裹在名为肌内膜的筋膜袋中。

再低一级的层次，即肌肉的活动单位，被称为肌节，它也被包裹在一个筋膜袋中。肌节的筋膜袋又附着在它所在的筋膜袋上。当肌节收缩时，它会拉扯筋膜袋，而筋膜袋又会拉扯更大的筋膜袋。在肌外膜表层，筋膜以肌腱的形态存在。一个组织和下一个组织之间从来没有明显的分界线，筋膜会变得更加致密，最终成为肌腱。以同样的方式，与骨骼相连的肌腱最终成为骨膜。[①] 筋膜变为肌腱的这个地方被称为肌肉肌腱连接。当收缩力从肌节通过筋膜袋传递时，它会一层层到达肌腱，然后通过肌腱再到达骨骼，从而实现骨骼的移动和关节的联合。

在这条形成链上，筋膜变成肌腱，肌腱汇入骨骼，其中有更加脆弱和更加强壮的区域。肌细胞非常柔软和脆弱，但由于筋膜的覆盖，它不会因收缩力或拉伸力而受损。整个链条中最薄弱的环节是肌肉肌腱连接，大多数运动损伤都发生在这里。[②]

---

① 想象一道彩虹。有一种颜色很容易识别为红色，另一种颜色可以识别为黄色，但不可能找到红色停止和黄色开始的确切点。红色是逐渐变成黄色的。筋膜、肌腱和骨骼也是如此。西方的科学方法论喜欢将事物分割开来并给出离散名称的模型，但我们的身体并不是离散的，而是一个完整的整体。为了描述身体，给某些部分命名固然有用，但不要忘记，身体不仅仅是这些部分的集合。

② 请参阅 Mark Lindsay, *Fascia: Clinical Applications for Health and Human Performance* (Clifton Park, NY: Delmar Cengage Learning, 2008), 96。

如果把肌节从身体中取出并拉伸的话，它能够变成其静止长度的3倍。[①] 在体内，肌纤维通常只能拉伸到其静止长度的1.5～1.7倍。[②] 显然，导致肌肉抗拉的不是肌节本身，而是筋膜对伸长的阻力，它创造了我们在紧绷的肌肉中体验到的硬度。

6.4

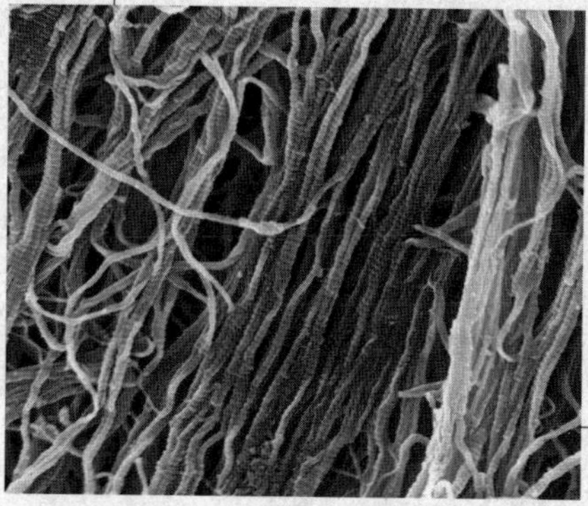

如图6.4所示，胶原蛋白的纤维大部分是垂直的，但它们中也存在一些横向连接。这些纤维具有阴性特质：它们抵抗伸长或拉伸，但可以相互弯曲和滑动，从而延长整个单位。如果纤维之间有很多交叉连接，滑动的能力就会降低。想象一下，一个梯子在两根长杆之间只有一个梯级，便会不太稳定。但如果许多梯子的两杆之间有几十个横档，且这些梯子都连接在一起，整个结构的稳定性要好得多。正是这些胶原纤维赋予筋膜抗拉的能力。

顾名思义，弹性蛋白更具弹性。弹性蛋白纤维可以拉伸到其静止长度的150%，而且不会断裂。[③] 筋膜含有不同数量的胶原蛋白和弹性蛋白，这会影响筋膜的柔韧性。我们的灵活性取决于拥有的弹性蛋白纤维的数量和胶原蛋白纤维的组织结构。当我们对筋膜内的纤维施加压力时，胶原蛋白纤维及其交叉连接和弹性蛋白纤维都会发生重新排列。整个筋膜袋可以永久拉长。这个新的空间内会产生更多的肌节，通常在肌肉肌腱连接附近。

当肌节变多时，肌筋膜—肌腱复合体中将会产生更多的力量。如果我们将新的肌节与现有的组织串联起来，这就意味着其被添加到肌筋膜的末端，就在肌肉肌腱连接之前，这样也会在这个链条中创造更多的长度。通过瑜伽练习，我们能同时收获肌肉力量和长度。仅做力量训练的健美运动员倾向于在现有肌筋膜的基础上增加新的肌节，从而使肌肉变得更厚、更强，但不会变得更长。也基于此，

① 请参阅 Laurence E. Holt et al., *Flexibility: A Concise Guide* (New York, NY: Humana Press, 2008), 118。

② 请参阅 Michael Alter, *The Science of Flexibility* (Champaign, IL: Human Kinetics, 2004), 31。

③ 请参阅 Mark Lindsay, *Fascia: Clinical Applications for Health and Human Performance* (Clifton Park, NY: Delmar Cengage Learning, 2008), 7。

健美运动员的肌肉既硕大又有雕刻感，而瑜伽练习者的肌肉更为纤长。两者都会变得更强壮，不同的是，瑜伽练习者的肌肉会变得更长。

肌筋膜—肌腱复合体受到压力后引起的微观变化超出了我在本书想要阐述的范围，但需要注意的是，筋膜是一种阴性组织，对阴性压力的反应最好。长时间保持的静态压力有助于重新组织筋膜系统，比起短时间保持在阳性压力下，它会变得更长、更厚。以蜻蜓式为例，由于长时间前屈的压力对肌筋膜的影响，内收肌会被延长。然而，我们也需要让肌肉变得更强壮的阳性压力。平衡是必需的——阴阳两种形式的锻炼缺一不可，如此我们才能达到最佳健康状态。

深筋膜

不同位置和功能的筋膜，其厚度和密度可能会有所不同。如前所述，它通常呈片状、管状和袋状。皮肤表面下的筋膜被称为浅筋膜或皮下组织[①]，位于皮下组织下方的筋膜是深筋膜，深筋膜通常更硬、更紧。深筋膜嵌入了肌肉、血管和所有其他管状的组织。第三种筋膜叫内脏筋膜，分布在身体内脏周围。就本书目的而言，我们最需要关注的是深筋膜，以及它如何限制我们的动作范围。

深筋膜有很多层，就像多层塑料薄膜一样，每一层都可以在其他层上滑动，至少在健康、无痛的筋膜结构中是这样。两层之间是松散的结缔组织，其中含有筋膜细胞产生的适量透明质酸。在深筋膜滑动层之间，疏松结缔组织的黏性变化不会在磁共振成像或 X 射线中显示出来。但通过前面的介绍我们已经知道，当筋膜不再滑动时，这说明神经可能会被卡住，造成灼痛。

常规的解剖图很少显示筋膜，只关注肌肉，这导致了一种错误的印象，即肌肉、骨骼、循环系统和神经系统是我们体内各自独立的系统。它们确实是截然不同的，但它们不是彼此分开的，而是相互联系的，所有的组织都一起参与人体运作。深筋膜与嵌入其中的所有其他组织合并。即使是器官也不能完全与深筋膜层分离，而是与之相连。我们只能简单区分什么是肌肉组织，什么是深筋膜，但它

① 如果你在前臂背部摩擦皮肤，你会注意到那里有一些皮下运动，允许皮肤来回移动的是浅筋膜。它的润滑性质允许其在不同组织的表面之间移动。

们是一个连续体。我们对一部分所施加的影响，会涉及所有的部分。

深筋膜的一些功能包括：

1. 将肌肉结合在一起，同时确保肌纤维、血管和神经以及肌肉的其他组成部分的正确排列。
2. 将作用于肌肉上的力均匀地传递到肌肉的所有部分。
3. 润滑需要移动或滑动的各种表面。

筋膜不仅与肌肉、器官和其中的所有组织保持连续性，筋膜本身也绵延不断地贯穿于全身，把全身组织整合在一起。筋膜使骨骼保持连接和直立。如果没有筋膜，骨骼会像医学院里没有用线连接的骨架一样散落到地板上。

这种连续性意味着身体某个部位的一个小动作会拉动连接全身的整个筋膜网。如果仔细觉察，身体一端最轻微的运动都可以在另一端感觉得到。这使得我们能够感受到呼吸在身体各处的流动，但这需要觉察和练习。

筋膜是“什么阻止了我继续移动”的另一个答案。举一个能说明筋膜限制活动的例子：在肩上披一件衬衫或毛衣。现在，把你的右臂举向天空。你会发现这是多么容易做到。接下来，抓住衬衫垂在身前的右下角，把它拉下来。然后再次举起你的手臂。注意到区别了吗？是什么阻止你把手臂举得像上一次一样高？你可能感觉到有什么东西在拉你的肩膀，但实际上是衬衫的限制阻碍了你的移动。这类似于某人的下腹部有来自阑尾切除术或剖宫产的切口。瘢痕变成了粘连的筋膜，拖曳着该区域的所有其他组织。你需要更多的注意力来感知阻止你的力线，在衬衫这个例子中你可以直观地观察出来。

我们能消除纤维化或瘢痕组织吗？是的，但这需要很长时间。平均来说，人体内的胶原蛋白需要大约两年的时间来全部更新，这也取决于是哪种组织。比如文身时受损的是浅筋膜，如果文身者还是个年轻的孩子，随着年龄增长，身体可以重塑浅筋膜，同时消除文身；但对成年人来说，文身将伴随他们的余生。压力也会影响新生胶原纤维的方向。因此，修复瘢痕组织需要运动、压力、拉伸等。否则，新的纤维只会跟随旧纤维的混乱方向。然而，即使采用最先进的疗法，新生组织也永远不会像原始组织那样发挥功能。

结缔组织

在医学界认识到筋膜的前沿进展之前，解剖学家用结缔组织一词来描述结合、支持和保护其他组织的组织。结缔组织是细胞外的，这意味着这些组织本身不是细胞，而是细胞周围和细胞之间的物质。然而，筋膜的定义还包括细胞外纤维和水分，以及我们其他组织之间的活细胞。今天一起使用这两个术语可能会让人困惑，但结缔组织这个术语仍有其价值，因为它包括尚未被筋膜定义所涵盖的组织：骨骼和软骨。

图 6.5 显示了筋膜、一些结缔组织、神经细胞、脂肪细胞（脂肪）、血细胞（巨噬细胞、浆细胞、肥大细胞和淋巴细胞）和血管（毛细血管）。我们可以看到，筋膜纤维——包括胶原蛋白、纤维蛋白和弹性蛋白，正穿梭其中。

软骨和骨骼

骨骼能抵抗压力，尤其是压缩，也能抵抗剪切、弯曲和扭转。软骨比骨骼柔软，对这些应力的抵抗能力较弱，但比筋膜更强。软骨能够支持组织，并给组织提供一定程度的结构和硬度。骨在这方面的作用完全相同，但程度有所不同。我们的骨骼一点也不像你在实验室里的骨骼模型上看到的那样，甚至也不像餐后吐出来的骨头。通常，人们只看到或注意到骨头较硬的那部分。这些骨是矿化骨，通常由沉积在骨胶原纤维之间的钙盐组成。人们常忽略的是包裹在骨骼外部的胶原蛋白网，它更像皮革。活骨中含有大量胶原蛋白和钙盐，这种矿物盐帮助我们承受骨骼的挤压，而胶原蛋白能帮助我们抵抗会弯曲或折断骨骼的外力。

如果骨头只由矿物盐制成，当承受极端压力时，它会像枯枝一样干脆利落地折断。然而，健康（尤其是年轻）的骨骼，因有着高密度的胶原蛋白网状结构，断裂时更像是一根嫩树枝被折弯。如果你曾经试图折断一根鲜嫩的树枝，你一定知道你必须对它施加很多类似于阳瑜伽那种反复、快速的压力，直到它末端磨损，最终折断。[①]

① 如果这很难想象，那就去找一根绿色的树枝，试着把它干净利落地折断。这不可能。只有干枯的老树枝才能被轻易折断成两半。年轻人和老年人的骨骼也存在同样的差异。

6.5

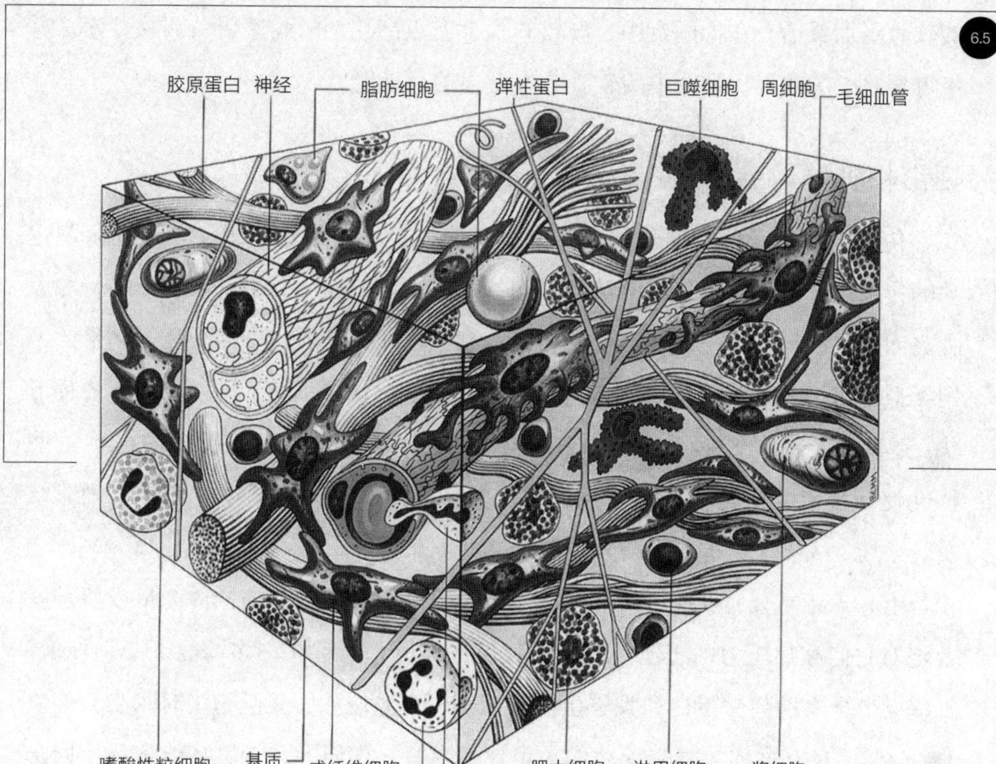

仔细观察，我们骨骼的内部似乎是多孔的。这种海绵状的结构可以让骨骼变得既轻盈又不可思议的结实。内部海绵状的部分被称为小梁骨。它比较硬的骨骼外皮（皮质骨）更有弹性，皮质骨就是前面提到的胶原蛋白网状结构。小梁骨与皮质骨的比例在全身各不相同，视需要而定。例如，在承受大量压力的关节附近，小梁骨的数量很多。人与人之间的小梁骨水平有很大的差异，一个人的小梁骨水平随着时间的推移也存在很大的差异，因此很难确定小梁骨密度普遍较高或较低的部位。①

软骨的成分与骨骼相似，但其中胶原蛋白、矿物盐和其他成分的比例不同。例如，鼻子里的软骨比骨头有更多的水分。由于含有更多的弹性蛋白纤维，耳朵

① 请参阅I. H. Parkinson and N. L. Fazzalari, "Characterisation of Trabecular Bone Structure," in M. J. Silva (ed.), *Skeletal Aging and Osteoporosis. Studies in Mechanobiology, Tissue Engineering and Biomaterials*, vol. 5 (Berlin: Springer, 2013), 31–51。

的软骨更加灵活。在椎间盘中，纤维软骨含有更高比例的胶原蛋白和软骨素。这使得脊柱中的软骨比耳朵中的软骨具有更强的承重能力。

韧带和肌腱

传统医学观点中，韧带被认为是将骨骼连接在一起的组织，并起到限制运动的作用，它们确实有这样的功能。例如，膝关节的交叉韧带可以防止胫骨和股骨之间的过度运动，但我们很快就会了解到，这并不是它的全部功能。韧带的结构类似于肌腱，由胶原蛋白、弹性蛋白和水分组成。与肌腱不同，韧带有各种形状：绳索状、片状或带状。韧带在不限制运动的方向时是柔韧而灵活的。[①] 这些特性使韧带成为保护关节的理想选择，关节能以多种方式移动。韧带坚硬、结实、柔韧，大多缺乏弹性，但并非绝对如此。

有一点很重要：肌腱和韧带可以伸展！我们不应该因为怕拉伸韧带或肌腱就否定对它们施加压力的想法。它们不仅可以伸展，而且在许多情况下必须伸展。有些韧带含有的弹性蛋白和胶原蛋白的比例较高。例如，我们跑步时跟腱会伸展 4%～6%，只有这样才能实现动作。跟腱像弹簧一样伸展，然后将能量释放回身体，帮助我们向前跑跳。腘绳肌（hamstring）肌腱也有同样的作用，它们真的应该被称为我们的“大腿（ham）弹簧（spring）”！腰椎和颈部的韧带特别有弹性。其中一条被称为黄韧带的韧带可以伸展 50%！[②] 甚至我们的髂胫束被发现也可以伸展，它像弹簧一样帮助我们行走和跑步。[③] 和所有身体组织一样，我们的韧带和肌腱需要锻炼才能保持健康，同样它们也需要伸展。人类之所以是能够跳跃和奔跑的灵长类动物，是因为我们的筋膜、肌腱和韧带都具有伸缩性。

需注意的是，我们也可能会过度拉伸它们。突然拉伸超出弹性极限的肌腱或韧带将使它们受损、撕裂或保持伸长状态，这通常被叫作扭伤。在这些情况下，

---

① 想象一张信用卡：它柔韧而有弹性，你可以弯曲它，但它不会被拉得更长或更宽。

② 请参阅 Donald A. Neumann, *Kinesiology of the Musculoskeletal System, 3rd ed.* (Amsterdam: Elsevier, 2016), 326。《格雷氏解剖学》声称黄韧带可以伸长 80% 之多而不受损伤［Henry Gray, Susan Standring, and B. K. B. Berkovitz, eds., *Gray's Anatomy*, 39th ed. (London, UK: Elsevier, 2005), 769］。

③ 然而，髂胫束的伸展范围并不是很大。2017 年的一项研究发现，髂胫束纤维可拉伸 1%～4%，这取决于纤维的位置。请参阅 Mark Wilhelm et al., “Deformation Response of the Iliotibial Band-Tensor Fascia Lata Complex to Clinical-Grade Longitudinal Tension Loading In-Vitro,” *International Journal of Sports Physical Therapy* 12.1 (2017): 16–24。

韧带和肌腱被认为是塑性的，而不是弹性的。弹性材料，比如我们的肌肉或橡皮筋，可以被拉伸得相当长，且拉伸后它们会恢复到原来的形状。塑性材料，如橡皮泥或我们的韧带，如果被拉伸过多，就将保持在新的形态中。一旦韧带或肌腱被过度拉伸，它们将无法迅速恢复其原始形态或大小。然而，随着时间的推移，身体可能会修复它的形态。由于这些原因，我们锻炼塑性组织的方式与锻炼弹性组织的方式一定是不同的。这并不意味着我们不应该锻炼韧带，而是要小心，不要超过它们的极限。

重新认识韧带

如前所述，韧带通常被认为是连接骨与骨的纽带，有助于防止关节过度活动。然而，情况并非如此。荷兰研究人员亚普·范德瓦尔（Jaap van der Wal）仔细解剖了关节，以确定关节囊、肌腱和韧带之间的关系。通过解剖，他发现韧带不是与肌肉平行的，而是与肌肉串联的，如图 6.6 所示。这一认识表明韧带不是被动结构，即只有在活动范围达到极限时才会发挥功能，仅仅起到防止过度活动的作用。相反，韧带是动态系统的一部分，与肌肉、肌腱和骨骼相连。范德瓦尔称这些单位为动态韧带（dynament，是动态——dynamic 和韧带——ligament 的

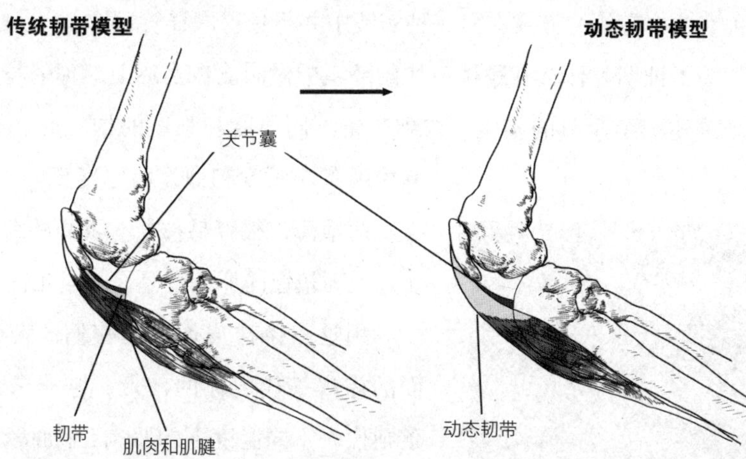

6.6

组合词)。虽然传统模型仍然适用于韧带直接连接骨与骨且没有肌肉参与连接的情况(比如膝盖的交叉韧带),但在大多数情况下,韧带是主动参与并影响关节活动范围的。

韧带不只是在关节活动到达极限时才会变得紧张。当肌肉紧张时,肌腱和韧带都会跟着承受压力。在关节达到极限之前,肌肉紧张的这种压力可能已经限制我们的整体活动范围。如今,我们不能再认为运动是由肌肉控制的。因为正如我们已经了解到的,肌肉中 30% 的筋膜能转化成肌腱。通过上述内容,我们知道肌肉和韧带之间也没有明确的分界点。肢体关节的最新模型应是骨—筋膜—肌肉—筋膜—骨以及由肌腱和韧带的动态部分共同组成的筋膜系统。韧带的紧绷只是阻止我们移动的又一种拉伸张力。

凉爽的肌肉与温暖的肌肉

通过对韧带性质的新认识,我们现在可以理解为什么如此多的阴瑜伽练习者会觉得,如果他们不去热身,直接"冷"着练习,他们的关节和结缔组织会产生更多的压力。为什么肌肉需要凉爽?我们为什么不在阴瑜伽前热身呢?我们在阳瑜伽练习前进行热身,是为了让肌肉更容易伸展。众所周知,当肌肉变冷时,我们会感到僵硬和紧张。猛然拉伸僵硬、紧绷的肌肉可能会对它们造成伤害。因此,在阳性练习中,花时间让身体暖和起来是至关重要的。但是,阴不是阳。在一种实践中有效的方式在另一种实践中并不见得同样管用。

为了证明为什么在稍微凉快的环境中做阴瑜伽实际上对你的身体有益,下面我来讲述一个简单的实验。找到三条不同厚度和强度的橡皮筋,如图 6.7 所示。其中两条应长度相似,但厚度不同。图 6.7 中间的橡皮筋很薄,很容易拉伸。下面的那条更厚、更结实。上面较短的那条很厚,一点儿也不容易伸展。

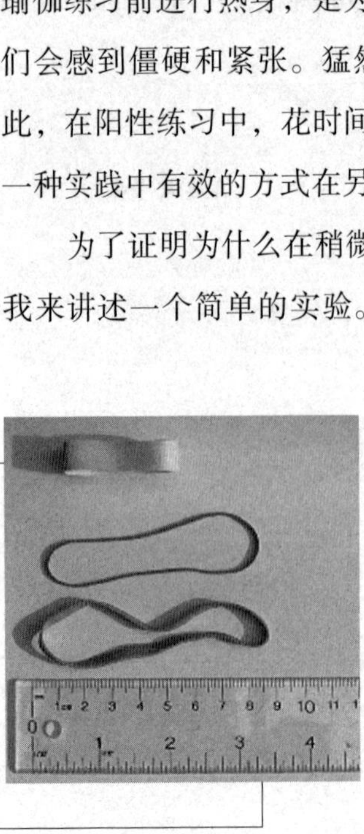

6.7

用这三条橡皮筋对比我们的韧带的话,最上面的橡皮筋代表你的韧带,它非常僵硬。另外两条则代表不同温度下的肌肉:下面较厚的橡皮筋是凉爽时的肌肉,而中间较薄的橡皮筋是热身后的

6.8

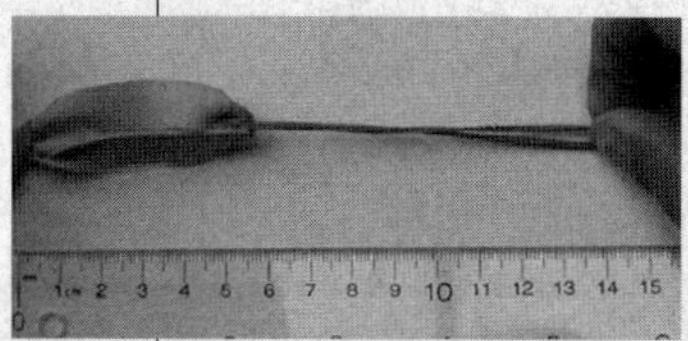

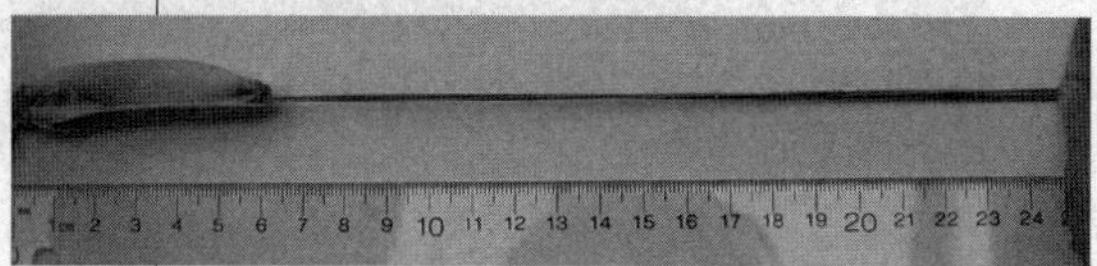

6.9

肌肉。我们已经知道，温暖的肌肉比凉爽的肌肉更易于伸展且伸展得更长。

我们现在已经具备了模拟凉爽肌肉和温暖肌肉的所有必要条件。施加在我们组织上的张力会在一定程度上导致肌肉拉伸，并对韧带和关节囊造成压力。① 肌肉伸展的程度取决于热身的程度。然而，韧带在承受压力时会拉伸得更少，因为它们更僵硬。以这种方式对深层结缔组织施加压力的目的不是拉伸它们，而是对其施加张力。因此，随着时间的推移，身体对这种张力的反应是使结缔组织变得更强、更厚，甚至更长。为了描述韧带上的压力，我们将通过演示拉伸最厚的那条橡皮筋（韧带）来模拟该过程。

现在，把图 6.7 中上面和中间的橡皮筋绑在一起，如图 6.8 所示。然后拿一把尺子，这样你就可以测量这个小实验的效果了。现在，一切准备就绪，将韧带（最厚的橡皮筋）的一端与尺子的零厘米处对齐。不太用力就可以将“温暖的肌肉”（最薄的橡皮筋）拉伸到绷紧的程度。注意它们都变得多长。在拉伸之前，它们一共约 14 厘米长。施力并拉伸后，它们差不多被拉长到 25 厘米，如图 6.9 所示。接下来，仔细观察“韧带”的长度。你看到很多变化了吗？

在图 6.9 中，“韧带”的长度仅从约 5.5 厘米变为约 6 厘米，只产生约 9% 的应变。这意味着，虽然我们确实对肌肉和深层结缔组织的组合结构施加了很大的压力，但对韧带施加的压力并不大。换句话说，即使我们同时拉伸了两条橡皮筋，更灵活的那条（温暖的肌肉）却“承受了更多压力”。

---

① 我再次以一种非常专业的方式使用“压力”和“拉伸”这两个术语。压力是我们施加在组织上的张力。拉伸是由应力引起的伸长。我们可以更专业一些，不用“拉伸”这个词，代之以更精确的词——“应变”，即施加应力前后组织长度的比值。我们经常说我们在拉伸肌肉，但更准确地说，我们所做的是对肌肉施加压力，从而导致其拉伸。然而，拉伸并不总是伴随着压力，所以它们不是一回事。我们可以对韧带施加压力，但由于韧带比肌肉更具塑性，弹性更小，这种压力可能不会导致拉伸。关键是压力，而不是拉伸。

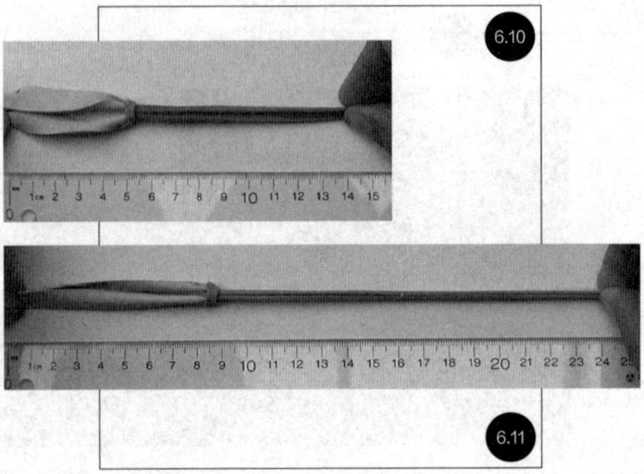
6.10
6.11

接下来看看，如果我们对“凉爽的肌肉”做同样的事情，情况会如何。如图 6.10 所示，将“韧带”（最厚的橡皮筋）的一端与尺子的零厘米处对齐。将“凉爽的肌肉”（图 6.7 中下面的橡皮筋）不施力地拉伸到绷紧的程度。注意它们都变得多长。请注意，在图 6.10 中，它们在未被拉伸时一共长约 14 厘米，这与上一个演示的长度大致相同。施力并拉伸后，它们差不多被拉长到 25 厘米，如图 6.11 所示。现在，再仔细观察“韧带”的长度。

出现了一个很大的变化！图 6.11 显示，“韧带”被拉伸至 8.5 厘米，而被拉伸前仅为 5.5 厘米，这大约产生了 55% 的应变，比“温暖的肌肉”的例子多出 46%。如果肌肉是温暖的（热身后），它们就会伸展更多。当它们变冷的时候，韧带受到的压力会更大。从这个小实验中我们可以得出，如果你的阴瑜伽练习目标是获得最大化的身体益处，那么你就应该在肌肉凉爽的情况下练习。你其实在自行练习时就能体会到，并不需要做一个花哨的趣味实验来证明这个观点的合理性。然而，这个演示并不意味着在较热的环境中练习阴瑜伽就没有好处。

关节

我们已经讨论了筋膜、骨骼、软骨、韧带和肌腱，现在，让我们来看看关节。关节是两块或多块骨头的连接。通常情况下，关节能让身体做出动作，也为身体提供支撑。肌肉有时通过肌腱附着在骨骼上，肌腱提供力量或杠杆，以使一块骨骼相对于另一块骨骼移动，但有时肌肉也会直接附着在骨骼上（如胫骨前肌）。[①] 包裹在关节周围的是韧带和关节囊，用于支撑和保护关节。关节内可能有

---

① 吉尔·赫德利（Gil Hedley）将这种连接称为“骨骼绘画”，因为看起来肌肉像是直接画在骨骼上的，中间没有任何肌腱。

滑液或软骨，也可能两者兼有，这取决于关节的类型及其功能。

并非所有关节都能支持大范围的活动。有些根本不允许发生任何移动。人体的关节有三种基本类型：

- 纤维关节，骨骼通过结缔组织连接在一起。一个例子是颅骨的连接。颅骨关节不需要移动，所以关节是纤维状的并紧紧地固定在一起。
- 软骨关节，骨骼通过软骨固定在一起，能够轻微移动。一个例子是耻骨联合（耻骨的两端通过软骨连接），活动范围有限，不能大范围移动。
- 滑膜关节，在骨骼之间有一个空间（滑膜腔）。这种类型的关节以各种方式提供最大幅度的活动范围。

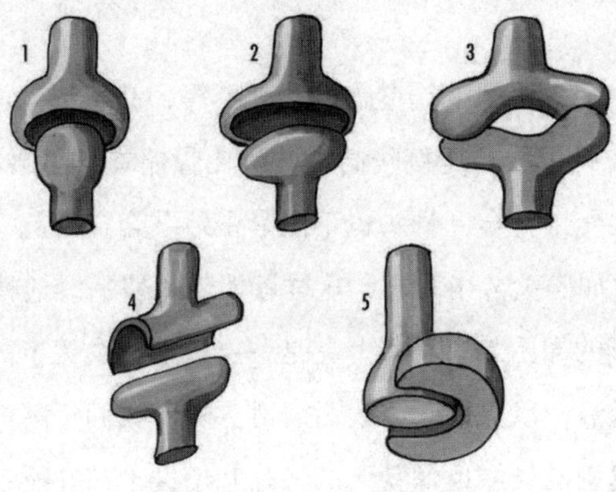

6.12

如图 6.12 所示，滑膜关节还分为以下几种类型：

1. 球窝关节，如髋关节。这类关节可以实现最大范围的活动，同时保持稳定性。
2. 髁状（或椭圆）关节，如膝关节。在髁状关节中，两块骨头结合在一起，但一块骨头的表面是凹的，而另一块是凸的（一些分类对髁状关节和椭圆关节做了明确的区分）。这类关节能够做来回摆动的动作，比如屈曲和伸展，但也允许一些其他方向的运动。
3. 鞍状关节，如大拇指（掌骨和腕骨之间）。鞍状关节面类似于马鞍，允许大范围活动，但稳定性较差。

4. 屈戌关节，如肘关节（肱骨和尺骨之间）。这些关节就像门的合页一样，只允许在一个平面内屈曲和伸展。
5. 枢轴关节，如肘关节（在桡骨和尺骨之间）。一块骨头围绕另一块骨头旋转。
6. 滑动关节，如腕关节。这类关节的活动范围很大，但活动距离不多（图 6.12 未显示）。

瑜伽并不只是增加各种关节的活动范围。然而，对于已经变得太紧的软骨关节，阴瑜伽可以帮助其恢复正常的活动范围。阴瑜伽有助于重建滑膜关节，甚至扩大当前的活动范围。

关节囊

在滑膜关节中，骨头的末端覆盖着厚度不等，甚至不太均匀的软骨。由于含有的蛋白聚糖与胶原蛋白的比例较高，软骨比骨骼本身更柔韧。在一些关节中，即使骨头末端有软骨来契合，骨头也不能紧密地贴合在一起，于是多层纤维软骨叠加在一起——比如膝关节半月板，这样就能使骨骼平滑地移动。

所有滑膜关节的周围都有滑膜，它是一层覆盖整个关节的膜。滑膜形成关节囊，向其中分泌滑液，以保持关节表面润滑。随着我们年龄的增长，滑液会逐渐开始干涸——而我们的身体也像秋天的一片叶子，干枯并蜷缩起来，变得越来越阴性，直到化为尘土。滑液由吸水分子组成，如透明质酸和硫酸软骨素。我们在下一节将要介绍这种含水物质。关节囊也是筋膜，就像韧带和肌腱一样，它们也由胶原蛋白、弹性蛋白和亲水分子组成。

一个演示

正如我们在第 1 章中提到的，肌肉的作用之一是保护关节。肌肉通过紧密闭合关节（收缩）来实现这一点。还记得我们是怎么证明这一点的吗？用左手握住右手食指。放松右手和手指，这一次，用左手轻轻拉动。观察右手手指：你可能会注意到指节上有轻微的凹陷或延伸。即使你看不到任何关节活动，你也肯定会在那里体会到一种开放感。现在，收紧右手手指的肌肉，再试着用左手拉动手指。注意到区别了吗？这次根本没有变化，因为肌肉积极地约束着关节，不可能产生任何运动。

我们在积极的阳瑜伽练习中花了非常多的时间和精力来调整身体，适当地锻炼我们的肌肉，就是为了确保关节不会因阳性动作而受伤。这是合理的。正如上面的演示所示，肌肉的一个作用是保护关节，以防关节活动不当。

然而，我们很快就会看到，身体的慢性闭合区域可能发生永久闭合，无论是在我们的肌肉、筋膜还是关节中，这一过程被称为挛缩。就关节而言，如果我们收紧它，永远不让它恢复其全部活动范围，我们将失去原来的活动范围。阳瑜伽不是为了锻炼关节而设计的，阴瑜伽才是。

过度灵活

瑜伽练习者普遍有一个担忧，那就是：对于过度灵活的人来说，伸展是不是一个好主意。毕竟他们关节的活动范围已经很大。他们还需要更多吗？任何形式的瑜伽，尤其是阴瑜伽，对这些人来说都是好主意吗？答案是：视情况而定。具体来说，这取决于关节过度活动的原因。总的来说，导致关节过度活动的是三个原因：

1. 关节损伤，使关节不稳定，容易脱臼。
2. 特殊情况，如埃勒斯-当洛斯综合征或马方综合征。这些人的胶原蛋白与常人相比是不同的，它没有那么硬，因此人的关节有更大的活动范围。
3. 天生异于常人，有允许关节大幅度活动的骨骼结构，但动作不会对限制活动的组织造成损伤或改变。

有前两类情况的人确实应谨慎练习阴瑜伽或任何风格流派的瑜伽。他们很容易练得过火，损害关节。他们练习的主要目的应该是建立关节的稳定性。瑜伽可以帮助他们实现这一点，但他们在练习过程中必须秉持明确的意图和极强的注意力。这并不意味着他们不应该练习阴瑜伽，而是意味着他们必须谨慎行事。阴瑜伽的体式对这些活动范围很大的人来说难度并不算大。阴瑜伽中没有脚绕头的体式，也没有轮式或很深入的后弯体式。蝴蝶式和狮身人面式是针对髋部和脊柱的温和练习，关节过度灵活的学生也可以尝试，因为它们不会涉及过大的活动范围。

尽管与正常人相比，处于第三类情况的学生被认为是过度灵活的，但他们能够进行全部类型的瑜伽练习，无论是阴性还是阳性的。他们的灵活性是由于他们的骨骼形状，而不是某种特殊状况、伤病。他们的关节虽然非常灵活，但也可能非常强壮和稳定。想一想马戏团的女杂技演员，她可以在表演时做单手倒立，将脚放在脑后——一个非常深入的后弯姿势。她绝对是过度灵活的，但她同时也非常强壮。练习阴瑜伽对她来说一点风险都没有。然而，她不需要瑜伽练习来增加活动范围，因为她的身体天生已经拥有一定的灵活度。无论练习的是阴瑜伽还是阳瑜伽，她的意图应是以一种安全、滋养的方式来强化她的身体。或者，她来到垫子上是为了放松，为了冥想，为了呼吸，为了睡前安神。除了收获灵活性之外，练习瑜伽还有很多意图，即使是身体过度灵活的人也可以获得这些好处，而不必达到或超越他们的身体极限。①

胶原蛋白、蠕变与反体式

胶原蛋白这个词在前面已经被提过很多次。这个词来自希腊语，意思是“胶水生产商”。这也能让人意识到它的作用：帮助我们的身体紧密结合在一起。它无处不在，遍布我们全身的筋膜、韧带、肌腱和关节囊。这种蛋白质之所以如此有用，正是得益于它的强度和抗拉能力。与大多数聚集在一起形成团块的蛋白质不同，胶原蛋白是纤维性质的，可以形成席垫状、片状或绳索状结构。

胶原蛋白使我们的骨骼和牙齿强壮，它也给皮肤带来能量——当它流失时，皮肤表面就会产生皱纹。皮肤愈合后产生的瘢痕组织中也会存在胶原蛋白。这些胶原蛋白可能需要数年时间才能被身体重新吸收，但随着年龄的增长，我们的胶原蛋白更新效率也会降低。膳食补充似乎有助于人体产生新的、更强壮的胶原蛋白，但更好的方法可能是刺激我们自身的胶原蛋白增加。

① 在《你的脊柱，你的瑜伽》的附录中，你可以找到有关过度灵活和阴瑜伽的详细阐述。

胶原蛋白由成纤维细胞产生。① 如果产生速度快于吸收速度，则会在体内产生更多的交联，使纤维整体更坚固，更耐拉伸。如果发生相反的情况，即吸收速度快于产生速度，则产生的交联更少，纤维的抗拉能力也更弱。研究人员推测，锻炼或活动可能会限制胶原蛋白交联的数量，从而增加灵活性，同时降低硬度。②这就是针对为什么瑜伽练习可以让我们更灵活的一个解释：它有助于重塑我们胶原蛋白的硬度。

但另一方面，我们也需要胶原蛋白提供一些稳定性。随着年龄的增长，或者由于受伤，我们的筋膜、肌腱和韧带（都是由胶原蛋白构成的）可能会变得更脆弱。通过瑜伽所施加的压力刺激可以激活成纤维细胞，使其释放更多的胶原蛋白，从而使我们的结缔组织变得更强壮。

成纤维细胞不是唯一产生胶原纤维的细胞。在我们的骨骼中，成骨细胞也在分泌胶原纤维，这些纤维后来因矿化而形成成熟的骨骼。另一种被称为破骨细胞的细胞则相反，破骨细胞重新吸收胶原蛋白，通过降解胶原蛋白并将其中的钙和其他物质释放到血液中来清理旧骨。健康是创造和破坏之间的平衡：我们既需要创造新的、更强壮的组织，也需要清理旧的、受损的组织。

结缔组织的定向压力

胶原纤维的方向是关键。当成骨细胞或成纤维细胞产生胶原纤维时，后者会在各个方向随机排列。沿其主导方向施加压力时，感受压力的纤维会产生电场。这些电场会阻止身体重新吸收这些纤维，而既没有受到压力也没有产生电场的纤维会被重新吸收。随着时间的推移，身体吸收了所有不承受压力的纤维，留下了本应被吸收的纤维。

在轨宇航员生活在微重力环境中，这样对骨骼或肌肉中的胶原纤维没有产生压力。他们的破骨细胞和其他细胞继续重新吸收组织，但没有产生新的纤维。一项针对在俄罗斯和平号空间站待了数月的宇航员的研究表明，他们平均每月会损

---

① 成纤维细胞还产生多种细胞外基质中的其他物质，如弹性蛋白。

② 请参阅 W. M. Bryant, "Wound Healing," *Clinical Symposia* 29.3 (1977), 1–36。以及 R. J. Shephard, *Physiology and Biochemistry of Exercise* (New York, NY: Praeger, 1982)。

失 1% ~ 2% 的骨量。[①] 在一些宇航员身上还发现，在太空中停留 6 个月后，由于缺乏压力，骨密度流失更大，高达 20%！这种骨密度的降低通常发生在下半身和下背部。

结缔组织会对需求做出反应。给身体施加压力对保持健康至关重要。骨骼需要压力才能保持强壮，韧带和筋膜也是如此。简单的步行就能给腿部骨骼、骨盆和脊柱施加压力。阴瑜伽是另一种安全、有效的向身体目标部位提供这种压力的方法。具体来说，就是宇航员骨质流失最严重的部位——腿部和下背部。

结缔组织老化或损伤

当结缔组织中的胶原纤维处于健康状态时，它们通常会沿着主要压力方向笔直排列。当弹性蛋白纤维老化时，它们会矿化，与其他纤维交联后变得更硬。原先相对较直的纤维会缠结或弯曲，因而变短。这会拉近肌肉和骨骼的距离，减小活动范围。例如，我们的下背部韧带老化时，它们会变得更加坚硬，从而限制了我们的动作。

在老化的胶原纤维的缠结区域内，颗粒会被截留。当纤维又长又直时，颗粒被吸附的可能性较小。被截留的颗粒物体可能对身体有毒，包括附近细胞代谢产生的废物、自由基或来自体外的污染颗粒，如烟雾或杀虫剂。

一旦这些颗粒被截留，它们可以在体内停留很长时间，甚至是永远（想想文身的墨水：一旦我们成年，它就永远不会被吸收）。按摩和瑜伽可以放松束缚这些颗粒的组织。一旦被释放，这些颗粒会被清扫进淋巴系统并被带走，最终从体内排出。瑜伽可以拉伸和压缩身体的胶原蛋白网络，延长纤维以防老化，释放有毒颗粒。

蠕变

蠕变是许多材料在承受压力时发生的缓慢伸长。如果前一晚你在桌子上留下

---

① 请参阅 S. M. Smith, M. A. Heer, L. C. Shackelford, J. D. Sibonga, L. Ploutz-Snyder, and S. R. Zwart, "Benefits for Bone from Resistance Exercise and Nutrition in Long-duration Space-flight: Evidence from Biochemistry and Densitometry," *Journal of Bone and Mineral Research* 27.9 (2012): 1896–1906。

一团油灰，早上醒来时你可能会发现它变得更平坦。这是因为它的可塑性使它能够经受蠕变，它在自身重量的压力下变平了。坚硬如冰也会产生蠕变——冰川在自身重量的作用下可能会缓慢变形和流动。大陆在我们脚下缓慢地蠕变和流动。混凝土会蠕变，这是一件好事，否则它便会在压力下开裂。建筑物、桥梁和飞机中的金属也会蠕变，这在长期内就不妙了，因为随着材料的蠕变，它们变得越来越薄、越来越弱，结构最终可能会断裂。在我们自己的身体内，组织在受到压力时也会表现出蠕变，特别是在高温和长时间施压的作用下，但与混凝土或金属不同，我们蠕变的身体可以再恢复正常。

在高倍显微镜下，胶原纤维像手风琴的褶皱一样：一串串 W 形的线连接在一起形成了 WWWWWWW。当压力足够大，并且施加足够长的时间时，W 开始分散，变得更长，就像一串 V 形连线——VVVVVVVVV。这种延长被称为蠕变。组织蠕变的程度和速度可能会决定其能承受多大、多快的压力，在一个姿势中停留的时间多长，以及我们接下来应该做什么动作。

当我们对一个区域的组织施加外力时，组织内部会产生与外部压力完全相等的平衡应力。如果没有这种平衡，组织将继续延长，直到开裂。正是这种内部的应力阻止了进一步的形变（拉长）。然而，由于组织随着时间的推移而发生变化，内部平衡应力会变弱，从而使组织变得更长。[①] 平衡应力的减弱被称为应力松弛，但这不像摊尸式休息，这是组织表现出来的一种特性。

准备好接受更多的定义了吗？黏度是一个用来描述流体流动的容易程度的术语。例如：蜂蜜流出罐子的速度比水的慢，因此蜂蜜比水更黏稠。再以橡皮筋为例，一旦外力消除，拉伸的橡皮筋就会恢复到原来的长度。它是有弹性的。我们的组织既不是纯弹性的，也不是纯黏性的，而是黏弹性的——既有黏性又有弹性。在压力作用下，我们的组织流动、延长、伸展。在拉长的压力消除后，我们的组织比最初的长度长了一点。随着时间的推移，可能只需要几分钟或最多几个小时，这种额外的长度就会消失，但需要多长时间以及发生多少蠕变取决于许多因素：

---

① 当我们保持压力一段时间时，可能会出现两种情况：a. 在恒定的压力下，形变增加（意味着组织延长，这就是我们所说的蠕变），b. 如果形态保持不变（不再进一步拉长），则内部应力减弱（称为应力松弛）。

- 施加压力的速率（更快的压力在黏弹性材料中产生更小的形变）。①
- 组织的温度（较热的组织比较冷的组织表现出更多的蠕变）。②
- 施加压力的时间（压力保持的时间越长，材料变形越彻底）。③
- 承受压力的组织的性质（例如，筋膜比骨骼更容易发生蠕变）。

有趣的是，我们可以观察到这些因素是如何在不同的瑜伽风格中表现出来的。在积极的力量瑜伽或串联/流瑜伽课程中，压力是非常动态和短暂的。当压力急剧、短暂和强烈时，肌肉和筋膜几乎没有机会表现出蠕变。然而，我们在这些练习中所做的动作会让身体相当暖和。当我们没有热身时，手臂和腿部肌肉的温度通常在 91 华氏度（约 33 摄氏度）左右，但在几次拜日式后，体温可能会上升到 102 华氏度（约 39 摄氏度）。温度的升高增加了筋膜的黏弹性，这意味着我们的肌肉将较少受到筋膜阻力的限制，四肢的活动范围由此增加。④我们的肌肉在温暖的时候比在寒冷的时候更有弹性，这就是为什么在任何体育活动之前都需要热身。热身后，筋膜的蠕变程度更高，这也是活动范围变大的另一个原因。

在高温瑜伽课程中，身体的温度会因环境温度而升高。当房间很热时，我们不需要通过热身来给肌肉增加黏弹性。这种高温反过来又增加了可能发生的蠕变量，而且组织确实变得明显更长——我们在热的房间里比在冷的房间里更灵活。

在常规的阴瑜伽课堂上，房间温度不高，也没有任何运动或动作的预热，因此需要缓慢地进入体式。但是阴瑜伽体式一般会保持好几分钟，以让组织的蠕变达到最大限度。一项研究发现，“240 秒的时间范围足以使黏性现象几乎完成。

---

① 当施加快速、突然的应力时，黏弹性材料承受的形变（伸长）很小。当受到突然的力时，我们的关节相当僵硬，一点弹性都没有。这是一件好事，因为当快速、剧烈的压力（如跳跃和跑步）冲击关节时，这能让我们的关节保持稳定。当应力变小、变慢时，关节周围的结缔组织变得更加柔韧，并允许进行一些拉伸。快速、跳跃、弹跳式移动不会导致蠕变，但长期保持的静态应力会导致蠕变。例如，静态脊柱屈曲（阴瑜伽体式）时的蠕变速度比重复屈曲（阳瑜伽练习）时快。请参阅 Jesse S. Little and Partap S. Khalsa, “Human Lumbar Spine Creep during Cyclic and Static Flexion: Creep Rate, Biomechanics, and Facet Joint Capsule Strain,” *Annals of Biomedical Engineering* 33.3 (2005): 391–401。

② “筋膜温度升高至 105 华氏度（40 摄氏度）时，组织的硬度降低，更容易伸长，这在一定程度上可归因于胶原蛋白的高延展性。”请参阅 Werner Klinger, “Temperature Effects on Fascia,” in R. Schleip, T. Findley, and P. Huijing (eds.), *Fascia: The Tensional Network of the Human Body* (London, UK: Churchill Livingstone, 2012), 421。

③ 请参阅 Carla Stecco, *Functional Atlas of the Human Fascial System* (Philadelphia: Churchill Livingstone, 2015), 85。

④ 请参阅 Werner Klinger, “Temperatures Effects on Fascia,” 421。

应力松弛曲线显示，90% 的应力松弛发生在形变后的 1 分钟内”。[①] 换句话说，时间和高温一样，也能帮助实现蠕变。这项研究还表明，保持体式 1 分钟会使组织达到最大限度的应力松弛，但大多数蠕变发生在保持体式的前 4 分钟内。

你可能在不知道发生了什么的情况下感受到了这一切。当你在体式中保持静止时，大约 1 分钟后，你注意到一种释放，一种放手，一种内心的放松，这让你能够更深入地进入这个体式，以找到你的下一个极限边缘。这种现象可能由于许多原因，其中一种是：也许是你的神经系统降低了肌肉的张力（肌肉紧张），或者是你的胶原蛋白发生蠕变。大约 4 分钟后，你可能已经找到了最后的极限边缘，没有进一步深度探索的可能了。你已经达到了组织可以提供的最大限度的安全蠕变。

这一切都对身体很有益。我们对组织施加压力，然后让它们慢慢恢复正常。在施加压力期间，组织会产生许多化学信号、电信号和生物信号，来帮助身体愈合或变得更强壮。身体内的水分也可能会被改变组织性质，帮助排出毒素和自由基，以避免损害细胞功能。但在体式结束后，我们如何恢复常态？我们需要了解反体式的哲学。

反体式

蠕变可以通过重复的（周期性的）动作、热身、在高温瑜伽教室练习以及长期的静态拉伸实现。[②] 在任何情况下，经历蠕变的组织都需要时间来恢复其原始强度和长度。静态压力比周期性压力能更快地增加蠕变。[③] 因此，阴瑜伽比更积极的阳瑜伽练习能更有效地产生蠕变。这可能很有益，也很有治疗效果，但也意味着阴瑜伽练习者必须更多地意识到蠕变的意义，并决定在结束体式后做什么。萨拉·鲍尔斯将阴瑜伽的第四个原则定义为“慢慢走出来”，我们在阴瑜伽练习

---

① 请参阅 Carla Stecco, *Functional Atlas of the Human Fascial System*, 85。

② 这些组织的循环负载不会产生蠕变，也不会像静态应力那样需要较长时间恢复，很可能是因为在每次循环负载之间组织有一些时间来恢复。这可以为阴瑜伽练习提供另一种思路：在几个体式中保持较短的时间，例如，在蝴蝶式中保持 2 分钟，退出后做另一个体式，然后再回到蝴蝶式中并保持 2 分钟。通过将体式的保持分解为周期性（而非动态）的压力，我们可以缩短整体恢复时间。

③ 请参阅 Jesse S. Little and Partap S. Khalsa, “Human Lumbar Spine Creep during Cyclic and Static Flexion: Creep Rate, Biomechanics, and Facet Joint Capsule Strain,” *Annals of Biomedical Engineering* 33.3 (2005): 391–401。

后感到很脆弱是有原因的：筋膜和关节变弱、变长了，要小心地行动。

一项研究发现，在静态压力作用20分钟后，脊柱经历的屈曲蠕变量为6.8%~9.6%。恢复20分钟后，伸长蠕变量仅减少到3%~4%。[①] 因此，在放松20分钟后，蠕变量消失得并不多。与施加压力的时间相比，组织恢复到正常硬度所需的时间更长。在某些情况下，组织需要7小时或更长时间才能完全恢复到正常硬度。[②] 然而，必须指出的是，这些研究是在体外进行的（用尸体），而不是用活体的湿润组织。此外，在这项研究中，脊柱首先受到10个循环的动态压力，然后才受到20分钟的静态压力。（这就像在练习阴瑜伽体式之前做了10遍拜日式。）周期性压力可能会影响身体所需的恢复时间。但需要注意的是，在长时间的静态压力之后，需要时间来让产生的蠕变消散。这关系到我们在长时间保持体式后反体式的选择和其他活动。

当身体的某个部位经历了大量的蠕变之后，强迫它承受一定重量来强化它可不是一个好主意。因为这时组织较弱，对动态压力的耐受性降低。在出现明显的蠕变后，即使承受自身的重量也容易造成损伤。这意味着在长时间的阴瑜伽练习后，不要立即进行负重训练、倒立或任何其他需要启动肌肉的运动！留出时间以让组织恢复强度。如果想要减少这一恢复过程的时间，你可以选择将身体向相反方向移动，这是瑜伽中大多数反体式的基础。例如，在长时间的脊柱屈曲后，进行轻微的脊柱伸展。如果你已经坐着练习了很长时间，不妨站起来走动几分钟。简单的站立可以帮助组织更快地恢复。

同样，在我们已经长时间拉伸了一个部位之后，再做对应的反体式，也对身体组织有好处，因为组织需要时间来再次缩短。我们也可以通过温和的力量训练来实现这一点。力量训练或阳瑜伽练习通常会让我们的肌肉紧张起来。跑步者和徒步爱好者注意到了这一点：在长时间跑或走之后，他们会感到身体明显变得僵硬。健美运动员也有同样的体会。因此，在一些阴性练习之后，我们可以做一些温和的力量训练。例如：如果你做了一个针对脊柱的阴瑜伽练习，可以用核心

① 请参阅 Jesse S. Little and Partap S. Khalsa, "Human Lumbar Spine Creep during Cyclic and Static Flexion: Creep Rate, Biomechanics, and Facet Joint Capsule Strain," *Annals of Biomedical Engineering* 33.3 (2005): 391–401。

② 请参阅 S. M. McGill and S. Brown, "Creep Response of the Lumbar Spine to Prolonged Full Flexion," *Clinical Biomechanics* 7 (1992;7): 43–46。

练习来强化脊柱。如果你刚练习过髋部和腿部，结束后可以做一些站立体式的练习。注意不要再让活动范围变大，要致力于稳定性的练习。

从阴瑜伽练习立刻过渡到激烈的运动，尤其不是一个好主意！因为刚做完阴瑜伽的身体会变得很松散、脆弱。你需要给自己时间从所有的蠕变恢复过来——恢复筋膜和肌肉的弹性。不过，运动后立即做阴瑜伽可能非常有助益。如果我们一直在做强化某个部位的阳性练习，那么应对措施就会有所不同。由于力量的增强通常会收紧我们的组织，所以我们需要稍微拉伸一下。先阳后阴和先阴后阳一样都有效果。这可以概括为一个小口令：

拉伸一个区域后，稍微强化一点。
强化一个区域后，将其拉伸一点。

先阴后阳还是先阳后阴?

没有一种对每个人来说都行之有效的练习处方。然而，即便每个人的筋膜都不见得会经历相同程度的蠕变和脆弱，但一般原则仍然有其指导意义。压力和蠕变对大多数人来说是健康的，但我们可能会练习过度。在长期承受静态压力后，给自己一段时间来恢复，然后再让身体承受动态的、更大的压力。做一些反方向的练习以帮助加快恢复时间。不要只依赖一个长长的摊尸式，即使是一个 20 分钟的摊尸式也不足以消解练习过程中出现的所有蠕变现象。

如果你想同时进行阳性练习和阴性练习，最好将这两种方式交织在一起，先做 10 ~ 15 分钟的阴瑜伽序列，然后做 5 ~ 10 分钟的阳瑜伽序列，然后再做一组阴瑜伽，然后再做一组阳瑜伽，两者可以交替进行，但不要在任何一种阴性体式停留超过 5 分钟。练习约 45 分钟的阴瑜伽之后再做约 45 分钟的阳瑜伽也没问题，但是需要注意，在进行阳瑜伽的练习时，不要给阴性组织的作用区域施压，而要锻炼不同的区域。例如，如果你在阴性练习中锻炼了脊柱，那么做阳瑜伽体式时就不需要做太多的脊柱屈曲或扭转，而是可以选择练习站立体式，效果可能更好。练习重点是确保脊柱的支撑、中立以及强化。这时需要让脊柱保持僵硬，不要尝试较大范围的活动。

你当然也可以决定先做阳性练习。练习将在筋膜和肌肉中产生热量，从而使蠕变更快发生。然而，温暖的肌肉可能会减少渗入韧带和关节囊的压力（正如上文关于温暖肌肉和凉爽肌肉的讨论中提到的）。无论先练习阴还是阳，都没有对错，只有取舍和妥协。你可以自行尝试一下不同选择，看看哪一个最适合你。

你可以选择将阴瑜伽练习中的长时间停留分为 2 ~ 3 个较短的阶段。你不需要在一个体式中做 20 分钟的屈曲，而是可以在几个不同的体式中达到相同的累积时间。举例来说：以蝴蝶式开始，保持 2 分钟；然后练习半蝴蝶式（一侧腿），保持 3 分钟；然后再次练习蝴蝶式 2 分钟；接着换一侧腿来练习半蝴蝶式，保持 3 分钟；再回到蝴蝶式，保持 2 分钟；然后在蜻蜓式中停留 3 分钟；再回到蝴蝶式，保持 2 分钟；然后在毛毛虫式中保持 3 分钟。在每个体式之间花 1 分钟进行短暂放松。你将总共花约 20 分钟的时间来使脊柱保持屈曲，但从蠕变中恢复的时间将比你连续 20 分钟不断地练习蝴蝶式、蜻蜓式和毛毛虫式要短得多。

蠕变并不一定是不受欢迎的。我们需要给组织施加压力，而当它们受到压力时，它们会经历伸长和变弱。对大多数人来说，这是健康的和正常的。当压力结束时，组织会慢慢恢复到原来的长度和硬度，经过一段时间的休息，它们应该比以前更健康、更强壮。然而，就在压力结束后，也是在组织恢复正常之前，有一段危险期。在这段时间内，即使仅做一些日常活动，组织也可能会过度承受压力。在此期间，建议不要给这些组织太多压力。我们可以缩短组织处于危险期的时间：朝与压力相反的方向轻轻移动，并降低组织的温度（冷却可减少蠕变）。阴瑜伽尤其能够产生蠕变，当结束体式练习时，我们可以感觉到组织的脆弱性明显增加。我们的常识会警告我们不要把动作做得太用力或太快。但即使组织尚未恢复正常，这种脆弱感可能很快就会消失。小心、注意，然后慢慢地开始下一步的活动。

基质与水合作用

有关肌肉、筋膜和其他结缔组织如何在我们的身体中创造稳定性、力量和弹性的研究在上一节已经结束。本节的主题涉及基质，即填充组织中纤维和细胞之间的液体。

想象一下自行车车轮的内胎已经放气。把它握在手里，你可以感受它是多么柔软。你可以弯折它，然后向任何喜欢的方向扭转它。想象它现在充满了水，再感受一下突然出现的僵硬。水通常看起来很容易流动、变化，但实际上很难被压缩。当受到压力时，水提供了巨大的抗压缩性。基质有时被称为水泥物质，其作用就类似于内胎中的水，为组织提供力量和支持。但其作用远不止这些。

基质是细胞外基质（人体细胞外的物质）的非纤维部分，由各种蛋白质、水和糖胺聚糖（GAG）组成，也是亲水分子。水构成了基质的 60% ~ 70%。糖胺聚糖中最重要的一个类别是透明质酸。许多研究人员估测，透明质酸可以吸引和结合自身体积 1000 倍的水。[①] 另一种重要的糖胺聚糖是硫酸软骨素。

糖胺聚糖与蛋白质结合产生的物质被称为蛋白聚糖，它们以这种形式附着在水分子上，使组织水合。蛋白聚糖具有很强的延展性，可以自由移动。它由水构成，所以也有极大的抗压缩性。

水是基质的主要成分，因此基质可以成为纤维和筋膜之间的优秀润滑剂，使它们能够自由移动或滑动。水还赋予组织类似弹簧的能力——一旦压力停止，它们就可以恢复到原来的形状——也就是组织承受压力的能力。负载和零负载之间的循环对于维持组织健康很重要。一项研究发现，只要不过度，负载和零负载之间的压力变化就能维持软骨健康。[②] 关节中的滑液也是一种润滑剂，它也基本上由糖胺聚糖组成。透明质酸和两种硫酸软骨素对保持关节正常运作至关重要。

当细胞外基质中的水分充足时，细胞、营养素和基质的其他成分可以自由移动。毒素和废物可以从基质中迁移到淋巴系统，最终从体内被清除。基质部分由成纤维细胞产生（成纤维细胞也产生胶原蛋白），由此也有助于抵抗感染传播，构成我们免疫系统屏障的一部分。

透明质酸是非常棘手的物质。有时被称为金发姑娘分子——因为我们可能缺乏这种物质，这不太好；但也可能过剩，这也不健康。研究证明，锻炼可以提

---

① 请参阅 E. F. Bernstein, J. Lee, D. B. Brown, R. Yu, and E. Van Scott, "Glycolic Acid Treatment Increases Type I Collagen mRNA and Hyaluronic Acid Content of Human Skin," *Dermatologic Surgery* 27.5 (2001): 429–33。

② 请参阅 R. F. Service, "Coming Soon to a Knee Near You: Cartilage Like Your Very Own," *Science* 322.5907 (2008): 1460–1。

高透明质酸的水平，但这不一定是好事。如果运动后人体残留大量的透明质酸，它们就会聚集起来，形成大而黏稠的团块（这可能是延迟性肌肉酸痛的主要原因）。这种大分子结构挤在疏松的结缔组织中，几乎没有留给水分什么空间，这可能是疼痛的来源。例如，腰痛患者的下背部深筋膜增厚了 25%，滑动能力降低 52%。[①] 不过，透明质酸的聚集究竟是疼痛的原因还是疼痛的结果尚不完全清楚。

那么，我们可以做些什么来分解透明质酸团块呢？一种办法是降低酸度水平（这意味着提高 pH 值水平）。如果我们能降低组织中的酸度，这些团块就会溶解。然而，这很难做到。另一种办法是提高温度。透明质酸在约 100 华氏度（约 38 摄氏度）时呈凝胶状，被称为“凝胶状态”——想想果冻。但在约 106 华氏度（约 41 摄氏度）时变为液体，称为溶液状态或“溶胶状态”。在这种液体状态下，组织内的粘连可以被溶解，有毒颗粒从筋膜中被冲刷出并进入淋巴系统。很多方法都可以用来加热我们的身体：按摩、锻炼、活力瑜伽、蒸汽浴、热水澡等。

另一种减少筋膜堵塞的方法是施压：筋膜手法，主要通过施压性质的摩擦来实现，随着时间的推移来增加深筋膜的压力和温度。这种手法可以将透明质酸的凝胶状态改变为溶胶状态，并可永久性地消除滑动层之间的粘连。分解的透明质酸大分子的残余颗粒会在组织中产生短期炎症，进而触发免疫系统清理该区域并治愈损伤。[②] 这种方法能够处理筋膜粘连或由缺乏运动引起的疼痛，这正是我们在瑜伽练习中可以实现的。通过瑜伽和其他方式压缩组织，可以暂时将基质从凝胶转化为溶胶。在流体或溶胶状态下，毒素和废物可以从基质中被排出。[③] 即使没能减少粘连或瘢痕组织，这至少也可以帮助防止这些问题的发生。

不幸的是，随着我们年龄的增长，身体制造透明质酸和其他糖胺聚糖的能力逐渐减弱——可以利用的成纤维细胞变少，导致由成纤维细胞生成的透明质酸更少。结果就是，细胞外基质中含有越来越多的纤维，随着这些纤维越来越紧

---

① 请参阅 H. M. Langevin et al., “Ultrasound Evidence of Altered Lumbar Connective Tissue Structure in Human Subjects with Chronic Low Back Pain,” *BMC Musculoskeletal Disorders*, 10.151 (2009), doi:10.1186/1471-2474-10-151。

② 请参阅 Jaime M. Cyphert, Carol S. Trempus, and Stavros Garantziotis, “Size Matters: Molecular Weight Specificity of Hyaluronan Effects in Cell Biology,” *International Journal of Cell Biology* 2015 (2015): 563818, doi:10.1155/2015/563818。

③ 请参阅 Robert Schleip and Divo Gitta Muller, “Training Principles for Fascial Connective Tissues: Scientific Foundation and Suggested Practical Applications,” *Journal of Bodywork and Movement Therapies* 17.1 (2013): 103–15。

密，它们会产生交联，使整个系统更加密不可分，于是我们的组织会变得更硬，弹性降低，不太能够支持基质中其他成分的流动。毒素和废物（瑜伽术语中称为 ama）被困在基质中且无法排出，有害细菌可以自由繁殖，自由基保持活跃。静止不动也会导致水合作用急剧变弱：研究表明，高达 40% 的透明质酸流失会降低我们组织相互滑动的能力。幸运的是，瑜伽和按摩等对细胞外基质施压的手段可以帮助我们维持成纤维细胞的数量并保持其正常功能。这有助于保持基质水润、开放和强壮。

发炎

在对筋膜长期静态拉伸效果的研究中发现了一个令人惊讶的免疫系统反应：它可以减少急性炎症。周期性压力会产生重复性压力综合征，从而增加炎症。[①] 然而，离心运动 [②] 会对成纤维细胞产生更大的刺激，增加胶原蛋白的生成，从而刺激愈合。拉伸会使肌腱中成纤维细胞的良性排列增加。[③] 通过在关节的活动范围内合理移动关节可以减少炎症。[④] 一位筋膜研究人员研究了长时间压力（类似于阴瑜伽的压力）对筋膜的影响，发现每天做两次 10 分钟的全身伸展可以减少炎症。[⑤]

我们对筋膜及其功能的认识和理解仍在不断发展。它是一个复杂的系统，涉及身体的每个部位，在整个矩阵中连接、协调和沟通。我们了解得越多，就越知道我们了解得还不够。但我们知道，运动和压力是健康的，是保持筋膜最佳功能的必需途径。无论这种运动是锻炼、瑜伽（阴或阳）、按摩还是其他物理疗法，选择哪种方式并不重要，重要的是保持运动并给身体施加压力。

---

① 请参阅 Carla Stecco, *Functional Atlas of the Human Fascial System*。

② 离心运动会调动肌肉参与运动，同时使肌肉延长。这与向心运动不同，后者使肌肉缩短。而在等长运动中，肌肉收缩时仍保持相同长度。

③ 请参阅 Carla Stecco, *Functional Atlas of the Human Fascial System*, 7。

④ 请参阅 Robert Schleip, *Fascial Fitness: How to Be Vital, Elastic and Dynamic in Everyday Life and Sport* (Jalandhar, India: Lotus Publishing, 2017), 81。

⑤ 这些实验对象实际上是老鼠，但所得结论同样适用于人类。请参阅埃莱娜·郎之万（Helen Langevin）2013 年 5 月 1 日的文章“The Science of Stretch,” The Scientist，网址：https://www.the-scientist.com/features/the-science-of-stretch-39407。

阴瑜伽的其他生理益处

考虑到关节和骨骼，我们可以至少描述出三种将阴瑜伽加入日常生活的好处：

- 对抗关节囊挛缩。
- 避免骨骼内退化。
- 减少关节内固定。

挛缩

挛缩指关节失去活动能力。有许多可能导致挛缩的原因：疾病、神经损伤、肌肉萎缩、关节 / 软骨或韧带问题。

日常生活中，我们的韧带上会出现各种微小的撕裂。这些小伤口通过在撕裂边缘之间插入韧带组织的方式来愈合。如果随着韧带不断撕裂和重建，身体自然地延长了韧带，那么为什么我们的韧带不是非常长呢？正如保罗·格里利会问的那样："为什么我们走路的时候指关节不在地上拖拉？"

北卡罗来纳大学的劳伦斯·达纳斯（Laurence Dahners）教授研究了这种现象，并发现了一种机制，即身体通过从韧带中去除材料来收缩我们的关节。他指出："临床上经常发现，零负载的韧带不仅萎缩，而且会发生挛缩。"[①] 这个现象出现的部分原因是缺乏压力产生的电信号。

身体的许多其他部位上也有类似的发现。身体的一部分产生物质（如骨骼中的成骨细胞，它产生骨组织），另一部分则消耗或移除物质（如破骨细胞，它分解旧骨）。健康就是这两种功能之间的平衡。

挛缩的一个例子是冻结肩。一位老爷爷摔断了手臂，为使骨头复位，手臂在石膏中恢复了几个星期。一段时间后，石膏被移除，骨头已经愈合，但肩膀僵硬、活动范围受限。这是怎么回事？虽然冻结肩有多种成因，如炎症，但这一例子的原因是肩关节缺乏使用。身体带走了不再需要的组织，当想要再次使用肩膀时，它便无法做出反应。

---

① 请参阅 Laurence Dahners, "On Changes in Length of Dense Collagenous Tissues: Growth and Contracture,"，网址：http://laury.dahners.com/orthoprofessional.html。

练习瑜伽的学生则不会困扰于从挛缩中的恢复，因为瑜伽需要动员所有组织参与动作。你可以通过阴瑜伽技巧、伸展运动或者物理治疗手段来实现。在后一种情况下，持续被动运动仪等设备会在患者可承受的活动范围内移动他们的肢体。这正是我们在阴瑜伽中所做的：我们轻柔但持续地在可承受的活动范围内移动身体，并保持姿势。最终，我们战胜了挛缩，恢复甚至扩大了关节的初始活动范围。

一项关于挛缩修复的研究将我们在阳瑜伽练习中发现的短暂、强烈的压力与我们在阴瑜伽练习中发现的长期、轻微的压力进行了对比。研究人员得出结论："长时间低强度的拉伸会让组织产生最大限度的永久延长，同时将结缔组织创伤和结构弱化的可能最小化。因此，结缔组织的永久性延长导致患者的活动范围增加。"① 观察表明，更短、更强烈的压力导致"更大比例的弹性反应，组织重塑更少，组织损伤和削弱更多"。② 如果我们的目标是重塑结缔组织来对抗挛缩，那么阴瑜伽就是一个很好的方法。

退化

身体不断地制造和吸收骨骼。如果失去平衡，身体要么会增加骨量，使骨骼得到增强；要么会失去骨密度，导致骨骼退化。在 20 ~ 30 多岁时，身体通常都是在增加骨量。如果我们认真锻炼，可以在之后的几年继续保持甚至增加骨量。不幸的是，我们最终还是会开始失去骨密度。这种情况被称为骨质减少，或者出现更严重的情况——骨质疏松症。这种情况在女性中更常见，尤其是当女性接近更年期时。

一项估测表明，美国有 1000 万人患有骨质疏松症，另有 3400 万人患有骨质减少（这会导致骨质疏松症）。骨骼退化每年导致近 150 万次骨折，其中大部分发生在下背部。其他常见的断裂部位是手腕和髋关节。

从绝经前到绝经后的 4 ~ 8 年里，女性的身体开始出现骨密度流失。骨质疏松症目前影响着 1/4 的女性和 1/8 的男性。随着年龄的增长，这一比例会增加：到更

---

① 请参阅 George R. Hepburn, "Case Studies: Contracture and Stiff Joint Management with Dynasplint," in *Journal of Orthopaedic and Sports Physical Therapy* 8.10 (April 1987): 498–504, doi:10.2519/jospt.1987.8.10.498。"

② 当组织恢复到原始长度时，就会发生弹性反应。

年期结束时，30% 的女性患有骨质疏松症；到 80 岁时，这一比例为 70%。[①]

由于各种原因，成骨细胞（造骨）活性可能会降低，破骨细胞（骨吸收）活性可能会增强，从而也会导致骨质疏松症。缺乏维生素 D 或钙会导致骨骼退化，睾酮、雌激素或甲状旁腺激素的缺乏也会导致骨质流失。同样，缺乏锻炼也会如此。

幸运的是，体育运动可以促使骨骼生长。众所周知，爱运动的人患骨质疏松症的可能性较小。尸检显示，肌肉与骨骼连接的附着部位在持续刺激后会变大。一个例子是小转子[②]，跑步者的该部位高度发达。然而，过多的压力可能是危险的：马拉松运动员在晚年会患骨质疏松症。[③] 正如一切事物一样，运动也需要平衡。

骨骼需要承受压力才能保持健康，而且压力需要适当。阴瑜伽为骨骼，尤其是腰椎提供压力。其他形式的瑜伽也会给骨骼带来压力，大多数站立体式都能做到这一点。在阴瑜伽中，压力保持的时间越长，骨骼承受的压力便会越大。这会产生一个更强大的恢复效果：压力越大，骨骼就会变得越强壮。阳瑜伽练习很少会像阴瑜伽那样对腰椎造成压力。

固定

有没有想过是什么导致你在活动身体时听到一些弹响声？关于这种情况有很多说法，但通常有三种原因：气体释放、摩擦或固定。

有时，我们的关节滑液中会形成气泡。当这些气泡被重新吸收时，可能会迸发爆破声。当关节的一部分撞击另一部分时——比如当我们按压指关节时，摩擦会导致关节发出弹响的声音。当我们下蹲时，经常会听到膝关节产生弹响，这可能是由软骨或韧带相互摩擦引起的，有时也可能是关节或韧带错位的迹象。

固定是将两个表面暂时粘在一起。当表面被释放时，就会产生爆破声。当你做扭转动作的时候，你的肋骨或下背部可能会发出一声很舒服的爆破，这可能是因为松解了关节的固定。通常你会感觉很好，因为此时压力已经被释放。

固定发生在三种情况下：a. 粘在一起的两个表面必须光滑，b. 表面之间必须有

---

① 请参阅 L. J. Melton III, “How Many Women Have Osteoporosis Now?” *Journal of Bone Mineral Research* 10 (1995): 175–7。

② 股骨上部、内侧和稍后侧的突起，是髋屈肌的附着部位。

③ 可以访问网站 arthritis.org 以获取更多关于跑步风险的信息。

一些液体润滑剂，c. 表面必须承受一定的压力，使它们被推到一起。

一个例子可以用来解释固定的含义。一杯冰水会在整个玻璃杯（包括底部）上产生冷凝水（液体润滑剂）。玻璃杯的底部是光滑的，就像杯垫的表面一样。水提供足够的重量，以将玻璃杯压到杯垫上。当我们拿起杯子时，杯垫也随之被提起来。

这就是固定。将杯垫从玻璃底部拿开时，你可能会听到声音。当你释放两块骨头之间的固定时，声音可能会更加明显。即使没有声音，你也一定会感受到释放。

为什么我们需要打破固定？这种释放的感觉很好。但打破固定的主要目的是防止关节融合，即两块骨骼的永久连接，后者意味着关节不再活动。

融合会发生在所有人身上。髋关节（髂骨）和尾骨（骶骨）之间的关节被称为骶髂关节，它可以融合。2006 年在以色列进行的一项研究表明，34.2% 的男性在骶骨和髂骨之间逐渐发生桥接。[①] 女性的比例仅为 4.6%。融合的发生率与年龄有关：年龄较大的被试身上桥接的发生率较高。对于一些老年人来说，腰椎的关节也开始融合，[②] 同时伴随非常明显的灵活性退化，这是一个大问题。

融合始于固定，固定可以通过移动来改善，促进关节灵活是阴瑜伽的最大好处之一。

总结

在这一章中，我们了解了在练习中加入阴瑜伽的各种原因。以下摘要列出了一些主要的身体益处：

- 改善我们的活动范围和灵活性。
- 通过对包裹肌纤维的筋膜袋施加压力，被动地拉长肌肉。这对更大、更硬的肌肉群尤其有用，比如腘绳肌和内收肌。

---

① 请参阅 Gali Dar and Israel Hershkovitz, “Sacroiliac Joint Bridging: Simple and Reliable Criteria for Sexing the Skeleton,” *Journal of Forensic Science* 51 (2006): 480–3。

② 针对退行性关节，一种叫作关节融合术的方法可以通过迫使关节融合来刻意固定关节。

- 减少肌肉滑动面之间的粘连和瘢痕组织。
- 刺激成纤维细胞的生长，成纤维细胞负责制造胶原蛋白、弹性蛋白和亲水分子，使我们的组织和关节水合。
- 通过增加胶原蛋白的生成，使我们的韧带变得更厚、更强壮。
- 通过增加组织的水合作用来改善润滑，从而促使关节移动，使筋膜更易滑动。
- 通过水合作用使我们的皮肤看起来更年轻，这为细胞通过细胞外基质的迁移提供了空间。
- 通过压缩细胞外基质来使基质液化，基质通常呈凝胶状。液化能使毒素从组织中排出。
- 减少急性炎症。
- 刺激软骨细胞和成骨细胞，使其形成软骨和骨骼，有助于减少这些组织的退化。
- 防止或减少韧带和关节囊收缩并降低关节囊挛缩的可能。
- 减少骨质流失和骨质疏松，防止危险的骨密度降低。
- 减少固定，以防限制关节活动，从而也能防止融合——永久丧失关节的活动性。

第 7 章
能量益处

在西方的视角中，我们一直关注的是阴瑜伽对身体层面的益处，但还有很多潜在的模式可以用来解释我们练习时发生的事情。在西方，我们喜欢沿着科学的"地图"来解释、预测和检验我们的假设和发现。在东方，经验是主要的工具，且解释起来更富有诗意。不幸的是，在西方人看来，东方的"地图"并不真实，因为东方人似乎很少遵循科学方法。这并不意味着西方的观点是"对"的，东方是"错"的。东方瑜伽修行者的经验是真实的，即使他们解释的模式并不符合西方科学所要求的证实标准。如果西方认为东方的"地图"是错误的，鉴于东方的经验是真实的，西方科学就必须修正自己的"地图"或者开发新的"地图"以用来解释这些经验，而不是简单地忽略这些经验。在本章中，我们将对比三种不同的能量模式：印度瑜伽、中国道家以及西方科学。实际上，西方科学现在至少可以解释一些关于东方能量经验的事实。

瑜伽的观点

在印度，瑜伽经历了数千年的演变，练习的意图是多种多样的，不止有一种流派。一棵瑜伽之树无法展现我们今天所熟知的各种各样瑜伽流派的演变。瑜伽是整片森林，里面存在着很多奇妙丰富的和令人畏惧的瑜伽练习形式。

瑜伽这个词语有很多定义。很久之前，“瑜伽”的意思是：当你在战场中死去，它会钩住你的战车，你升起之后穿越太阳的圆盘，从而成为不朽。许多瑜伽士被认为是可以控制死者的身体并使他们起死回生的魔法师。瑜伽在其他定义中还意味着瑜伽士可以在空中飞行，同时分裂成许多个身体，进入别人的身体并且控制对方。父母会用恐吓手段让孩子们服从，如果他们行为不端，瑜伽士就会来吃他们。这个威胁并非空穴来风，因为一些瑜伽士确实杀人并且吃人。一些瑜伽士是唯利是图的、让人闻风丧胆的武士，他们拥有西方不了解的武器，比如致命的飞盘。一个瑜伽士可以进入一个男人的家，拿任何他喜欢的食物，和别人的妻子寻欢作乐，带着钱和珠宝离开，并且不受房子主人的指责和干涉。①

这种瑜伽显然和我们所认为的当代瑜伽有很大不同。当今瑜伽的练习被认为是愉快的、纯洁的，练习的意图是健康和精神方面的提升。这些瑜伽的形式确实存在于这片瑜伽森林中，但它们不是那片神秘土地上的唯一树木。

公元200年左右，一种经典的瑜伽形式发展起来，《瑜伽经》简要地总结了这种练习形式。②在这一瑜伽流派中，瑜伽士练习控制自己的心灵和内在意识状态的旋转与波动。一旦心灵被驯服，瑜伽士就能进入一种被称为三摩地（samadhi）的深度冥想状态。这种特殊实践的目的是从物质的世界获得解脱，在离开身体后迎来解放，即只有死后才能获得解脱。③身体和心灵是我们敌人，它们被认为由原质（prakriti）创造的物质和能量构成，它们诱使和哄骗我们，让我们认为自己就是身体或者思想。④我们真正的实体，被称为神我（purusha），是纯粹的意识，亦称见证者。天性困住了意识，所以天性是我们的敌人。这种由严格的禁欲主义和冥想构成的极端瑜伽形式并不适合所有人，也不是所有人都认为身体和心灵是我们的敌人。

---

① 如想了解关于瑜伽定义的更多细节，请参阅 David Gordon White, *Sinister Yogis* (Chicago: University of Chicago Press, 2010)。

② 经典瑜伽的起源可以追溯到森林深处，《瑜伽经》中描述的许多瑜伽练习在有文本编纂之前已经存在了几个世纪。要了解更多关于《瑜伽经》的历史，请参阅 David Gordon White 所著的 *The Yoga Sutra of Patanjali: A Biography* (Princeton, NJ: Princeton University Press, 2014)。

③ 这种脱离身体的解放形式被称为“videha-mukti”。

④ 原质是纯净意识之外的一切：我们看到、触摸、感觉、思考、记忆或以任何方式感知到的一切都是原质。从最明显的元素——大地，到最微妙的思想、情感、自我意识或智慧，我们所能辨别的这一切都是原质。

作为对传统瑜伽否定生命的反应或对抗，一种新的瑜伽形式在森林中萌生：密宗（Tantra）。密宗瑜伽提倡拥抱生活。一个人只有拥有身体才能获得解放。在活着的时候获得解脱，成为悟者（jivan-mukta），这就需要转化我们的身体并能引导内在的能量。密宗为这些内在能量创造了一个精密的模式，也就是精微能量，因为它们不容易被辨别，更不用说掌握它们了。密宗瑜伽后来的一个分支叫作哈他瑜伽，哈他瑜伽保留了密宗修行者创造的精微体模式，但放弃了很多更深奥的和不被现代社会接受的密宗修行。随着密宗瑜伽和哈他瑜伽的发展，瑜伽练习的目的变为增进健康，使身体变得强壮，而不是饿死身体——死后离开这肮脏的存有。控制我们的精微能量的关键练习是呼吸控制法，这能管理我们的生命力，也就是所谓的生命能量普拉那。

生命能量：普拉那

呼吸控制法的心理精神科学[①]是围绕能量（普拉那）的概念发展起来的，包括在我们体内流动的能量的河流（经脉）和主要的能量丛（脉轮）。能量让我们在这个世界生存、生活和行动。就像西方科学用“energy”这一术语来表示各种我们已知存在的能量（化学的、电的等），瑜伽用“prana”这一术语来概括各种不同形式的能量。

普拉那是生命，也经常被认为是我们的呼吸。它的字面意思是“呼出”。这种理解并非印度独有，许多古老的文化都视生命和呼吸对等，在拉丁语中，“spiritus”一词也有呼吸的意思；在《梨俱吠陀》中，普拉那被认为是宇宙中神我的呼吸。[②]普拉那是一个包含许多子类别的总括性术语。

理解普拉那对瑜伽士来说是非常重要的，因为普拉那控制我们的能量，可以让我们保持或者改善健康，提供所需能量去深入探索我们自身存在的奥秘，并平息把我们的思想从一个想法吹到另一个想法上的内心之风。

---

① 瑜伽士称其为科学，因为它符合科学调查的要求：假设一个模型可以预测某些可检验的行为，而且任何人都能通过重现调查条件来验证。挑战在于，很少有人具备或能够发展出满足这些调查条件的能力。

② 神我在这里指的是宇宙中人或万物的本源。在古典瑜伽时代，尤其是在数论派哲学的那个时代，它象征着我们自己的个人意识，与所有其他的神我分开。关于是有许多神我还是只有一个神我有着激烈的争论，人们后来以各种各样的名字给其命名，如婆罗门（Brahman），自在（Ishvara，音译伊湿伐罗）、至高梵（Paramatman），甚至包括毗湿奴或湿婆等伟大的神的名字。

学习普拉那如何运作，以及如何释放这种能量，是心理精神练习，即呼吸控制法的一部分。呼吸控制法实际上由两个梵文单词构成："prana"和"yama"。然而，也有一些瑜伽老师认为这两个词是"prana"和"ayama"[①]，这两种观点的碰撞正如在瑜伽森林中经常发生的诸多矛盾和分歧那样。"yama"的意思是约束或控制，而"ayama"的意思是不那样做。因此，一种观点认为，呼吸控制法是试图释放（ayama）普拉那；但在另一种观点中，呼吸控制法是练习约束（yama）普拉那。这可能会让人困惑，因此，也许最好将呼吸控制法视为一种调节呼吸的方式，使普拉那以受控的方式得到释放或延长。

我们为什么要调节呼吸呢？如果你曾经尝试过冥想，但你的思想仍在流转，你就会知道这有多难。禅宗是一门试图纯粹通过意志力来平静心灵的学问。这是非常困难的练习，所以只有武士才能掌握禅道。瑜伽士通过更简单的调节呼吸的方式来达到同样的目标，如果呼吸是安静的，心也会是平静的。

在人的体内有五种主要的和五种次要的普拉那。[②]本书我们将只讨论主要的形式：

1. 命根气（prana vayu）：向上提升的能量。这可能让人困惑，命根气是所有能量的总括性术语——普拉那的一个分支。[③]命根气负责心脏和呼吸的能量。当我们看到一棵树的树枝朝向太阳生长，这就是命根气的表达。当我们感觉到吸气振奋了精神，同时肩膀也会向上，这也是命根气的表达。试一下，以山式站立，当你吸气且将手臂向上举过头时调动你的普拉那，感受这股提升的能量。重复这个动作，直到感觉普拉那在向上引导你。
2. 下行气（apana vayu）：向下扎根的能量。下行气负责通过肺部（二氧化碳）和消化道排出废物。向下稳固延伸树根是下行气的表达，呼气并让气息下沉的时候也能激发同样的能量。我们可以在山式中体验，在手臂举过头之后尝

① 和英语一样，把字母"a"放在梵语单词前面就表示否定，所以"ayama"的意思是"不约束"或"不受控制"。

② 除非学生进入高阶练习阶段，否则五种次要的普拉那并不重要。这是幸运的，因为不同的圣哲在给这些次要能量下定义和描述其功能时有着不同或冲突性的见解。这五种次要的普拉那及其作用分别是：naga，引起流涎和打嗝；kurma，引起睁眼和眨眼；krikara，导致打喷嚏和饥渴感；devadatta，导致打哈欠并减轻进食后疲劳感；dhanamjaya，使头发生长，甚至在人死后仍挥之不去。

③ "vayu"的意思是"风"或"空气"。

试调动下行气。现在开始将手臂下放到胸口，当手臂向下沉的时候，感受扎根的能量。重复这个动作，直到你感觉下行气在帮你扎根。

3. 平行气（samana vayu）：平衡的能量。平行气负责细胞代谢和消化。它的方向是向内的。我们把手臂向内收时可以调动平行气。以战士二式站立，手臂朝两侧分开，当你呼气时，让双手靠近心口，去感受这股进入身体核心的能量。重复并感受。
4. 遍行气（vyana vayu）：向外移动的能量。遍行气负责肌肉的运动以及平衡我们全身流动的能量。在战士二式中，当我们向外伸展手臂时可以调动这种能量。当你舒展肢体时去感受向外移动的能量。再次重复这个动作，直到感受这股能量在帮你移动。
5. 上行气（udana vayu）：向上呼吸或向上移动的能量。上行气负责发出声音，也是五种感官的能量。有些文本说上行气的位置在喉咙，但有些文本说它在四肢和关节中循环。

这些能量都不是孤立存在的，感受能量的流动就是一种冥想的练习。坐几分钟，专注观察命根气和下行气。我们保持阴瑜伽体式 5 分钟或者更长时间时，就有机会去练习关于能量的冥想。有了这种内在的觉知，我们的想法会慢下来，正如典籍中描述的那样。

能量不只是简单的存在，它是流动的，就像花园水管输送水流，就像我们的神经传导电能，就像我们的血管输送化学能量，能量也在我们的体内流动。

经脉（nadis）

水在成为河流之前需要河岸，能量也需要一条通行的路径。这些通道就是经脉，意思是“小的河流”。一些古老的文献，如《湿婆本集》，声称人体有 35000 条经脉。许多典籍甚至声称有 72000 条经脉。《三知婆罗门奥义书》（*Trishikhibrahmana Upanishad*）则告诉我们，这个数字是数不尽的。

尽管瑜伽圣哲发现了大量的经脉（见图 7.1），但通常只有 12 ~ 14 条经脉获得了命名，而其中又只有 3 条被真正讨论过。不同文本针对每条经脉的描述也有

7:1

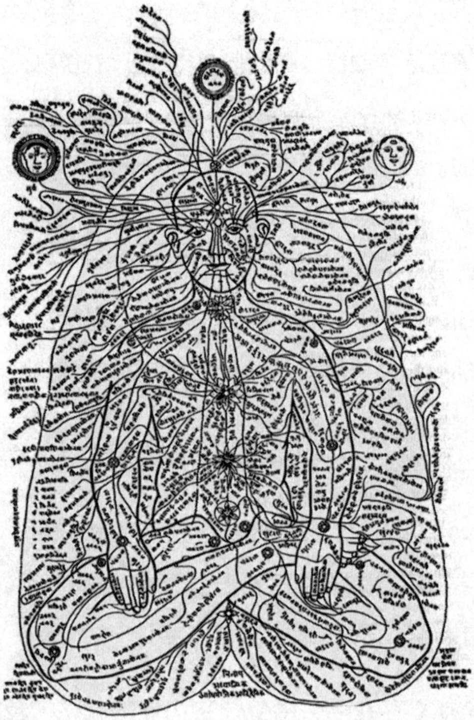

很大不同。[①]

最重要的三条经脉是：

- 中脉（sushumna nadi）。
- 左脉（ida nadi）。
- 右脉（pingala nadi）。

中脉

中脉是最重要的经脉，大多数文本都认为这条通道开始于脊柱底部的海底轮，中脉对应道家地图上的督脉[②]，中脉在脊柱核心的内部流动，但它不是脊柱，它比脊柱的结构要精妙得多。中脉的觉知能力取决于你所练习的瑜伽流派。

① 请参阅本山博所著的 *Theories of the Chakras: Bridge to Higher Consciousness* (Wheaton, IL: Quest Books, 1988)。

② 本章后面的部分会介绍督脉。

在密宗瑜伽、昆达里尼瑜伽以及许多哈他瑜伽流派看来，中脉是昆达里尼能量流动的关键通道。昆达里尼据说是一种特殊的能量形式，或者是最高形式的生命能量。这个术语指的是蛇的力量，它被想象盘绕在脊柱的底部，休眠并等待觉醒。在一些流派中，昆达里尼能量被称为沙克提（shakti）。

西方瑜伽学者格奥尔格·福伊尔施泰因提出，如果说普拉那相当于一颗原子弹的能量，那么昆达里尼就是一颗氢弹的能量。[①] 根据日本身心研究学者本山博的说法，沙克提能量从它位于海底轮下的栖息地直接向上导向眉心轮，或者是导向顶轮（根据格奥尔格·福伊尔施泰因的说法），目的是把昆达里尼从中脉引入头顶，与等待它的湿婆重聚。

据说，一旦昆达里尼被唤醒并从中脉上升到头顶，许多心理现象就会发生。内心的声音、特殊的视觉和洞察力可以被感知到。千里眼、心灵遥感、远程临场感和心灵感应等特殊能力（vibhutis）可能会显现。[②] 开悟（解脱后仍然住在肉身里）就是以这种方式达成的。

左脉和右脉

沿着脊柱两侧，与中脉一起运行的是左脉和右脉。左脉代表的是月亮阴性的能量，而右脉代表的是太阳阳性的能量。[③]

两条通道的流向是有争议的。现代的老师通常教导说，左脉始于脊柱底部的海底轮，沿脊柱的左侧上升到达其他脉轮。它在每个脉轮的两侧变换方向，直到它到达后脑勺。之后它越过头顶，沿着前额向下，到达它的末端——左鼻孔。右脉的运行和左脉类似，但开始于右边，结束于右鼻孔。这两条蛇缠绕在一起，形成了蛇杖，也就是中脉。

不是每个人都同意这个说法。本山博的研究显示，实际上没有一篇瑜伽文献详细描述了左脉和右脉的路径。当然也没有关于经脉在脉轮处交叉的讨论。经脉

---

① 请参阅 Georg Feuerstein, *The Shambhala Encyclopedia of Yoga*, 162。

②“vibhutis”是一种通过瑜伽获得的特殊力量，赋予瑜伽士神奇的能力，也被称为神通（siddhis）。

③ 组成“hatha”的两个词是“ha”和“tha”。大多数老师把“ha”理解为太阳，而把“tha”理解为月亮。然而，就像瑜伽世界的惯例一样，人们的看法从不一致。德斯卡查尔在他的著作《瑜伽之心》中认为“ha”是月亮，“tha”是太阳。但他也承认左鼻孔是月亮的通道。

沿着脊柱向上流动的说法类似于中医中的膀胱经。

在我们的左脉和右脉的能量流动通道上会发生一件趣事：大约 90 分钟左右，我们呼吸的主要通道就会换到一侧，看看你现在能否分辨出自己哪个鼻孔更主动（大）。当我们处于健康状态时，呼吸时的鼻孔交替差不多每 90 分钟发生一次。当我们生病的时候，这种情况可能每过几个小时发生一次。有人说，当人快要死亡的时候，鼻孔根本不会交替呼吸。

当气息从右鼻孔流出时，我们处在一种阳性的、充满活力的状态。当气息从左鼻孔流出时，我们处在一种阴性的、被动的状态。几种调息方法可以帮助我们平衡阳性和阴性的能量，比如经络清洁呼吸控制法。这些练习通常被安排在体式练习之后，也可以加入阴瑜伽的坐姿体式中。

根据许多老师的说法，如果打开了错误的鼻孔，就需要禁止某些活动。例如，帕塔比·乔伊斯在《瑜伽玛拉》（*Yoga Mala*）一书中警告，不要在阳光明媚的时候或者是右鼻孔打开时做爱——右鼻孔打开时就如同阳光普照在身上。[①]

呼吸控制法的练习及益处

为了获得解脱，密宗瑜伽和传统哈他瑜伽需要净化和打开主要的通道——经脉，并刺激通过它们的能量流动。呼吸是用来刺激能量流动的主要手段，而哈他瑜伽中的体式练习成为清除能量流动阻碍的主要工具。

从能量的视角来看，瑜伽练习有两个关键作用：第一是刺激或者诱发能量的流动，第二是清除堵塞。[②] 这类似于花园的水管被遗弃在后院许多年，随着时间的推移，泥浆和昆虫尸体碎屑堵塞了水管。当我们再次使用水管时，要先把水龙头打开（这类似于刺激能量的流动），但什么也没发生。我们得对“水管”做些瑜伽练习：为了清除阻塞，我们需要屈曲和扭转身体，这时再打开水龙头，水便可以自由地流动了。这就是我们在瑜伽练习中所做的：通过体式练习来移动身

① 很多方法可以改变你的呼吸流向，这样就不用让你焦急的爱侣等上几个小时了。主要是通过刺激鼻窦反射，以让呼吸在几分钟内转换方向。有几种方法可以调动这种反射：一种是在打开鼻孔的一侧侧卧，将手臂伸到头下来当枕头用。另一种方法是坐着，将你的重心转移到打开鼻孔那一侧的髋部。如果这两种干预都不起作用，请不要将你爱人的沮丧归咎于瑜伽。

② 在梵语中，这些障碍物被称为结（granthis）。你可以从这个词的发音（grunties）看出，你不想让身体里有结的存在。结是不好的！

体，通过呼吸练习来启动能量。

瑜伽大师们传授了许多不同形式的呼吸控制法，但其中一些尝试起来很危险。[①] 像任何工具一样，呼吸控制法可能会操作不当。如果我们想探索得更深入，尤其是针对非常阳性的版本，就需要有经验的大师来提供恰当的指导。然而，下面描述的偏阴性的呼吸练习大多数情况下可以提供瑜伽修行者所追求的益处：平静的心境。

经络清洁呼吸控制法

“shodhana”意为“净化”，因此“nadi shodhana”就是能量通道的净化。这个练习也叫作鼻孔交替呼吸控制法（anuloma viloma）。[②] 这个练习不仅能净化经脉，也可以平衡身体两侧的能量——阴和阳。

练习经络清洁呼吸控制法时手的摆放姿势如图 7.2 所示。通常用右手，食指和中指可以弯曲，也可以伸直。如图 7.3 所示，拇指按压右侧的鼻翼来关闭鼻孔，小手指和无名指放在一起，用来关闭左鼻孔。由于练习的过程中右手臂会抬起，所以你可能感觉右手臂有点酸痛，可以用左手臂支撑右手臂。

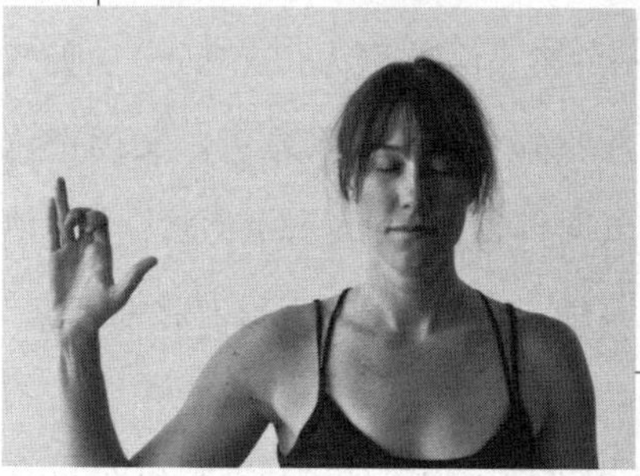

7.2

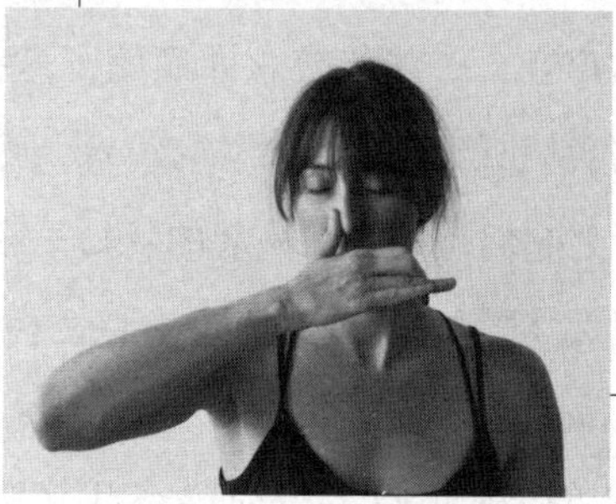

7.3

① 《哈他瑜伽之光》中警告：“正如狮子、大象或老虎是逐渐被驯服的，生命的力量也要逐渐被控制，否则就会杀死练习者自己。”

② 这个意思是“违背常理”。

基本模式

右手拇指按压右侧鼻翼来关闭右鼻孔，用左鼻孔先呼气。现在通过左鼻孔吸气，保持 4 秒；然后放松右鼻孔，同时关闭左鼻孔，用右鼻孔呼气，保持 4 秒；用右鼻孔吸气后完成一组循环。关闭右鼻孔再打开左鼻孔，然后用左鼻孔呼气，再保持 4 秒，总共进行 8 ~ 12 组循环。完成之后，在坐姿中保持安静。

加入屏息并且延长呼气

经络清洁呼吸控制法更进阶的版本是保持和上一步相同的吸气时长，但呼气的时长延长至 8 秒，掌握这个练习之后，你可能想延长屏息的时间。在吸气和呼气之间，同时按压两侧鼻翼来关闭鼻孔，保持 4 秒。这就是内屏息（antar kumbhaka），它能保持肺部吸满 / 充盈。随着经验的累积，你可以在呼气的末尾加入外屏息（bahir kumbhaka），同样保持 4 秒。如果你感到不费力或没有任何副作用，你可以在几个月后用这些简单的变化尝试更进阶的经络清洁呼吸控制法（访问 YinYoga.com 以深入探讨这些练习）。

哈姆萨咒语（Hamsa Mantra）

另一种简单的呼吸控制法也适用于阴瑜伽的练习，那就是哈姆萨咒语的念诵。我们平均每天会唱诵它 21600 遍，“ham” 是我们呼气的声音，“sa” 是我们吸气的声音。一些传统念诵颠倒了这一关系——该咒语被称为 “so’ham”：吸气的时候我们听到 “hmmm” 的声音，呼气的时候听到 “sa” 的叹息声。艾扬格认为实际上它们是结合在一起的。每一个生物吸气时都创造出 so’ham（意思是：他就是我），呼气时创造出 hamsa（意思是：我就是他）。这被称为 “自发念诵咒语”（ajapa mantra）。①

随着每次呼吸去唱诵这个几乎听不见的咒语时，我们可以感觉到能量在体内流动。闭上眼睛去觉察吸气和呼气时能量状态的变化。尝试在吸气时听到 “ham” 的声音，在呼气时听到 “sa” 的声音。这个练习让你感觉到充满活力或者

① “ajapa” 的意思是 “不发音的”，所以这是一个无声的咒语。另一种翻译是 “喃喃自语”。请参阅 Georg Feuerstein, *The Shambhala Encyclopedia of Yoga*, 14。

平静了吗？接下来反过来尝试，吸气时听到“sa”的声音，呼气时听到“ham”的声音。这个练习会改变你充满活力的感觉吗？

就像海洋呼吸一样，哈姆萨呼吸也可以在瑜伽练习以外的场合使用。在生活中，我们都有因太兴奋需要放松的时候，哈姆萨呼吸这时就能派上用场。而在其他时候，比如我们需要快速补充能量，那些功能相反的呼吸练习可能更适合。

有些时候，我们尽管可以感觉到能量流经身体，但会感觉到它并不平衡。在一个长时间的阴瑜伽练习之后，我们会感觉有点“不适应”，需要振作起来。而有些时候，在一个长时间的阳瑜伽练习之后，我们感觉充满能量但过度兴奋，需要平静下来。如果摊尸式没能把你带到一个平静又警觉的状态，你可能需要更强有力的处方来让自己回归平衡，比如经络清洁呼吸控制法。

脉轮

人体中差不多有 100 个神经丛。神经丛是将神经连接在一起所形成的一个神经网络。最有名的是太阳神经丛，这是一个在胃部后方及横膈膜上方的自主神经细胞簇。一些科学家认为太阳神经丛是我们的第二个大脑。血管也可以形成类似结构，比如大脑中的脉络丛。瑜伽圣哲认为我们的经脉也会形成网络，它被称为“脉轮”。脉轮呈轮子或者圆圈的形态，使身体中精微能量互联并汇入这些聚集点，正如神经交汇于太阳神经丛一样。

1500 年前，佛教瑜伽修行者发明了最早的脉轮模型之一。他们帮助发展了密宗瑜伽流派。他们绘制的图上显示了 5 个脉轮，每个脉轮代表着冥想的佛陀。在印度，印度瑜伽士发展的密宗瑜伽流派发现了 7 个主要的脉轮，每一个分别代表一层空间（lokah），从地到天。①

关于脉轮的理论是多种多样的。关于脉轮的数量（一些文献描述脉轮有 12 个或者更多）、它们的位置、对它们的描述，甚至它们的功能意图都还未达成共识。通常，脉轮在图解中被描绘成有一定数量的莲花花瓣，有着特定的颜色、声音以及符号，在描述方面也存在很大的差异，其中人们一致同意的是，脉轮是精

① 正是从这个层次结构中，我们得出了“七重天”这个短语，表示体验到最大的快乐。

微能量体的中心。

现在，我们了解的信息比过去几个世纪的都要多。很久之前，脉轮并不被用作神经丛或者是身体内分泌器官的术语，如今我们发现这些器官与脉轮大约位于相同的位置。但脉轮不是身体的实体器官。即便脉轮和内分泌器官的位置很接近，功能也很相似，但是早期瑜伽文献并没有这样的说法，在最近的几十年，一些瑜伽老师才做出了这样的联想。

现在，很多书都详细地描述了脉轮。[①] 关于脉轮的作用很难找到一个明确的解释，但是可以肯定的是，脉轮是精微能量（普拉那或昆达里尼）的中心，它需要被控制以使我们实现完全的身心健康，并获得最终的智慧。普通人的脉轮是未被发展的，甚至是休眠的。练习瑜伽有助于让能量流经脉轮，以此来唤醒它们。最终，当身体最下面的六个脉轮被打开时，能量就可以被释放到最高的脉轮，在那里有可能实现解脱。

本山博的观点

密宗瑜伽和哈他瑜伽的目的之一是逐步地净化和打开每个脉轮。一旦能量的旋涡被开启，昆达里尼或是沙克提能量便可以上升到中脉，意识将与神融合。人们通常认为脉轮必须依次被开启，从最低的脉轮逐渐向上移动。在任何早期瑜伽文献中都没有提到这一点。许多人的一两个脉轮可能已经打开，但较低的脉轮依旧被堵塞。

保罗·格里利的老师本山博认为，脉轮应该以特定的顺序被打开，但不是从最下面的海底轮开始。[②] 他强烈建议学生从双眼之间的眉心轮开始这个唤醒过程，他说："如果眉心轮先被唤醒，隐藏在较低脉轮中且带有潜在危险的强大业力可能会被安全控制。"在唤醒眉心轮之后，瑜伽修行者应继续唤醒海底轮，然后是第二个脉轮——脐轮，然后再继续向上。

---

① Georg Feuerstein, *Tantra: The Path of Ecstasy* (Boston: Shambhala, 1998) 是对这个主题的不错介绍。另一个可以研究的来源是 Joseph Campbell 所著的 *Transformation of Myth through Time* (New York: Harper Perennial, 1999)。

② 请参阅 Hiroshi Motoyama, *Awakening of the Chakras and Emancipation* (Tokyo: Human Science Press, 2003)。他的书 *Theories of the Chakras* 同样有趣。另一个关于能量和脉轮的入门介绍是保罗·格里利的 DVD 光盘 *Chakra Theory and Meditation*。

根据本山博的经验，脉轮不像轮子，而更像是圆锥体，圆锥的尖部在脊柱上，顶端开放的部分对应身体的前表面。他称脉轮的前部为感受器。

本山博在脉轮功能上的观点和大多数瑜伽著作者有主要的区别：本山博坚信脉轮是我们三个身体间的桥梁：

1. 物质身体以及它的大脑：与身体有关的意识。
2. 星光体或精微体以及它的大脑：与情感相关的意识。这里也是气或普拉那的源头。有趣的是，气遵循物理法则，因为它连接物质身体和星光体。就像手电筒的光束一样，气随着时间和空间的延续而减弱。
3. 因果体以及它的大脑：与智慧和智力相关的意识。这里是更高的精神能量的源头，本山博称之为“超能力”（psi）。同样有趣的是，物理法则并不会限制超能力，因为超能力并不接触物质身体，也不会随着时间和空间减弱，就像激光一样，无论指向哪里都会保持强大的聚焦。

本山博还认为，相较于星光体和因果体的阴性本质，物质身体是阳性的。脉轮将这些身体连接在一起并且能促使信息和能量在它们之间流动。正是由于这种联系，古往今来的瑜伽士都能够完成不可思议的壮举。例如，据传一位大师在没有空气、食物和水的条件下被活埋了几个星期后还能存活，这是因为他有能力把星光体的能量转化成物质身体的能量。

道家的观点

在第 1 章中，我们已经领略了一幅描述中国古代修行者经验的道家“地图”。在道家五大体系的练习中，内在炼金术是修行者寻求不朽之身的首选。[①] 道家修行的一个重要组成部分就是控制能量，就像印度瑜伽一样。尽管它们的意图相似，但过程却不同，道家绘制的“地图”展示了不同的观念和练习。随着时间的推移，道家的思想精华可以用于医治病人，于是医学的一个分支逐步成型，也就是我们

① 当肉体永生变得遥不可及时，修行者的意图就演变为寻求精神上的不朽。

今天所说的传统中国医学（中医）。[①] 了解中医和道家内在炼金术的实践（以及理解其对现代阴瑜伽练习者的益处）的关键是熟悉道家“地图”中的重要观念。

气

中医理论中的人体以能量和能量流经的通道为基础来滋养脏腑。这些通道类似于瑜伽中的经脉，叫作经络。[②] 瑜伽中的精神能量中心是脉轮，而在道家的观念中，脏腑是重要的中心，负责能量储存和分配。脏腑的功能并不像西方所认为的仅存在于物理位置中——而是在身体的每个细胞里。

气（Chi，也被拼写为 Qi）源自呼吸这个词，就像普拉那或者精神，表示基本的生命力。和普拉那不同，气是一个更广泛的概念。它不只是生命力：气代表了移动宇宙的神秘精微力量。这个词的一个意思是“天气”，另一个意思是“极乐的呼吸”。气是宇宙本身的脉动，它无处不在，存在于所有有生命和无生命的事物中。它既不完全是能量，也不完全是物质。它可以被认为是即将成为物质的能量，也可以被认为是即将成为能量的物质。气是“变为”与“存在”。气不会导致事情发生，因为气总是出现在任何变化或事件之前、期间和之后。[③] 气的另一个定义是“组织能量”。[④] 气是真实存在的还是仅仅是个比喻并不重要，数千年的经验已向我们展示了这张“地图”是多么有用。

印度瑜伽认为人体内有五种主要的生命能量。道家修行者和中医也辨别出五种气，它们被认为是人体的基本肌理。

- 气。
- 血。

---

① 值得注意的是，我们今天所说的传统中药实际上并不是原始中药。关于这方面的更多信息，请参阅 Mark Seem, *Acupuncture Imaging: Perceiving the Energy Pathways of the Body* (Rochester, VT: Healing Arts Press, 2004)。

② 我们通常使用“meridian”来翻译“经络”并不是一个很好的选择。“经”在这里的意思是“通过”，“络”的意思是“像一张网”，所以经络更像一张网，能让气在我们的身体里流动。“meridian”这个词给人的感觉是，这些线是虚构的，就像我们在世界地图上发现的子午线一样，没有传达能量通道的意思。

③ 有关气的更完整的介绍可以参阅 Ted Kaptchuk, *The Web That Has No Weaver: Understanding Chinese Medicine* (New York: McGraw-Hill, 2000) 以及 Daniel Keown, *The Spark in the Machine*。

④ 请参阅 Daniel Keown, *The Spark in the Machine: How the Science of Acupuncture Explains the Mysteries of Western Medicine* (London, UK: Singing Dragon, 2014)。

- 精。
- 神。
- 津液。

血

这里的血的定义与西方概念中的血液并无区别，但它有更多的含义。血液不断在身体各处流动，既流经西方人熟知的血管，也流经东方人看重的经络。血液能养育、滋养和滋润我们的身体。血是阳气的阴补。气之所激，血之所静。气之所进，血之所存。

精

关于精到底是什么以及如何运作有很多解释，有时它被称为精华，有时它被认为是组成物质身体的基础，滋养细胞并为其提供燃料。精也可以镇定身体，因为精的本质是阴性的。精控制长期的生长发育周期，而不是短暂的日常节奏。有了充足的精，我们就会随着年龄的增长变得越来越有智慧。没有足够的精，我们在衰老过程中就会没那么从容自得，会对身体的变化感到愤怒。

精的一个定义是，它是一种存在于生殖器官分泌液中的气。另一种设想的定义是，精是我们原始身体本质的载体。我们的细胞建立在 DNA 上，精存于肾中，并通过精液和月经传输。精从肾脏被分配到其他所有器官，以帮助它们正常、健康地运作。

有两种形式的精：先天精，即出生前的精；后天精，也就是我们通过日常活动、饮食和锻炼获得的精。不幸的是，我们出生前的精是固定的，没有办法补充。一旦精耗尽了，生命就结束了。人只要活着就会不断地消耗精，而一些活动会快速地消耗精：压力、疾病、过多的或者不当的性行为、滥用药物。一些活动会恢复精，但恢复的只是后天精。

把精看作两个银行账户的话，先天精便是你永远无法存入更多钱的储蓄账户，这个账户是在出生前就已存好的。后天精则是支票账户，可以存取款。当你的支票账户透支时，就会从你的储蓄账户自动转入资金。一旦你的储蓄账户余额为零，则游戏结束。

长寿的秘诀是尽可能地少消耗先天精，同时通过道家的练习来储存后天精，如气功、太极或阴瑜伽。除了这些练习之外，仅仅是保持正念的生活也会延长寿命和发展智慧：健康饮食，充足睡眠，和能鼓舞你的人在一起，远离不健康的活动、人和练习。[①]

神

神是一个很宽泛的术语，翻译成英文比较接近其意的应该是“soul”（灵魂）。神是五种气中最精炼和最精微的形式。神是气和精最根本的内在力量，与意识密切相关。神代表自我意识，并且和创造力相关。如果神是虚弱的，人就会在很多方面受到影响：健忘、思维混乱、失眠或者行为古怪。[②]

津液

津液包括人体中除了血液外的其他液体：唾液、尿液、汗液和所有消化液。一些液体的颜色深且厚重，另一些液体的颜色浅而清澈。津液可以滋养和滋润皮肤、头发、肌肉、关节、大脑、器官、骨骼和骨髓。虽然这些津液和血液相关，但这些津液的深奥性和重要性不如血液。

其他形式的气

第 284 页中关于气的分类并不是唯一的模式。一些中国道家修行者对气有不同的见解。就像印度瑜伽士发现了 10 种不同形式的能量，一些道家的瑜伽修行者发现了 32 种不同类型的气，其中有：

① 好的食物是“满气”食物，而不是我们在典型的西方饮食中摄入的“无气”食物。快餐是“无气”的。同样，人也分精力充沛的和精力不足的，与后者交往会消耗我们的精力。工作、书籍、电影、地点等都有“有气”和“无气”之分。

② 为了完整起见，我们需要考察“神”的五个子范畴：“意”，即潜能意识；“魂”，我们的非肉体灵魂；“志”，我们的意志；“神”，这里指我们的精神；“魄”，也就是我们的动物灵魂，随着身体的死亡而死亡。遗憾的是，这个层面的研究超出了本书的讨论范围。如想了解更多，请参阅 Kaptchuk, *The Web That Has No Weaver*。

- 元气：在我们出生前所产生的原始气，它支配着我们的器官。
- 谷气：来自食物的气，也叫粮气。
- 空气：来自空气的气。
- 宗气：聚集的气，由谷气和空气结合而成，宗气使血液循环。
- 正气：真气，由元气在宗气的作用下创造，这是道家文献中最常提到的气。
- 营气：滋补气，滋养器官，生血（营养全身，化生血液）。
- 卫气：防御作用的气，保护和温养全身。
- 脏腑之气：每个器官各自独有的气。
- 地气：通常是风水学的主要关注点，风水是根据气的自然流动来布置居住环境的艺术。
- 阳气 / 天气：从天空得到的能量。

以上没有列出所有类型。不同形式的气组合起来就形成了其他类型的气。就像精一样，我们在出生之前被赋予了一定数量的气。但我们也可以通过饮食、呼吸、锻炼和冥想来获得更多的气。

气的功能

气的非常重要的一个作用就是支持器官的功能。气有助于消化食物，并将其转化为血液和能量。气可以保护身体以使其免受感染和病原体的侵袭。气也可以维持体温和血液循环，它使器官保持在原位，使血液保持在血管中，并可以控制废物的清除。气使一切移动和生长成为可能。当气失去了平衡，就会出现气虚或气滞，这就给了疾病和不适可乘之机。

生理功能层面，气主要有四种减退状态：

- 气虚：表现为气短、头晕、乏力、面色苍白。
- 气陷：表现为器官脱垂。
- 气滞：表现为各种形式的疼痛。
- 气逆：表现为咳嗽、嗳气、呕吐或呃逆。

很明显，气对我们的健康至关重要。从纯粹的实用主义角度来看，学着正确获得和运用气，并保持它的健康和流动状态，将有助于延长我们的寿命。生命的质量同时也取决于气的其他方面，包括神（精神）的力量和脏腑的健康。

要想把道家绘制的“能量地图”全部展示出来，恐怕需要写成好几本书。我们将暂停对道家能量概念的研究，接下来看下一个重要的概念：脏腑（器官）。与印度瑜伽修行者发展的脉轮概念不同，脉轮存在于精微体中，脏腑则存在于物质身体中。

脏腑

正如我在前文已经解释的，本书英文版将中医概念中的脏腑用首字母大写的单词表示，以区别西方的器官概念，后者首字母以小写字母表示。当读者看到心（Heart）这个词时，就会知道它对应的是心脏器官的功能，而不是西方常说的实际存在的器官。

在道家看来，脏腑不只代表物质实体，更多的是描述其功能。这些功能存在于整个身体，而不只在一个地方。就像整个身体需要这些功能来维持健康一样，每个细胞也需要同样的功能，而不是只有身体需要氧气并排出废物。呼吸（通过肺）和排泄（通过肾）的功能是无处不在的：我们身体的每一个细胞都需要获取营养并清除废物。

人体的功能以五个实体器官为基础，后者又称为五脏，它们分别是心、肺、脾、肝和肾。生活中的一切都需要阴阳平衡。因此，这些实心的阴性脏器中也有对应的空心的阳性腑器：小肠、大肠、胃、胆囊和膀胱。每一对脏腑都通过经络连接。每一个脏器也与道家宇宙论中的五大元素相关，并且通过这些元素连接我们的情感。

五脏（阴）

这些是身体的脏器，是储藏我们的能量和体液的器官。相对于腑器，这些脏器被认为是阴性的，因为它们是实心的。

心（心包）心是所有脏器的统治者。心控制我们的精神活动和血液循环。心的问题表现在面部、气色和舌头上。在道家的模式中，我们的想法并不是被大脑控制的，大脑只是接收和储存想法的空间。我们的精神健康、思考能力以及血液的活力会直接影响心气的力量。心气弱，会导致失眠、睡眠差、多梦、呆滞和心悸。如果心很虚弱，我们很容易受到惊吓，或者有不适当的兴奋感——类似于深夜喝醉的人在马路大声唱歌体验到的兴奋感。如果心是强健的，我们就很容易感觉到爱。感受爱和被爱都能使心变得强健。

在道家哲学的观点中，心包也被认为是脏器，而在西方，心包只是被认为包裹心脏的筋膜袋。根据道家的说法，心包是心的守门人，它可以防止疾病进入心脏，同时能为你爱的人打开心门。

脾 在中医看来，脾是消化和分配营养的重要器官。如果脾气旺盛，食物的精华就会输送到全身。如果脾气虚弱，身体就会变得孱弱和营养不良。水也由脾来输送，脾可以确保细胞进行适当的水合作用，并通过肾脏排出水分。因为我们血液的大部分是水，所以脾会直接影响血液的质量。脾还掌控我们四肢的正常功能和骨骼肌的维护。脾影响我们的心理功能，尤其是我们的意图、意志力和意识到改变的可能性。

脾的状态表现在口腔和嘴唇上。如果品尝食物时感觉味道好，说明脾运作正常。如果脾气虚弱，可能常常忧虑。反过来，忧虑会使脾变得虚弱（并引起胃部问题）。① 如果脾气旺盛，我们会开启创造力的宝库。

肺 肺控制气（呼吸），我们出生后通过肺第一次和外界的风接触，所以肺必须保持警戒。肺与防御气有关，可确保有害物质不会进入身体。肺能帮助控制水和液体。水肿（水潴留）可能是由肺虚引起的。

肺的状态表现在皮肤和头发上。持续的悲伤可能是肺虚的表现。过多悲伤和难过的事情会让肺变得虚弱。你可以留意一下当我们悲伤和哭泣的时候发生了什么——肺会不由自主地痉挛。我们看到美和欣赏美的能力可以体现肺的健康状

---

① 西方曾有一种观念，认为不断的忧虑会导致胃溃疡。后来科学家发现，溃疡的来源是一种叫作幽门螺杆菌的细菌，而不是忧虑。然而，1995 年在日本神户大地震之后，溃疡的发病率直线上升。人们胃里幽门螺杆菌的数量并没有大幅增加，但担心家庭、工作和家人的压力使得胃里的条件有利于细菌的滋生，进而导致溃疡的增加。请参阅研究论文 Nobuo Aoyama et al., "Peptic Ulcers After the Hanshin-Awaji Earthquake: Increased Incidence of Bleeding Gastric Ulcers," *American Journal of Gastroenterology* 93.3 (1998): 311–16。

态，觉察和享受美好可以强健我们的肺。

肾 肾储精。在肾脏中，我们身体的精华可以转化为肾气，用来帮助肾脏控制水分。肾向上输送干净和健康的水分，向下将浑浊的水分排出体外，以利于体内循环。肾掌控着水的利用，因为血液和骨骼与水的关系十分密切，所以肾也负责它们的正常运作。据说，意志被储藏在肾中，肾也与生殖健康及其功能直接相关。

肾的问题表现在耳朵和生殖器官上。肾的问题可能会导致焦虑和恐惧在不适当的时间出现。[①] 过多的恐惧会削弱我们的肾脏，但它们也可能是深层智慧的源泉。当肾正常运作时，我们就会优雅地走向成熟。

肝 肝是人死后魂（神）所归之处。当我们的神平静时，肝的运作就会良好，可以让我们冷静地看着世界的变化。肝有许多生理功能，其中最重要的是调节血液循环。心控制着血液的流动，而肝负责储存和释放血液。正因如此，肝气对身体各个部分的活力都很重要。

肝的虚弱表现在眼睛和肌腱上。膝盖疼痛是肝虚弱的表现之一，另一个表现是眼睛出现黄疸。当肝气虚弱时，我们可能会感到愤怒或烦躁，或根本无法表达愤怒。[②] 无法管理愤怒会导致肝的问题。反过来，当我们的肝运作良好时，我们会发现自己很容易给予他人善意。给予善意也会帮助疗愈肝脏。

六腑（阳）

上述的每一个阴性脏器都有一个对应的阳性腑器。这些阳性的空心腑器可以从它们对应的阴性脏器中接受液体和能量。它们排泄废物，接受、消化、吸收和传递营养物质。概括地说，腑器与转化和输送有关。人体中一共有六种腑器。

小肠 小肠和心配对，它负责接收并储存水和食物。正如西方所理解的那样，小肠用来消化食物，将食物转化为营养，并将没用的部分向下输送以排泄出去。中医把排泄出去的部分叫作“浊”，把作为营养的部分叫作“清”。如果我们热气太重或湿气过多，泌尿系统可能会出现问题，浊度就会增加。

---

① 中国古人从未提出过腺体的概念，但他们所谓的肾虚在西方医生眼里是肾上腺衰竭的表现。

② 举例来看，酗酒者最终会损害自己的肝脏，许多酗酒者都有愤怒管理问题。

胃 胃与脾配对，负责接收和消化食物，它也储存食物和水。如果胃气虚弱，食物就无法消化，以致出现各种各样的消化问题，比如肠胃胀气和消化不良。

大肠 大肠和肺配对，大肠将我们的固体废物压缩。就像肺气控制水一样，大肠也通过吸收水的能力来影响水：吸收太少，就会造成腹泻；吸收太多，就会造成便秘。

膀胱 膀胱与肾配对，负责储存和排泄尿液。如果肾气有问题，可能会出现尿频的情况。

胆囊 胆囊与肝配对，负责储存和排泄胆汁（在中医中，胆汁被认为是肝气，而不像西方认为的是肝消化脂肪后的副产品）。胆囊与肝一起增强并控制血液和气的整体水平。胆气虚弱可能会导致我们优柔寡断或犹豫不决。胆气强健的时候，我们会变得果断和勇敢。

三焦 这个器官在西方没有匹配的说法。这个器官的功能涉及消化和整体排泄。关于三焦的功能和作用有很多说法，但它通常被认为有三个部分，以下是不同部分对应的功能和位置[①]：

- 上焦位于横膈膜上方，将水以薄雾的形式分配到全身，协助心和肺的运作。
- 中焦位于横膈膜和肚脐之间，协助胃和脾消化并输送营养。
- 下焦位于肚脐以下，协助肾和膀胱排泄废物。

除了这里所列的脏腑，道家观念中还有其他六种脏腑。这些意识器官与精的能量有关，包括大脑、骨髓、血管、子宫、胆囊（又出现了！）以及经络。

五行与五脏

希腊人发展了一种宇宙模型，该模型认为所有物质存在的基础为四种元素：土、火、水和空气。在数论派哲学中，印度瑜伽士把空间作为第五种元素。然而瑜伽士将这个模型扩展到了所有的经验层面，不仅仅是物质层面。在中国，务实的道学家也发现了宇宙的五个基本元素。然而，在他们的模型中，这五种元素是

① 这些位置的另一个名称是丹田，我们在第 1 章中讨论过。

土、火、水、金、木。他们从任何人都能轻易观察到的宇宙模式中发展出了这一模型。

每个元素都会产生另一个元素，这种孕育周期是自然产生的。雨（水）使植物（木）生长。这些植被和树木在夏天被烧焦，为火提供燃料。植物被火烧制灰烬，变成泥土，然后在地球内部形成金属矿石，金属冷却时会使水凝结形成雨，然后会再次开始下一次的循环。每一种元素不仅能滋养万物，还能控制一个元素，反过来又被别的元素控制。因此，五行也有一个控制循环（图 7.4）。

在这里我们发现了一种普遍的规律。水促进了木的存在，木又促进了火的存在，火把东西烧成灰烬、化成土。之后我们在土中发现了金属，金属通过凝结作用促进了水的形成。在图 7.4 中，沿着外圈的孕育周期你会发现，每一种元素都滋养着它邻近的元素。然而，这也会过度，所以需要控制。

沿着图 7.4 内部的箭头走向便能观察到，水能浇灭或控制火，火能熔化或者控制金属，金属可以切割或者控制木，木能耕地或者控制土，土能吸收或者控制水。和谐需要制衡，如果任何一种元素变得太强或太弱，就会出现不平衡：疾病出现，和谐丧失。

每一种元素都有其对应的时间和季节，如表 7.1 所示。冬季以水为旺，夏季以火为旺。这些都是对外部世界的观察，道家注意到了这些元素也存在于我们的身体内部。每一对主要脏腑都对应一种元素，我们内部世界的和谐也需要制衡。如果某个脏腑处在疾病状态，那可能是由于为其提供营养的器官滋养不足，或是由于其对所控制器官的过度控制。如果体内火气旺盛或水分太少，我们的身体会生病。传统中医认为，心脏问题实际可能是肾虚弱的结果（水无法控制火）。健康需要体内五行的平衡。通过平衡每个脏腑的能量，我们的整体健康可以得到恢复。

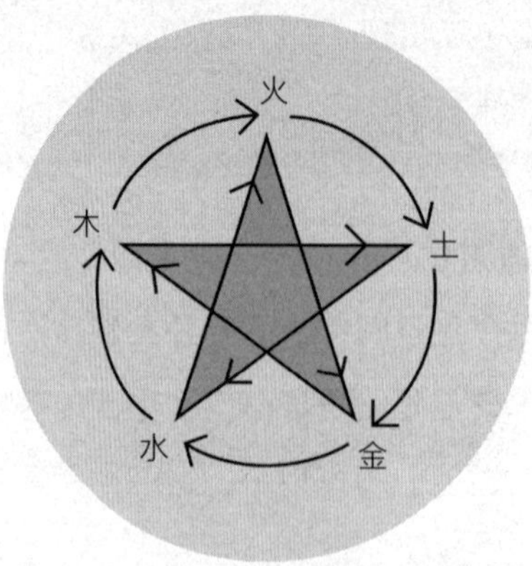

7.4

表 7.1

元素	季节	脏腑
金	秋	肺 / 大肠
水	冬	肾 / 膀胱
木	春	肝 / 胆囊
火	夏	心 / 小肠
土	四季之行	脾 / 胃

经络

英文“经度”（meridian）这个词用来表示身体各处传导能量的通道。这些通道形成了一个网络。如果网络中断或者出现堵塞，身体就无法正常运作。如果气、精、神不能根据身体所需流动，五脏六腑就不能发挥它们应有的功能，如此就会导致不平衡。当经脉纯净且通畅时，能量可以自由流动，身体的一切功能均能正常运行。

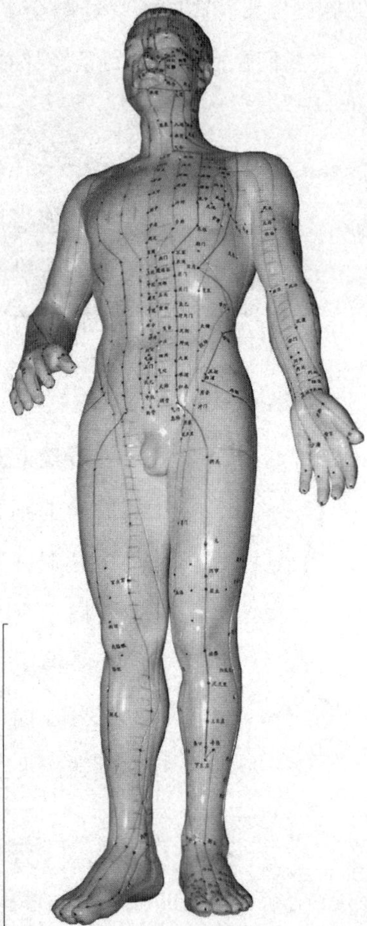

人体经络穴位模型

7.5

和印度瑜伽关于经脉的观点一样，中国道家修行者意识到，并非所有的通道都同样重要。在中国，人们更关注身体健康和长寿。人体中有 71 条经络被命名，其中有 14 条是最重要的。10 个主要的脏腑都有其对应的经络，根据脏腑的性质，经络有阴阳之分。心包和三焦也有与其相关的经络，它们与脏腑的经络一起组成了 12 条主要的经络，被称为经脉（请注意，这与印度瑜伽中的经脉概念有区别）。

值得注意的是，这 12 条经脉实际上只是一条大环线！当这条环线在某个区域下降时，它便被赋予一个特定的名字。当它转弯又上升时，它便有了另一个名字。再次转弯出去时，出现一个新的名字；回来时，又有了另一个名字。就这样，虽然我们有 12 条被命名的经脉，但它们都处于这一条循环的经脉中。除了这 12 条经脉外，我们之后还会研究另外 2 条重要的经脉，它们使主要经脉的总数达到 14 条。

我们在本书中只研究这些主要的经脉，其中有 6 条经脉从脚开始或结束。和它们在身体上的位置有关，这 6 条被认为是阴性的经脉。相比之下，另外 6 条被认为是阳性的经脉，它们从手开始或结束。在阴瑜伽练习中，这些位置较低的阴性经脉比位置较高的阳性经脉会受到更强烈的影响。我们先从较低的这 6 条经脉开始。① 我们在描述时将每条经脉看成一条单独的线，但实际上它们在身体两侧对称。

下身经络

7.6

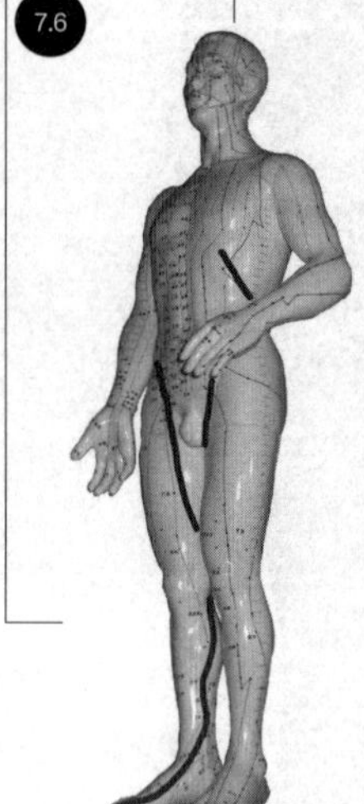

阴瑜伽体式主要影响这 6 条经脉。这当然不是说在练习阴瑜伽时没有强调其他的经脉，只不过阴瑜伽主要影响从肚脐到膝盖的区域，所以下身的 6 条经络更容易受影响。

肝经

肝经起始于大脚趾指甲内侧，沿着脚向上到脚踝前侧，然后向上到腿的内侧，直到耻骨区域。从这里开始，它绕过外生殖器并进入下腹，从下腹进入肝脏和胆囊。② 它继续向上，向多个方向发展分支，其中一条分支与肺经相连。随着向上升得更高，它沿着喉咙与眼睛相连，然后继续展开分支：一条分支向下延伸到脸颊然后环绕嘴唇。而另一条分支穿过前额到达头顶，与督脉相连。

① 在下身 6 条经脉中，我们会发现，3 条偏“阴”（沿着腿内侧运行），3 条偏“阳”。再次，我们看到阴中有阳，反之亦然。

② 遗憾的是，在这些图片中，我们无法看到模型的内部经络线，所以无法直观地观察经络在身体内部的路径。

下背部疼痛、腹部疼痛、精神障碍可能是肝气不和的征兆，频繁、不合理的愤怒可能也是肝功能失调的征兆。

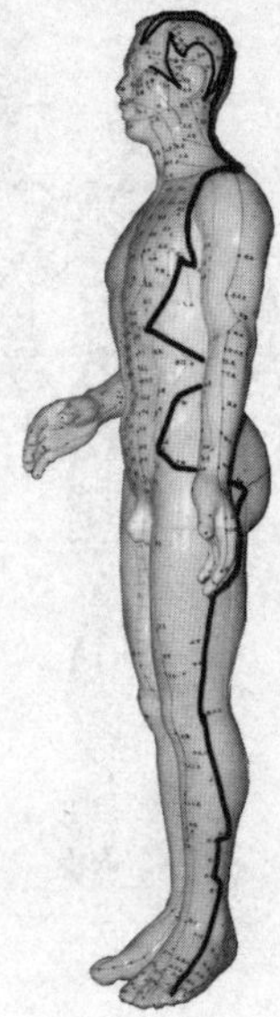

7.7

胆经

胆经起始于外眼角，随即分为两条分支。一条主要的分支仍在身体的表面上，它在头侧和耳朵上方来回缠绕，之后沿着颈侧向下，顺着肩膀的顶部，之后从肩膀下方穿过，沿着肋骨的一侧呈之字形到达髋部。另一条分支进入脸颊内侧并向下延伸至肝脏和胆囊，然后再向下延伸，与在髋部前侧的第一条分支汇合。汇合后这条单线沿着大腿外侧和膝盖向下延伸到脚踝，在脚踝处再分为两条分支：一条穿过脚面到达第四根脚趾；另一条分支从脚踝穿过脚面，在大脚趾处和肝经相连。

头痛、视力模糊、单侧（眼睛、耳朵和喉咙）疼痛，都可能是胆经有问题的迹象。

肾经

肾经起始于小脚趾外侧，但在足内一直延伸，直到第三脚趾下方，即大脚趾球的后侧。从这里开始伸出足底表面，它沿着足底继续，绕着脚踝内侧一圈，穿过脚跟向上，到达腿的最内侧，之后上行进入尾骨。它沿着脊柱到达肾脏而后开始分支，一条分支通向膀胱，回到腹部表面，向上到达胸部，最后在锁骨处结束。另一条分支触达肝脏和横膈膜，向上穿过肺部和喉咙，在舌根旁结束。

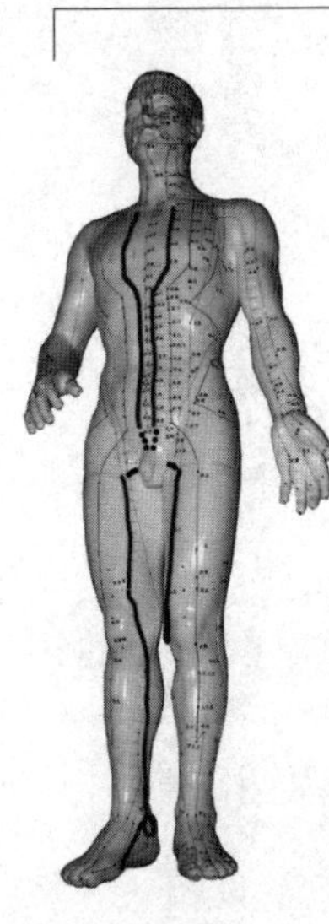

7.8

妇科问题，生殖器疾病，以及肾脏、肺部和喉咙的问题表明了肾经的不协调。具体如阳痿、尿频和下肢无力。焦虑和恐惧也可能发生。

膀胱经

膀胱经起于内眼角，然后向上穿过前额并到达头顶。其

7.9

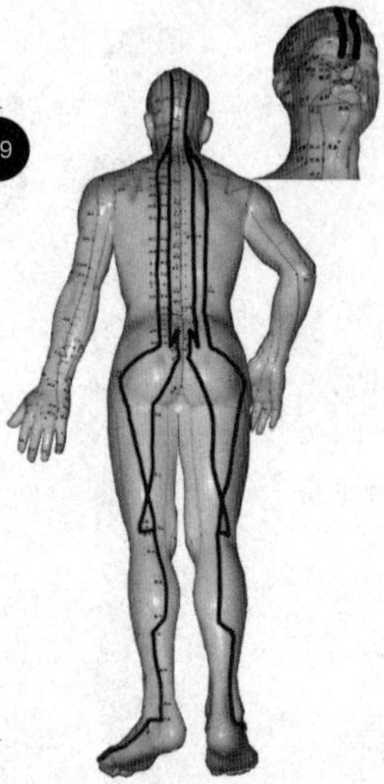

中一条分支在这里进入大脑然后在肩胛骨再次浮现，沿着肩胛骨内侧从脊柱一直到达臀部，在那里它再次进入身体，并到达膀胱和肾脏。第二条分支从头顶向下经过肩颈后侧，刚好流向第一条分支的外侧并与之平行。这条分支沿着臀部和腿部向下，绕过外脚踝，沿着脚的外缘到达小脚趾。

膀胱经不协调的症状包括背痛、头痛、小便困难、精神问题以及下肢疾病。

脾经

7.10

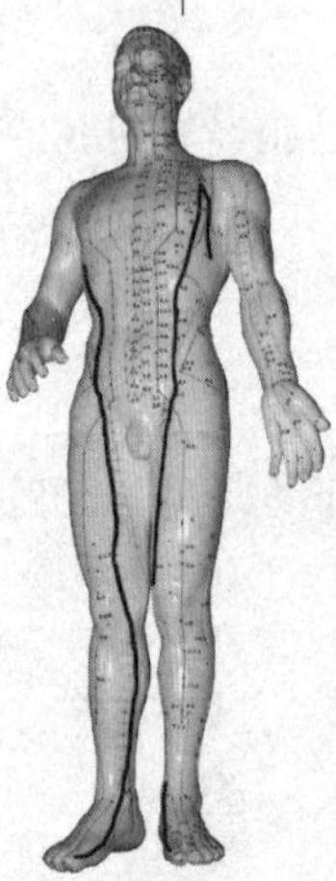

脾经始于大脚趾内侧，沿足内侧向上至脚踝和胫骨内侧。它向上延伸到膝盖——正好在肝经的上方，然后沿着大腿的顶部进入腹部，刚好在耻骨的上方进入腹腔。它连接脾脏和胃部，然后在胃部分支，它的第一条分支浮于体表，沿着胸部向上直到喉咙，在那里再次进入身体，到达舌根，并分散于舌下。第二条分支仍然在体内，它到达心脏并与心经相连。

脾经不和的症状包括胃部问题、肠胃胀气、呕吐和腹胀，也可能出现反常的忧虑情况。

胃经

7.11

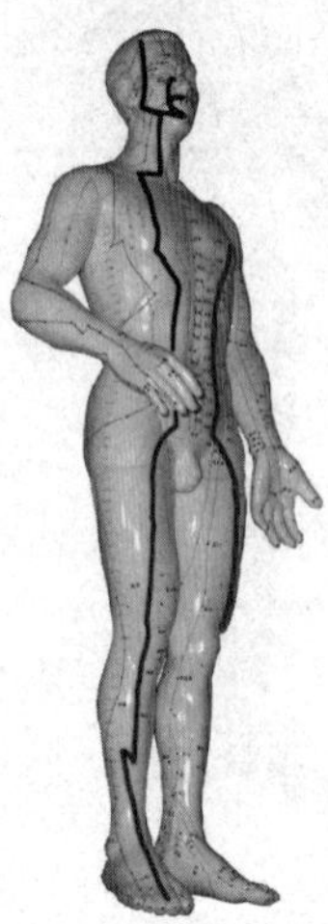

胃经始于鼻侧，先上升至眼角，然后沿鼻侧下降并进入上牙床，沿着嘴唇外侧到达下颌关节处。第一条分支沿着耳朵前部向上到达前额。第二条分支向下穿过身体到达横膈膜，流向胃部和脾脏。第三条分支从下颌向外，在身体的外侧经过胸部和腹部，最终到达腹股沟。经过胃部的第二条分支与第三条分支连接，并沿着腿部前侧向下延伸，到达脚面。它在这里再次分岔，主要的一条分支延伸到第二根脚趾的外侧。另一条分支延伸到大脚趾内侧。就在膝盖下方，又有一条分支出现，它延伸至第三根脚趾的外侧。

胃经的问题表现为腹胀、呕吐、经络所经过部位（口、鼻、牙等）疼痛或精神问题。

上身经络

上身有 6 条经络，起始和结束都在手指上。它们都穿过肩膀或腋窝。常规的阴瑜伽练习虽然并不专门针对这些经络，但仍会影响我们所有的经络，如第 3 章和第 4 章所述。

心经

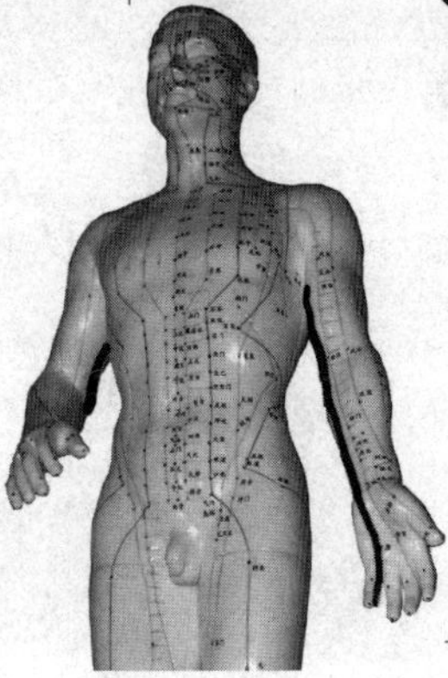
7.12

心经的三条分支都从心脏开始，第一条分支向下经过横膈膜，与小肠相连。第二条分支沿着喉咙上升到眼睛。第三条分支横贯胸部并穿过肺部，然后从腋窝向外。它沿着上臂内侧的中线延伸，穿过内侧手肘，沿着前臂内侧的中线延伸，直到穿过手腕和手掌，到达小指的指尖内侧，在那里与小肠经相连。

心悸、疼痛、失眠、盗汗等心脏和胸部疾病可能是该经络出现问题的信号。

小肠经

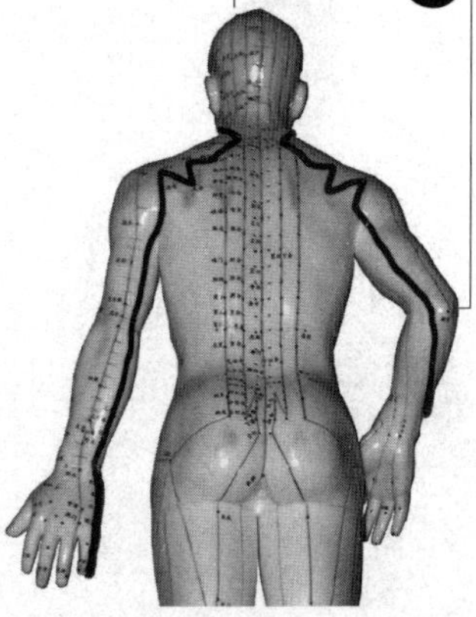
7.13

小肠经起始于小指的外侧。它沿着手的外缘穿过手腕，沿着前臂外侧和上臂向上到达肩膀。在肩膀后侧绕一圈后与督脉相连。在这里它开始分岔，其中一条分支进入体内，向下穿过心脏、横膈膜和胃部，最后到达小肠。另一条分支沿着脖子的一侧上升到脸颊和眼睛的外眼角，然后到达耳朵——这条分支的一条小分支离开脸颊向眼内延伸，与膀胱经汇合。

小肠经的不和可能表现为耳朵、眼睛或胃部问题，如耳聋、下腹疼痛或肩颈疼痛。

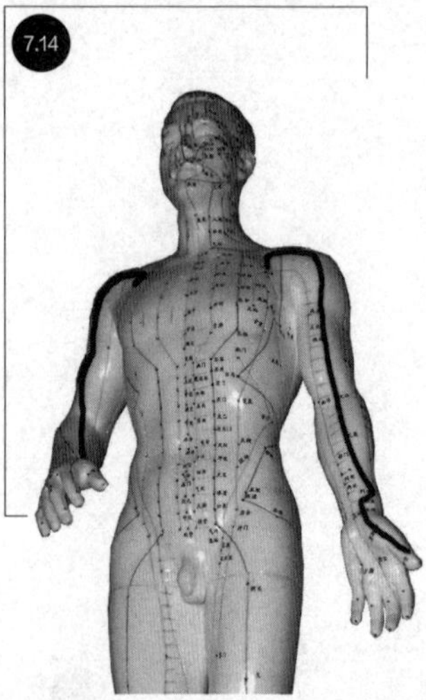
7.14

肺经

肺经起始于肚脐上方的腹部，向下延伸到大肠。从大肠向上穿过横膈膜，连接到胃部。它上升穿过肺部，沿着喉咙，然后从锁骨下方到达肩膀的前侧。经络从这里开始浮于体表，它沿着手臂的内侧向下，穿过手腕，在拇指的外侧结束。一条小的分支从手腕到达食指指尖，在那里与大肠经相连。

咳嗽、哮喘和胸痛等呼吸系统问题可能表明肺经的功能障碍。极端的、持续的悲伤或难过也可能表明肺经有问题。

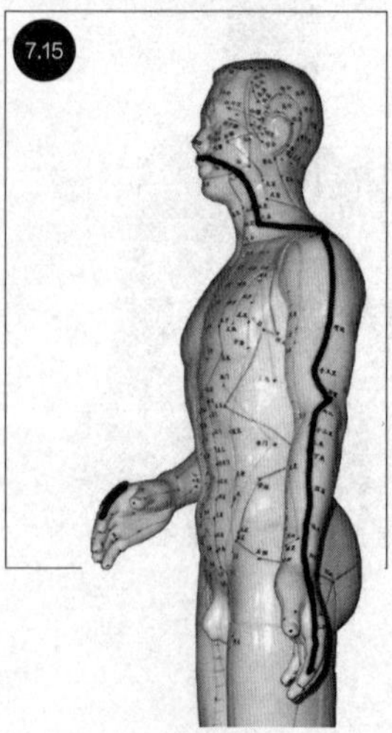
7.15

大肠经

大肠经起始于食指指尖，沿着拇指和食指之间向上，经过手臂外侧并向上延伸。它越过肩膀的外侧，沿着肩胛骨的后侧到达脊柱。从这开始，第一条分支向下穿过肺部、横膈膜和大肠。第二条分支沿着颈部和下脸颊向上，进入下牙床，环绕着下排牙齿。在体表，这条分支也环绕上唇，穿过鼻子下侧，向上连接胃经。

口腔、牙齿和喉咙的问题，如牙痛和喉咙痛，以及肩颈问题，可能表明大肠经不和。

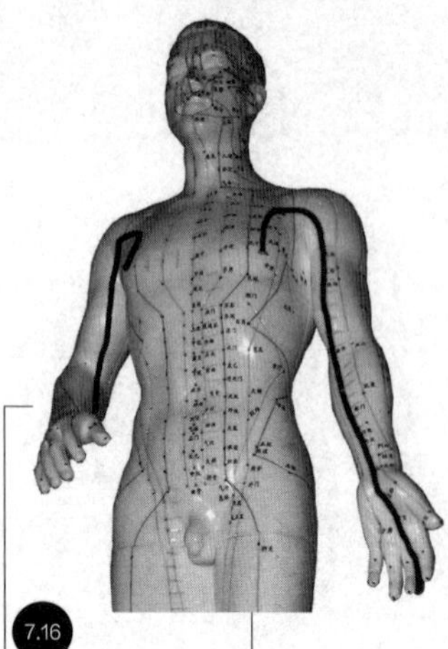
7.16

心包经

心包是包裹心脏的袋状筋膜。中医认为心包也是一个脏器。心包经起始于胸部，与心包相连。从这里开始，一条分支沿着胸部向下，连接三焦经的三个部分。另一条分支横穿过胸部，到达肋骨表面，向上绕过腋窝，再向下从二头肌和前臂到手掌，结束于中指指尖。一条小分支从手掌延伸到无名指指尖，在那里它又连接到三焦经。

心脏区域疼痛、血液循环不佳、胃部问题和精神问题都可能表明心包经不和。

三焦经

三焦经始于无名指，这里也是心包经的终点。它经过手背、手腕和前臂，然后穿过肘部外侧和上臂后侧到达肩部后方。从这里，它越过肩膀来到身体前侧，进入在胸骨下面的胸部。它在这里分岔，主要的一条分支到心包后再向下穿过横膈膜，最终到达上、中、下三焦。另一条分支沿着颈侧向上，绕过耳后，然后再绕过脸侧一圈。一条小分支从耳后延伸，连接到外眼角的胆经。

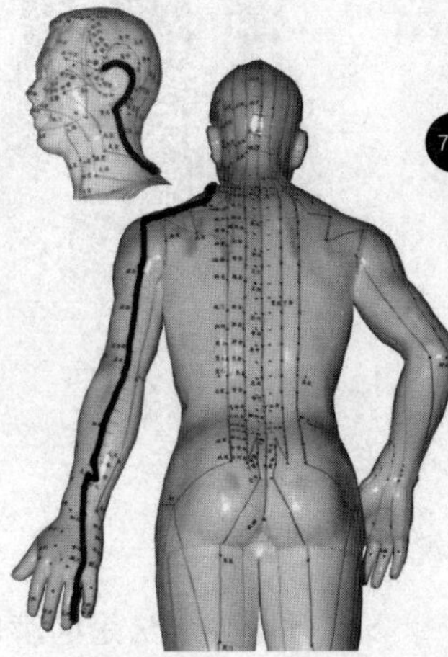

7.17

与此经络相关的问题可能发生在脸侧、颈部、喉部或腹部，如耳聋、耳鸣、腹胀和排尿困难。

其他经络

经络的系统由连接五脏六腑的经络和心包经组成。除了这 12 条外，还有 8 条中医必须了解的经络。在本节我们主要介绍两条最重要的经络：督脉和任脉。它们之所以很重要，是因为它们的穴位不同于其他 12 条主要经络的任何穴位。所有其他经络都和已经介绍过的经络共用穴位。

督脉

7.18

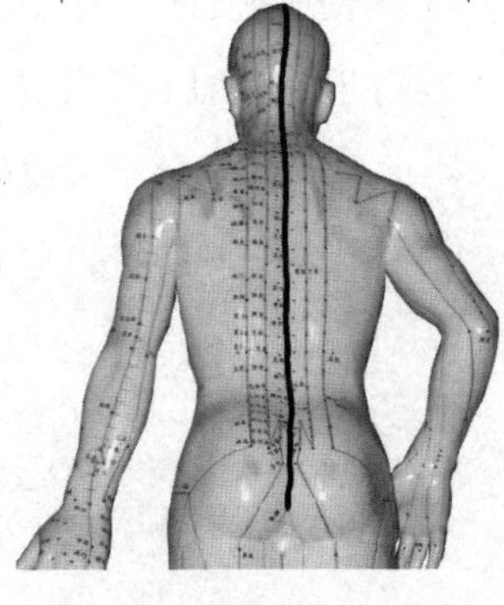

督脉从下腹部开始，分为三段。两条较小的分支向上分别连接每个肾脏。第三条主要的分支向下延伸到会阴[①]，从那里它将进入脊髓的末端，再上升到大脑。这条分支穿过头骨顶部，下降至前额和鼻子的中间，在上牙床处终止。本山博建议练习经络清洁呼吸控制法来净化这条经络。

① 会阴是肛门与外生殖器之间的部位。

任脉

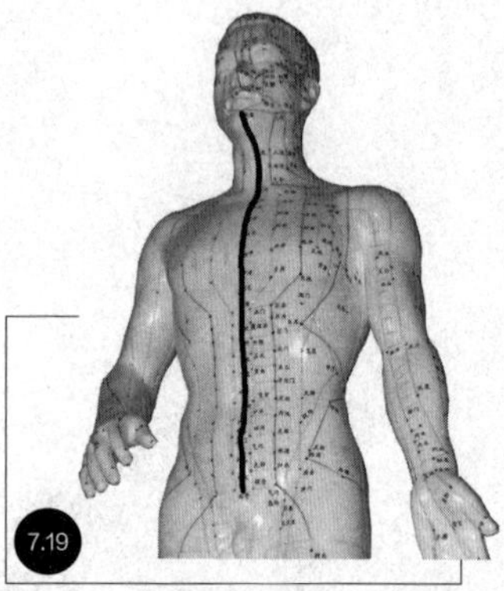

7.19

这条经络也起始于督脉旁边的下腹部。它只有一条分支，向下延伸到会阴。它从海底轮处延伸出来，沿着身体的前侧中线向上，穿过颈部和下巴到达嘴部。在嘴部，它出现一条分支，这条分支绕着嘴唇，然后来到眼睛下方。

督脉和任脉沿着躯干的前后运行。这两条经络也包含每个脉轮的前面和后面。当我们吸气时将从督脉提升能量，呼气时将从任脉降低能量，如此就完成了微观能量循环。

微观轨道

呼吸控制法是印度瑜伽发展出来的一种通过经脉来刺激和移动能量的方式。道家也有自己的运气方式，包括气功和太极拳。他们还使用一种被称为微观轨道的冥想体验，这是一种道家术语，意思是能量通过身体前后的完整运行。在日语中，它被称为“shoshuten”，意思是“光的环绕”。[①] 微观轨道是收集和引导身体中所有散乱能量的一种方式，并能将它们从海底轮提升到眉心轮。这种能量的激活是许多道家高阶修行者的关键准备。通过激活微观轨道，督脉和任脉的储备被重新填满，这意味着这些能量可用于所有其他经络和脏腑。这也许是培养健康和长寿的最好方法，同时也为深入的精神领悟做足了准备。

在瑜伽练习中，我们也可以借助微观轨道来促进能量循环。比如，将其设置在体式练习之前、冥想练习之前、长时间阴性体式的保持过程中，甚至是在摊尸式刚刚开始的阶段。下面的指导是道家理论和瑜伽哲学的融合，练习可能带来益处。

你可以在摊尸式或静坐冥想时运用微观轨道，把你的意识带到身体前侧的第二个脉轮——脐轮，它大约在肚脐和耻骨的中间。感受或者想象你所感受到的能

① 这种光的循环是一种炼金术或转化过程。当光循环的时间足够长时，它就会结晶，身体就会转变。我们获得了自然的灵体，而这个灵体是“超越诸天”而形成的。圣哲在《太乙金华宗旨》中说，我们需要掌握的唯一工具就是专注于盘旋的光。

量。完全呼气。当你吸气时，让能量沿着身体中线向下，从耻骨下向到尾骨，然后向上沿着脊柱到颈后，然后越过你的头顶，一直到眉毛之间的眉心轮。在吸气到了极限时屏息 2~3 秒。当你呼气的时候，慢慢地感觉能量下降到面部和喉咙里。继续沿着身体的中线向下到胸骨，到肚脐，然后回到脐轮。在开始新一轮的循环之前，在这里屏息 2~3 秒（见图 7.20）。

7.20

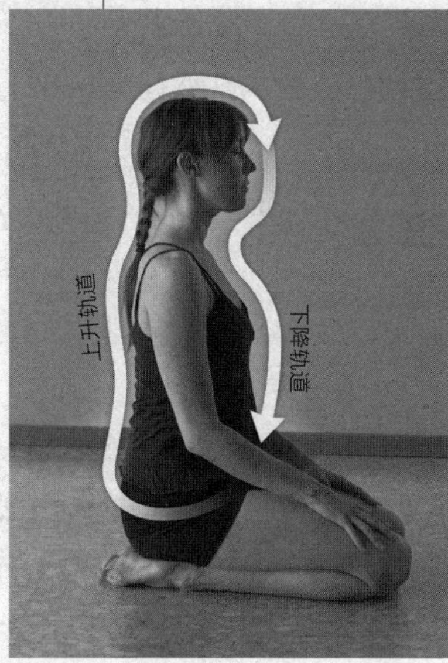

当你进行微观能量循环时，能够在精神上触及身体的阴面和阳面（正面和背面）的每个脉轮，感受在那些点位上的能量。绕轨道运行 2~3 分钟就足够了。当你完成的时候，完全放松，自然地呼吸。仔细观察自己的感觉，不对任何感觉做出反应。

简易版的微观轨道练习

最终，我们希望能量在我们的中央通道（中脉或督脉）不受阻碍地自由流动。在这之前，我们需要先让在中央经脉旁流动的通道——左脉和右脉——保持打开。印度瑜伽士使用经络清洁呼吸控制法来打开这两个通道。在我们呼吸和保持体式的过程中，我们可以通过在这三个通道上进行微观轨道能量循环来达到同样的效果。

舒适地坐好，闭上眼睛。呼气。呼净之后开始。当你吸气的时候，感觉或想象能量从心轮 / 心口的位置开始沿着你的脊柱流到骶骨的末端。当你呼气时，反过来，跟随这股能量向上回到心脏周围。重复几次。放慢呼吸，让每次吸气和呼气至少持续 4 秒（见图 7.21）。

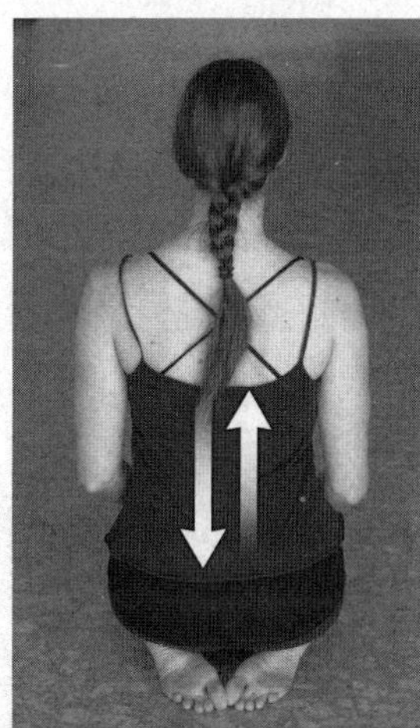

7.21

一开始，你可能感觉不到任何的流动。不要气馁，这种感觉需要练习。现阶段练习时，先假装你能感觉到。你可以想象某人的手指沿着你的脊柱，吸气时从心口向下，呼气时向上回到心口，这可能会有所帮助。

一旦你的意识能够跟随这股能量流动，哪怕只是想象，便可以在吸气结束时添加一个短暂的屏息。能量现在在脊柱底部的海底轮。让能量在那里停留一会儿，但要把意识带到眉毛之间的眉心轮。感觉或者假装感觉到了能量。大约 1 秒后，呼气，让意识跟着这股能量回到心口。

试着这样做几组循环。如果你能在不分心的情况下跟随能量做几组循环，再添加最后的变化：除了在吸气结束时添加一个屏息之外，在呼气结束时也添加一个短暂的屏息。在呼气结束时，能量会回到心口。让它停留在那里，但把你的意识带回海底轮。感受会阴，注意那里的能量提升。让意识保持一会儿，然后开始下一次吸气，将意识带到心口。所有这些都可以通过海洋呼吸来完成。记住：吸气 4 秒，屏息 1 秒；呼气 4 秒，屏息 1 秒。

能量在吸气时下降的过程中，我们将会连接吸气时的生命气和下腹部的下行气。反转这个动作时，我们将呼气时的下行气与上半身的生命气结合在一起。这个简单的呼吸练习就让我们朝着这个最终目标前进。[①] 我们可以在保持体式的同时做这个练习。这项练习需要的只是意图和注意力。

在体式中完成微观轨道能量循环

身体后弯比前屈更有活力，前屈自然比后弯更平稳。我们可以在任何体式中练习简易版的微观轨道能量循环。当我们做后弯时，在吸气结束时屏息，并将意识带到眉心轮，这种感觉会更自然。当我们做前屈时，在呼气结束时屏息，并将我们的意识带到海底轮，这种感觉会更自然。

当你练习海豹式、狮身人面式或鞍式等后弯体式时，可以像上面那样尝试微观轨道能量循环，但只需在每次吸气结束时屏住呼吸，把意识带到眉心轮上，在这里暂停几秒，然后完成循环。在保持体式的前半段时间都要这样做。在后半段

---

① 我们现在超越了哈他瑜伽的练习，进入密宗瑜伽的练习，终极目标是唤醒沙克提（也被称为昆达里尼能量），并引导它向上完全打开中脉，这样就能让其与湿婆合二为一。它们将在头顶上方的顶轮汇合。

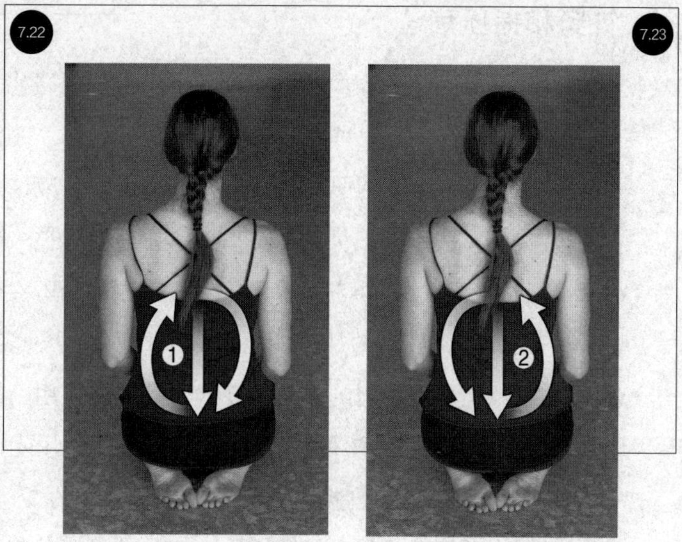

时间里，简单地放松并让身体跟随自然的呼吸节奏起伏，或者有意识地观察身体的感觉。

当你练习蝴蝶式、蜻蜓式或蜗牛式等前屈体式时，再次尝试微观轨道能量循环，但这次只在呼气结束时屏住呼吸，再把意识带到海底轮上。调用你的气作为循环的桥梁。[①] 停留几秒，然后完成能量循环。在其他既不是前屈也不是后弯的体式中，你既可以在吸气结束时屏息，也可以呼气结束时屏息。

一个简单的变体

现在你已经掌握了一个基本的微观轨道模式，可以继续发展两侧的通道。在最开始，像之前一样，吸气时我们要把能量下沉，但当屏息几秒后，呼气时我们再把能量向上传送到躯干左侧，通过心口，然后向下从右侧回到脊柱底部。我们在吸气的末尾屏息，在呼气的末尾不屏息。在下一个循环中，在屏息时，将能量的循环从右侧向上再到左侧向下（见图 7.22 和图 7.23）。通过身体左右两侧循环能量，可以刺激和平衡通过左脉和右脉的能量的流动。在这过程中，你可以加入“hamsa”和“so’ham”念诵或者海洋呼吸。

微观轨道呼吸还有一种阳性的变体：每次都深长地呼吸，吸满气后屏息稍长时间。这可以振奋人的精神。而在阴性的变体中，呼吸更浅、更安静，需要在呼气后保持几秒。这有助于镇定能量。

---

① 收紧你的会阴。

针灸和指压疗法

经络沿着身体的表面和深层流动。内部的经络比外部的经络更重要，但沿着外部经络的路径上有一些特殊的位置，叫作穴位。刺激穴位被认为可以增加或增强各种通过经络流动的肌理。有两种方法可以刺激这些穴位：针灸和指压疗法。

针灸的实践可以追溯到2000多年前。虽然许多文明通过按摩、呼吸、运动、特殊草药和其他饮食处方等手段来增进健康和长寿，但道家在使用“针”这方面是独一无二的。最早的针可能是骨头或竹子，没过多久金属针就开始流行起来，银针和金针是最受欢迎的。到了现代，针灸多使用一次性的不锈钢针。

针头插入的深度取决于它们的位置：应用在手上的话插入几毫米可能就足够了，但应用在臀部时可能需要插入2~3英寸（约5~7.6厘米）。通常在任何一次行针过程中需要十几根针或更多。有时这些针只是静静地留在里面，有时它们会被摇晃、弯曲、通电或加热。它们可以留在身上几秒到几天不等！一般来说，针在穴位上通常会停留20~40分钟。被施针者会有一种钝痛的感觉，这表明行针是有作用的。它们所做的便是重新平衡能量：停滞的会循环，不足的会增加，寒冷的会温暖。气和血会受到影响，因此身体的所有肌理将被影响。穴位所在的每一条经络都与一个特定的器官对应，因此这些器官也将从这一过程中受益。

除了针灸，还有其他三种方式可以刺激能量的流动。在阴瑜伽练习中，我们通过按压穴位、有意识地觉知和引导呼吸来刺激。指压疗法虽然没有针灸疗法那么精确，但它可以沿着经络对组织进行简单按摩（压缩或拉伸）。像针灸一样，它也可以刺激能量流动，平衡我们的系统。例如，当我们在蜻蜓式中感到腹股沟内侧有一股强大的拉力时，我们可能刺激了肝经和肾经。如果我们在全天鹅式中感觉到髋部外侧有牵引感，以及由后弯引起的下背部的压力，我们可能刺激了胆经和膀胱经。

一般来说，每次我们进入阴瑜伽体式时，我们应该关注感到压力的地方。对照前面的图片，看看是哪条经络线沿着压力感觉明显的区域运行，你会发现体式影响的正是这条经络，并且我们经常同时刺激几条经络。也要记住，经络会滋养不止一个脏腑。我们在体式中可能成对刺激阴、阳器官，例如，刺激胆囊的天鹅式也有利于肝脏的健康。因为肾是精的家，所以只要我们刺激了肾，就会使其他器官受益。

关注你的感觉。如果你有所感觉，你做的就是有效的！注意你是在哪里产生感觉。将意识带到一个区域便可以刺激能量在该处流动。你可以自己测试一下：将注意力集中在你的拇指尖上 1 分钟。感受它。你会注意到它变得越来越温暖。我们的注意力在哪里，能量就在哪里流动！血管会因此扩张，从而增进营养并且加速愈合。

刺激能量流动的最后一种方法是通过定向呼吸。我们的呼吸不但将氧气带入我们的身体系统（细胞把有机物氧化分解并转化能量），而且呼吸本身也带有刺激性质。如果我们将缓慢、稳定的呼吸与在目标区域（或沿着经络）对呼吸的觉知结合起来，我们也可以增强该区域能量的流动。虽然我们只有一个小小的肺，但我们拥有一个周身性的筋膜网络。每一次呼吸都会对这个网络造成压力，我们如果非常专注，便可以在每个体式的目标区域感受到这种压力。

总结一下打开阀门的四种方式（刺激体内能量流动）：

1. 针灸。
2. 指压。
3. 意识。
4. 定向呼吸。

针灸是阴瑜伽练习中唯一没有使用的方法。你可以有意识地采用另外三种方法来增强你的能量流动。

情绪

有时我们感受到的不仅仅是身体上的感觉，还包括强烈的情绪。道家修行者注意到我们情绪的具体表现。现代的瑜伽修行者也注意到了这一点，并创造了“我们组织中的问题”（issues in our tissues）这个短语。我们的器官是情感的家园：心包含着爱和活力；我们的肝脏包含善意和愤怒；我们的肾脏可以是恐惧的来源，也可以是深层智慧的来源。器官与情绪互相影响：不仅每个器官容纳特定的情绪，而且我们的情绪会影响相关的器官。过多的恐惧会消耗肾脏的能量

（精）。反之，我们如果精过少，则会感到害怕。表 7.2 显示了与特定器官相关的或积极或消极的情绪，以及对应的基本元素。

表 7.2

脏腑（阴 / 阳）	消极 / 积极情绪	元素
脾 / 胃	担忧 / 创造力	土
肝 / 胆囊	愤怒 / 善意	木
肾 / 膀胱	恐惧 / 智慧	水
心 / 小肠	兴高采烈或不恰当的喜悦 / 爱	火
肺 / 大肠	悲伤或痛苦 / 美好	金

由于器官健康和情绪的循环效应，你可以创造一种针对特定的器官来解决对应的情绪问题的阴瑜伽练习。如果你难过，那就刺激肺经运转，或者去发现世界上的美好。如果你害怕，就把肾脏和膀胱作为刺激目标或培养自己的智慧。经常生气吗？不妨把练习对准肝脏和胆囊，或做一些随意的善举。胃有问题？做些有创造力的事情吧：写一首诗，画一幅画，创作一首歌。

印度瑜伽修行者也注意到我们的身体和内心情感之间的关联。所以，如果在深入练习阴瑜伽的过程中，情绪开始浮出水面，不要对此感到惊讶。这是练习的一部分。就像我们有需要去突破的身体创伤组织一样，我们也可能有需要去克服的情感创伤组织。开髋练习通常会让人产生沮丧、烦恼和愤怒的感觉，因为它往往会对胆经和与它配对的肝脏造成压力——肝脏是愤怒和沮丧的大本营。深度的后弯可能会产生恐惧或焦虑的感觉：在这里，我们正在刺激肾脏，这是恐惧和智慧的家园。如果你能认识到自己的恐惧，智慧就会增长。如果你能接受你的愤怒，善良之花就会绽放。

记住要发挥你的优势，不要强迫自己走得太远、太快。如果你还没有准备好释放情绪，不要强迫，给心灵留以打开的时间。如果情绪的感觉是可控的，那就去全然体验。我们不需要对练习中出现的情绪做出反应，我们只需要注意它们的存在。承认你的感觉并保持好奇心。“阴”是允许的：允许事物简单地存在，而不是逃避或试图改变。

如果我们治愈了身体，我们也就治愈了心。情感失衡可以通过练习来解决，这反过来也可以治愈一些生理失衡。道家地图可以为我们解释这是如何发生的：我们的情绪根植于器官，而我们的器官影响我们的情绪。我们对这一项有所为，就会对那一项产生影响。阴瑜伽的练习作用于整个人：我们的身体、心灵、头脑和灵魂。

西方的观点

西方科学家认为，能量的目的是做功。[①] 在东方，能量能做的远不止于此，能量就是生命。生命活动需要普拉那和气。没有能量，就没有生命。

在印度，瑜伽圣哲通过主观体验观察到 10 种生命能量的形式。在中国，道家谱绘了 32 种气的形式。一些先知凭直觉发现的甚至超过了这个数字。在西方的思维方式看来，东方这些观点的主张似乎是异想天开和未经证实的。在西方，我们可以推测人体使用 3 种形式的能量：

1. 运输能量。
2. 转化能量。
3. 交流能量。

我们利用能量通过血液系统、消化系统和淋巴系统在体内移动物质，这就是运输的能量；我们利用能量将物质从一种形式转化为另一种形式——将食物提炼成营养物质，然后转化成细胞和组织，这是转化的能量。这两种形式的能量是粗糙的（不是微妙的）、明显的且容易测量的；第三种能量是交流的能量，通过身体矩阵发送信息。交流的能量是十分微妙的，所以很难探测到。

交流通过血液系统中的化学方式进行，也通过神经系统中的电生理方式进

① 在物理学中，这是由力乘以距离（$W=F\times D$）的公式定义的。

行，但能量交流远不止于此。想象一个原始的变形虫：它没有内部血管系统，但如果它受伤了，它会自我修复。或者原始动物如海绵，即使没有中枢神经系统，它也能自愈。显然，早在血液系统和神经系统出现之前，一个有机体就有了交流和愈合的能力。我们的身体里有比西方模型中描绘的更多的东西。幸运的是，许多研究人员正在努力扩展人体科学的图谱，将东方描述过的能量特征纳入其中。

在本节中，我们将了解能量医学领域的一些发现。我们将从简单介绍电磁学开始。

新范式

一个人的整体健康需要内在物质的交流能力、运输能力和转化能力。身体的细胞需要相互交流。当这种沟通中断时，我们的身体就无法保持完整。同样的道理也适用于体内物质的运输和转化。以停电期间的城市为例。停电时，交通停止，制造业停止，通讯停止——整个城市完全停止运转。人的身体也是如此，如果内部不能正确地沟通信息，如果材料间不流通，如果生产人体组织的工厂离线，我们就不健康了。在这个模型中，健康状况不佳可被认为是人体交流、转化和运输能力方面的失灵。

在超过5亿年的时间里，复杂的生命一直在进化，并想方设法来提高交流、转化和运输的能力。通过反复试验，生命已经找到了不断精进的方法——这意味着人体各部分运作得更快、更准确，并在出现问题时配备备用系统。大自然及其法则提供了许多可供选择的方法，最成功的生命形式自然会尽可能多地采用这些方法。为了深入了解生命的目的，我们将着眼于这三种能量形式中最微妙的一种：交流能量。

最早的多细胞生命形式使用化学手段进行交流。物质以物理方式从一个细胞传递到下一个细胞，然后就形成了通道，这些物质可以在通道中传播得更远、更快、更稳定。这些通道进化成了我们的血管。神经系统也以类似的方式进化而来。

西方正在形成一种新的范式，这种范式扩大了能量交流的范围，远远超出了简单的化学和电生理方式。这一新范式包括许多其他形式的交流，而这些交流在过去的几个世纪里曾被医生们暗示过。[①] 凭借能够检测微小能量水平的现代灵敏仪器，我们能够测试这些新范式。接下来，让我们将从生物电——身体产生的电能开始，探讨其中几种新范式。

生物电

你有没有注意到，有些孩子的鞋子在跑步的时候会一闪一闪地发光？孩子们喜欢鞋子上的闪光表演，父母们喜欢不需要电池的便利。但点亮这些灯的电是从哪里来的？答案是压电——由压力产生的电。这个词来自希腊语“piezein”，意思是挤压或压缩。因此，孩子们的鞋不需要电池也能闪光。[②]

如图 7.24 所示，某些种类的晶体受到变形应力时会产生电场或引起电流流动。反之亦然：当电场作用于这些晶体时，它们会相应地弯曲——电场越强，变形越大；应力越大，电场就越强。

压电晶体不需要充电。当它们恢复原来的形状时，能量势能已经终止。当它们再次变形时，磁场就会再产生。这些晶体的奇妙能力已经在许多场景和物品中得到了利用，从鞋子的灯光秀到烧烤的点火装置、麦克风和复杂的声呐系统，压电技术已经变得相当普遍。

晶体是在整个材料中重复出现的分子结构阵列。通常被忽视的是，我们身体的组织也以结构化、重复的模式排列，包括肌肉、骨骼、眼睛、细胞膜、胶原蛋

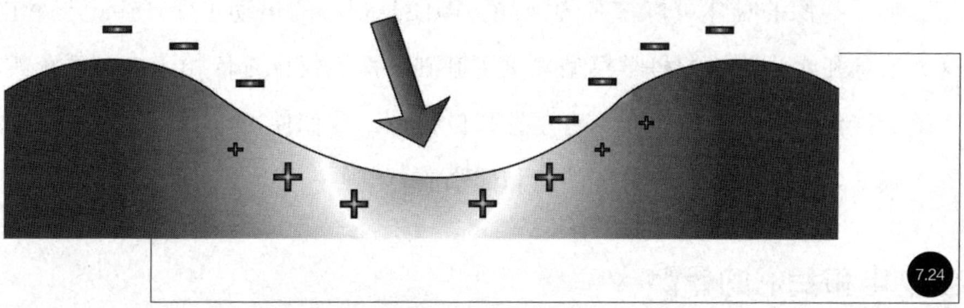

7.24

① James Oschman, *Energy Medicine in Therapeutics and Human Performance* (Waltham, MA: Butterworth-Heinemann, 2003) 一书对西方医学史以及 19 世纪医生使用磁体和电的情况进行了简短而有趣的回顾。

② 压电现象于 1824 年由戴维 · 布鲁斯特（David Brewster）命名。

白、弹性蛋白，甚至 DNA 都有类似晶体的结构。

詹姆士·奥施曼（James Oschman）在他总结西方医学研究和能量医学的书中指出，我们身体的活性组织与液晶很像。这些都是介于固体和液体之间的材料，并同时具有固体和液体的特性。[①] 他解释说，实际上人的整个身体都是由以液晶形式排列的材料组成的，他还引用了几项证实这一模型的研究。

当我们体内的液晶组织受到变形应力时，它们会产生压电势能和微小电流。就像闪光的童鞋一样，我们的每一个动作、每一次呼吸都会产生微小的能量电流（可以理解为刺痛）。需要强调的是，这些电流很小！难怪科学家都错过了它们的存在，即使最终发现它们的存在，也忽视了它们的重要性。

我们可能会跟科学家一样，认为这些压电能量不可能用来在我们的体内运输或转化物质，认为它们不可能影响我们，因为它们太小了。但请考虑一下这个比喻：假设你正在烹饪一只感恩节大火鸡，你需要预热烤箱，但你不知道要调到多高的温度。你打电话给妈妈，她让你试试 400 华氏度（约 204 摄氏度）。手机通话只消耗非常少量的电，差不多就 50 毫瓦。烤箱产生大量的热量，正常运转需要 1000 瓦的电能。[②] 然而，在手机里的微小电流提供你需要的信息之前，烤箱里的所有能量都处于休眠状态。当然，手机不可能给烤箱供电。但是，如果没有通过手机传输的信息，烤箱里的电源将永远不会被激活。少量的信息可以产生巨大的变化，与它所产生的巨大影响相比，这少量的信息只需要很微小的能量。压电的微小电流并不会因为太小而产生不了影响。它们正是我们开启或关闭某个进程的关键。

如果我们的身体可以被视为液晶，即使是很小的运动也能产生电场和电流，这为信息和能量转移的科学模型提供了基础，而不仅仅是依赖于神经系统或血液系统的纯化学或电生理机制。有了这样的模型，我们便可以开始了解瑜伽和按摩等方式是如何影响我们的身体功能和健康的。

生物电和我们的骨骼

我们在第 6 章已经了解到，阴瑜伽可以对抗我们骨骼的退化。我们的骨组织

① 请参阅 James Oschman, *Energy Medicine in Therapeutics and Human Performance* (Waltham, MA: Butterworth-Heinemann, 2003), 87。

② 它需要的电能是手机的 20000 倍。

是众多晶体结构组织中的一种。当我们对骨骼施加压力时，在骨骼内部会产生微小的压电电流。① 这种电流向骨骼内的细胞发出信号，并影响它们的行为。我们的骨骼中有成骨细胞，它们的作用是创造新的骨骼；还有破骨细胞，它的作用是清理旧的、磨损的骨骼。如果我们积极地通过瑜伽、散步或其他负重运动给骨骼施加压力，我们可能会让破骨细胞减缓对旧骨的破坏，同时允许成骨细胞继续生成新骨，从而使我们的骨骼更粗、更强壮。如果骨骼没有压力，它们就会在破骨细胞的持续作用下被掏空。我们需要给骨骼施加压力，从而能通过产生电流来减缓退化。

这不仅仅发生在骨骼内部：这些压电电流遍布在我们全身，引导我们的细胞忙碌起来或慢下来。另一种形式的电信号同样出现在我们的中枢神经系统之外，那就是损伤修复电流。这是我们组织受损时产生的一种小电流，用来向各种需要帮助的细胞发出信号。这种电流并不流经我们的神经系统，而是通过我们组织中充满水的空间。这些信号能够吸引免疫细胞、成纤维细胞、干细胞和其他修复损伤所需的细胞。当修复完成时，电流也会停止。

电磁

磁体有两种基本类型：永磁体和电磁体。永磁体是每个人都熟悉的——比如贴在冰箱门上的磁吸贴。电磁体只有在电流存在时才产生磁场。当电流通过导线时，导线周围就产生了磁场。如果我们改变电流的方向，磁场的方向也会跟着改变。

移动的电子同时产生电场和磁场。因此，最好把电场和磁场看作一种更广泛的能量场，即电磁场。我们在使用这个术语时，指的是电场、磁场或者两者一起。

有自然产生的电磁场，也有人工制造的电磁场。与我们体内的磁场相比，地球的磁场非常大。在我们的家中，室内外的电线有电磁场。这些电磁场也来自你

---

① 骨中的矿物质成分羟基磷灰石在受到压力时也会产生压电，并可能在骨骼中的胶原纤维中起到促进压电产生的作用。关于骨骼内部和流经骨骼的电信号的完整讨论，请参阅 Andrew C. Ahn et al., “Relevance of Collagen Piezoelectricity to ‘Wolff’s Law’: A Critical Review,” *Medical Engineering and Physics* 31.7 (2009): 733–41。

的冰箱磁吸贴、立体声扬声器和电脑电源。一些家庭中的磁场可能比地球磁场强得多，但这并不是普遍现象。

我们的心脏靠电流来调节，因此它也有一个电磁场。我们心脏的磁场只是地球磁场的 100 万分之一，而且它也会因人而异，在同一个人身上有时也会不尽相同。尽管心脏的电磁场很微弱，但它是可以测量的。心电图（ECG）可以用来测量全身不同部位的电力。① 我们的大脑也是电活动的来源，也有可测量的磁场。大脑电磁场的强度是心脏电磁场的 1000 分之一左右，在心脏电磁场被发现很长一段时间之后，大脑电磁场才被发现。

任何运动中的电子都会产生电磁场。那么在前一节中讨论的那些微小的压电能量呢？它们会产生电磁场吗？如果会，它们能被测量吗？这些磁场太小以至于直到最近才被探测到，但它们确实存在。它们的电磁场能被测量出来，这要归功于一种名为超导量子干涉仪（SQUID）② 的设备的发明。20 世纪 70 年代早期，约翰·齐默尔曼（John Zimmerman）发明了 SQUID，它可以让磁力计探测到非常小的电磁场。使用这个设备，齐默尔曼和在他之后的其他研究人员能够从一个治疗师的手上检测到触碰性电磁场的增加③，对这些生物产生的电磁场的研究被称为生物电磁学。

生物电磁学

血液的大部分成分是水，以及溶解在其中的大量的盐和矿物质。像这样的饱和的水是极好的导电体。基于此，心电图会从心脏接收到遍及全身的信号——该信号场通过血液系统和筋膜中的水来传播。心脏的电场可以触达我们身体的每一部分，它的磁场也无处不在。据推测，来自心脏的信号在我们身体的整个矩阵中传递信息。心脏不仅仅是一个泵，它还是一个通信系统的中心，可以让整个身体知道正在发生什么。遗憾的是，在早期的标准医学范式中，人体电场仅被用作诊

① 如果你曾经做过心电图，你可能会注意到电极被放置在心脏上方和更远处的位置，有时是在脚踝或手腕上。这些电极会捕捉到心脏产生的在全身移动的电磁场。

② SQUID 是超导量子干涉仪（Superconducting Quantum Interference Devic）的缩写。由于它的发明，磁共振成像的应用成为可能。

③ 其他研究人员如日本专家 Akira Seto。

断工具，利用人体电场或磁场治疗的方法还未展望。

到目前为止，我们只讨论了运动中的电子如何产生磁场。反之亦然。移动的磁场也可以产生电流。这就是发电机的工作原理：一块磁铁被放在一圈电线中。当磁铁旋转时就会产生电流。相反，如果电流通过线圈，磁铁就会旋转，这是电动机的工作原理。

我们的身体不仅会产生磁场，还会受到磁场的影响。在发明了 SQUID 之后，约翰·齐默尔曼开始了一些关于治疗师产生的磁场的有趣研究。后来在日本也进行了类似但更详细的研究。[①] 日本的研究对象不仅包括物理治疗师，还包括气功大师、禅宗大师、瑜伽士和冥想者。研究结果表明，一个治疗师的手中产生的磁场比我们心脏的磁场强 100 ~ 1000 倍。研究还显示，该磁场的频率在 0.3 ~ 30 赫兹的范围内低频脉动。[②] 大多数磁场的频率集中在 7 ~ 8 赫兹，但该磁场的频率范围起伏很大。当然，治疗师们对微观能量的存在毫不知情，他们只是在做自己的事。[③]

生物电磁疗法

所有这些知识看起来都很有趣，但为什么重要呢？自 19 世纪初以来，科学家和医生就一直在对磁体进行试验，以了解其潜在的治疗效果。在 19 世纪后期，随着医学变得标准化，这项研究被放弃了。然而，最近这项研究又重新开始了。现代研究人员的发现证实了早期的观点，即磁力可以在某些情况下帮助人们康复。其中一种疗法被称为脉冲电磁场疗法（PEMF）。

它是这样工作的。当有人骨折时，医生固定好骨头，也许打上了石膏，但几个月后，骨头还是断了。过了几年，它还是无法愈合。这就是所谓的骨折不愈合。由于某种未知的原因，人体内的修复机制出了问题。愈合骨折所需的信息并

---

① 请参阅 James Oschman, *Energy Medicine in Therapeutics and Human Performance* (Waltham, MA: Butterworth-Heinemann, 2003), 78。

② 赫兹指每秒磁场脉动的次数。30 赫兹表示磁场每秒脉动 30 次。0.3 赫兹的测量结果意味着磁场大约每 3 秒产生 1 次脉冲。

③ 关于这些治疗师如何能够产生如此大的磁场，一种说法是，他们以某种方式利用了地球自身的磁场。有趣的是，有时治疗师会失去他们的能力。其中一个可能的原因是，地球磁场的频率由于太阳耀斑和闪电袭击而不断变化。正常情况下，地球磁场的频率是舒曼谐振，即在 7~10 赫兹的范围内。然而，在某些时候波动会停止，这可能会导致治疗师和其他气功大师在那些时候拥有更小的能量。

没有被传递到负责修复骨折的组织。现在，医生在尝试使用脉冲电磁场疗法来帮助愈合。在骨折处放置一个磁场发生器，每天施加 8～10 小时的脉冲磁场。临床试验表明，即使是 40 年未愈合的骨折也可以通过这项技术修复。[①]

作用在骨折处的磁场频率是 7 赫兹。这种愈合频率被称为“特异性频率窗口”（FWS）。不同的频率可以影响不同的组织，如下表所示。

表 7.3

频率	影响
2 赫兹	神经再生
7 赫兹	骨骼再生
10 赫兹	韧带修复
15～20 赫兹	皮肤修复
25 赫兹和 50 赫兹	促进神经生长

虽然齐默尔曼对治疗师触碰性磁场的调查并没有证明治愈正在发生，但他确实发现，治疗师手上的磁场频率与其他科学家发现的促进治疗的磁场频率相同。未来的研究需要证明触碰性治疗确实有治愈效果，但目前这些研究结果已经指向了一个颇有希望和前途的研究领域。

让我们思考一下这对我们的瑜伽练习意味着什么。所有的瑜伽练习都会对我们的组织造成压力，这种压力会产生压电电流。这些电流通过我们的组织发送信息，并传达正在发生的事情，以产生适当的细胞反应。这些电流也会产生磁场，也会触发愈合反应。当我们拉伸、扭转并对我们的肌肉和结缔组织施加压力时，我们实际上是在激活自己的身体。

① 请参阅 P. R. J. V. C. Boopalan et al., “Pulsed Electromagnetic Field (PEMF) Treatment for Fracture Healing,” *Current Orthopaedic Practice* 20.4 (2009): 423–8。

能量通道

当必要的信息没被提供给受伤或生病的部位时，身体自身的资源就没有被调动起来做出反应，或者身体反应是无效的，甚至是不恰当的。替代治疗方式，如瑜伽、太极拳、按摩、能量操纵疗法和许多其他疗法，可能是通过产生非常微弱的、低频电磁场来给身体部位注入所缺失的信息。让我们在细胞水平上更仔细地观察这些信息是如何传递的，以此来构想一个可能存在的模式。

电场随电流而变化。正如我们所看到的，神经并不是人体中唯一的电导体。心电图机能够远离胸腔测量心脏的电活动。这些信号的存在之所以成为可能，是因为血液系统本身就会传导电磁信息。所以循环系统是电磁能量的一个潜在的通道，而不仅仅是化学能量的通道。有趣的是，道家很久以前就认为循环系统（血）是气的通道。如此说来，气不单是化学能量，也许它们还通过我们的血管感应到这种电磁能量的电导。或者说，气的定义需要扩大，包括所有这些形式的能量：化学能量、电能量和电磁能量。

到此为止了吗？我们的循环系统是否为身体的每个部分提供营养？那么细胞内部呢？信息是如何传递到细胞内部的呢？要回答这个问题，我们需要看看当前已知的和正在发展中的细胞模型。

汤袋模型

在大多数阐述细胞解剖学的书中，你会发现那些图表中显示了所有的细胞器，即细胞的主要组成部分，它们漂浮在一池液体中。这些模型非常精致，但细胞内的水状物质是什么呢？汤！在早期流行的细胞模型中，所有的细胞器都漂浮在这个汤里。细胞外的物质缓缓通过可渗透的细胞膜，然后在汤里四处游走，直到它们碰巧撞到一些重要的东西。化学能量交流需要这些物质的随机移动，直到它们找到并锁定目标。

这不是一个非常令人满意的模型，因为它依赖于随机接触来进行信息传输。詹姆士·奥施曼注意到，许多细胞活动的发生速度远远快于物质随机漫游的速度。这个模型缺少了一些东西。[①]

当我们在大多数解剖学书籍中看到对人体的描述时，我们会发现类似的“缺失的东西”。这些图片详细地展示了循环系统，或者还包括骨骼系统、肌肉系统或神经系统。但是所有这些模型都忽略了这些系统中嵌入的材料。那就是筋膜！筋膜连接循环系统、神经系统、肌肉系统等。我们的筋膜无处不在，如前所述，它是由胶原纤维、弹性蛋白纤维和许多其他成分组成的，排列在晶体基质中。这些矩阵构成压电晶体，压电晶体产生并传导我们在前一节讨论过的电能。这些矩阵正是汤袋细胞模型所缺少的。我们需要一个新的模型来填补空白，以更完整地解释细胞的活动过程。

细胞骨架

较新的细胞解剖模型认识到，细胞不仅仅是一袋黏稠的混沌物质。它里面也有一个完整的结构。如图 7.25 所示，细胞充满了纤维、丝状物和管状物。总的来说，这种结构被称为细胞骨架或细胞质基质，就像我们身体的骨骼一样，它为整个细胞提供了硬度和支撑。不仅如此，细胞骨架还为信息的流动提供了途径。我们不再需要想象化学信息只是漂浮在汤的海洋里，等待一个偶遇。现在我们发现，沿着细胞骨架的酶和蛋白质可以把化学信号引导到它的目的地。

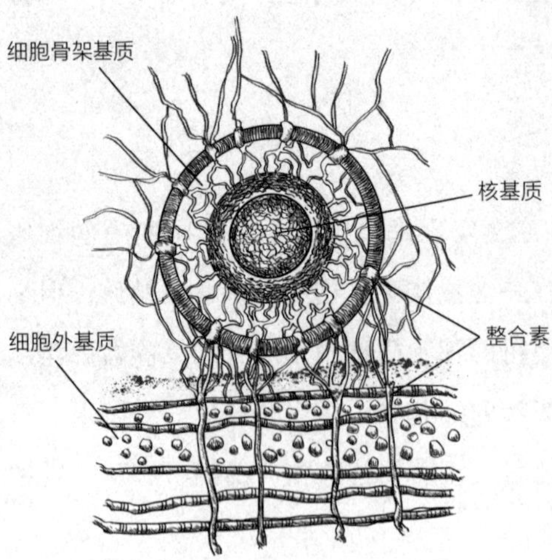

7.25

形成细胞骨架的线条延伸到细胞壁之外。这些连接元素被称为整合素，它们连接我们细胞的内部世界和外部世界。通过第 6 章的内容，我们已经了解到，细胞外基质

① 关于这个话题的更多细节，请参阅 James Oschman, *Energy Medicine in Therapeutics and Human Performance* (Waltham, MA: Butterworth-Heinemann, 2003), chapter 14。

通过我们全身的筋膜形成网络。每一个细胞都连接着内部和外部，并与我们身上的筋膜网络相连，我们体内的每个细胞与其他细胞都有联系。在我们体内，没有一个地方不与其他地方相连。再仔细观察，我们会发现这些连接一直延伸到我们细胞的 DNA 中。

我曾做过一个假设，疾病是一种信息的阻塞，即身体无法将治愈信号传递到受影响的区域。如果一个问题将身体的一个区域与其他区域隔离开来，那么信息可能无法通过。就像一座城市遭遇了停电一样，通信线路可能会中断，交通系统可能会失灵。这座城市也许能存活一段时间，但除非外界援助到来，否则这座城市注定要灭亡。我们的身体与此相比没有太大的不同。健康意味着整体性。如果身体的一个部分与整体的信息流切断，疾病就会出现。

机械力转导

到目前为止，我们一直在研究流经身体的生物电磁通信，但还有许多其他途径可以传递信息。近年的细胞信号科学已经发现了几十种细胞相互交流的方式。这些途径是生化的、病毒的、电磁的，甚至是机械的。当达到足够的强度和频率时，机械应力就成为另一种形式的通信。这一点在 150 多年前就已为人所知。在 19 世纪中期，它被命名为机械力转导。当细胞将机械应力转化为生化信号和电信号时，就会发生这种生理反应过程。当细胞膜感受到物理压力时，细胞内就会发生一连串的事件。

再看一下图 7.25，你会注意到一个物理上的连续性，上面的筋膜穿过细胞膜，进入细胞核。筋膜对细胞膜产生牵拉作用。细胞膜就像细胞的大脑一样，它负责评估外界所发生的一切，然后决定允许什么样的信号进入细胞核。① 如果我们想要再生组织，比如打造一个人工支架，用软骨来替换撕裂的半月板，那么这个支架需要引导干细胞在正确的位置再生新软骨。

医学上有一个谜题：为什么有些伤口能恢复，但不能痊愈？为什么伤病会暂时好转，但愈合总是无法完成，而且某些虚弱感挥之不去？这个谜题的答案如今

① 在这个类比中，细胞核更像细胞的生殖器官，而不是大脑。

已经被揭露：压力！身体需要压力，才能让我们的细胞产生交流。

我们的细胞外基质处于恒定的张力下。当研究人员对细胞外基质施加压力时，干细胞开始发挥它们的功能：它们繁殖并迁移到支架上正确的地方，在那里它们将促进再生。但还有另一个惊喜：由于支架基质中不同位置的应力水平不同，单一的支架可以促使干细胞分化成各种不同类型的组织。[①]

我们需要压力来刺激干细胞，使它们活跃起来。根据压力的程度，这些细胞可以成为不同部位所需要的组织。当干细胞感觉到流动时，它就会变成血管。如果压力很小，它就会变成一个神经细胞。如果压力再大一点，它就会变成一个脂肪细胞。更强壮的干细胞会变成肌细胞。如果承受更大的压力，它就会变成骨头。压力过大、过小或没有压力，干细胞就完全没有反应。

引用科学作家鲍勃·霍姆斯（Bob Holmes）的话："这也许可以解释为什么运动和物理治疗对健康和康复如此重要。当你从受伤中恢复时，如果细胞没有得到正确的信号，它们将不知道该做什么。"[②] 这又让我们回想起了阴瑜伽的神奇处方：压力。所有的组织都需要压力来保持健康，可以复习一下第 2 章的耐受度曲线。有时，压力无法到达细胞：当瘢痕组织取代了正常的细胞外基质结构时，就会出现这种情况，因为组织变得太硬了。当压力太轻时，细胞也可能得不到信息，在这种情况下再生的组织不是肌肉、骨头或筋膜，而是脂肪，这对恢复受伤部位的力量或活动范围没有帮助。我们需要给组织施加压力，但我们需要施以正确的方式和力度。

关于经络的再探讨

研究东方经络和经脉学说的西方科学家回到解剖台上，试图寻找这些经络的物理表现形式。但是，他们的解剖抛弃了被认为无用的惰性筋膜。他们越过这些组织，寻找一些根本不存在于那里的东西。他们想要寻找类似于神经和血管的通道和传导管，但却找不到它们。于是他们的结论是：没有通道，就没有经络或经

① 现在，通过在支架上植入几种类型的干细胞，便可以再生出一个结构复杂且血管和神经细胞齐全的器官。研究人员最近培育出一个完整的肾脏（非常复杂的器官），并成功地将其植入动物体内。

② 请参阅 Bob Holmes, "Healing Touch: The Key to Regenerating Bodies," *New Scientist*, February 16, 2010。

脉。具有讽刺意味的是，他们放弃了那些可能形成他们正在寻找的通道的组织。能量通过我们的筋膜流动。

古代圣哲认为人体有 72000 条经脉。有人说是 30 万，也有人说是 35 万。人体内到底有多少条相互连接的通道？无法计算！[①] 也许这些筋膜连接纤维的部分就是圣哲所认为的经脉和经络——普拉那或气流动的通道。而早期的精神探索者只能试图用他们所掌握的文化概念来描绘这些能量和通道。

那么道学家发现的 32 种不同的气呢？在细胞信号领域，我们的细胞可以使用多达几十种交流形式。詹姆士·奥施曼博士还研究了重力信息以及红外线、光子、微波等身体可能用来发送和接收信息的能量形式。在数亿年的进化过程中，地球上的生命似乎适应并采纳了大自然为我们提供的一切。我们可以推测，瑜伽士和道家修行者并不是在夸大其词，而是试图用他们唯一可用的语言来解释他们的经历。不妨理解为，他们用类比的方式来描述呼吸，而今天的科学家用类比来解释物理和化学机制。

筋膜和经络

筋膜包围并覆盖我们所有的组织，包括肌肉和器官。水能润滑筋膜的表面，使一层很容易地在另一层上滑动。但水也是电场、磁场和电流的重要导体，所以筋膜是压电的。筋膜袋和筋膜管在我们还是胚胎的时候就形成了，它自身形成封闭空间并包裹着组织和器官。这些袋子之间的分界面非常接近于道家画出的经络图。如果你再回顾一下腿部的外经络，你会发现它们与主要肌群的筋膜分界非常接近。

一个例子可以帮助解释这一点。肾经沿腿部肌肉（深筋膜和肌外膜）周围的筋膜袋而行。具体地说，它沿着内收肌到腘绳肌（半膜肌），再下至小腿（腓肠肌和胫骨后肌之间），最后沿着跟腱到足部深层肌肉。[②] 脾经沿大腿股直肌的内侧线；胃经沿着股直肌的外缘；肝经位于内收肌之间；膀胱经沿着腘绳肌；胆经位

---

① 根据《科学》（*Science*）杂志 2011 年 2 月 2 日的一篇文章，人类的大脑中有 800 亿个神经元，它们通过 150 万亿个突触相互交流，这些突触是细胞之间的交流点。这一切还只是在大脑中！

② 请参阅 Daniel Keown, *The Spark in the Machine: How the Science of Acupuncture Explains the Mysteries of Western Medicine* (London, UK: Singing Dragon, 2014), 164。

于腘绳肌内侧和股四头肌内侧后部之间。同样的关系也可以在身体的其他部位看到。例如：胃经沿着躯干前部的腹直肌的筋膜内壁而行；膀胱经沿着后背的竖脊肌。这些只是外部经络与筋膜的相关性，筋膜与经络在身体深处也有连续性，一直延伸到包裹器官的筋膜袋。

筋膜不仅能产生电流，还能将电流传导到全身。筋膜是连接东方能量和西方解剖学观点的组织，因为我们正是在筋膜分界处发现了能量的连续性和信息流动。

关于针灸的再探讨

1997 年，美国国立卫生研究院（NIH）取消了针灸的“实验性”标签，并指出针灸可以有效减少化疗后和怀孕期间的恶心反应。针灸也能缓解某些情况下的疼痛。美国国立卫生研究院对许多声称针灸有益的说法进行了多年的研究，发现虽然一些科学研究采用了适当的对照，但大多数研究仍旧缺乏对照，而且数据不够充分。虽然针灸被发现对缓解疼痛和恶心有效，但传统的西方医学治疗，如止痛药也可以处理这些情况，而不必让患者遭受“针刺”的痛苦和麻烦。[①]

到了 2009 年，医学界已经进行了几项严格的研究，表明针灸确实可以改变大脑对疼痛的感知，而且研究中的一些迹象表明针灸可以帮助治疗其他疾病，如肠易激综合征和抑郁症。[②] 另一项研究表明，即使不施针，针灸也可以生效！[③] 我们需要做的就是给穴位施加压力，也就是穴位指压。研究发现，在某些情况下，只需对特定部位轻轻捏一下就能刺激大脑中内啡肽的释放。

很明显，西方关于针灸的观点还在逐步发展中。当更多的研究完成时，所有关于针灸益处的东方观点是否还会继续存在，目前尚未可知。但很明显的是，当我们刺激这些穴位和经络时，无论是否施针，我们的身体都发生了一些变化。这个“东西”是什么呢？

对于针灸是如何起作用的，医学界仍然没有共识，但目前学界认为针灸可能涉及几个机制。一种推测是，针刺模拟了一种损伤，从而产生了一种损伤修复性电

---

① 请参阅 C. Holden, “Thumbs Up for Acupuncture,” *Science* 278.5341 (Nov. 1997): 1231，以及 A. Taub, “Thumbs Down on Acupuncture,” *Science* 279.5348 (Jan. 1998): 155。

② 请参阅“Study Maps Effects of Acupuncture on the Brain,” *Science Daily*, February 5, 2010。

③ 请参阅“Acupuncture Just as Effective Without Needle Puncture,” *Science Daily*, December 1, 2008。

流。如果这个电流是在一个有信号通道的地方产生的——也许是通过充满水的细胞外基质的低电阻通道——那么这个电流可以传播到身体的其他地方，在那里它可以刺激愈合反应。[①] 另一种推测是，当我们按压穴位（指压）时，或者当针灸的针晃动或旋转时，会机械地拉动结缔组织中的胶原蛋白纤维和弹性蛋白纤维。这种机械牵引会影响附近的细胞和它们的整合素，所以实际上，压力会直接进入细胞内部，这就是我们之前所说的机械力转导。细胞骨架的重组可引起细胞迁移、收缩和各种蛋白质的分泌。所有这些变化都会在细胞外基质中产生一连串的影响。[②]

你还记得第 6 章“发炎”一节提到的研究人员吗？她花了非常长的时间来研究压力对筋膜的影响（类似于阴瑜伽的压力），并发现每天进行两次 10 分钟的全身拉伸可以减少急性炎症。这位研究人员的名字是埃莱娜·郎之万，她是世界著名的筋膜研究人员，也痴迷于针灸研究。她的研究表明，通过机械力转导，长期施加在细胞上的压力会激活细胞。她推测瑜伽也有类似的效果。[③] 然而，瑜伽体式的保持时间远不如针停留在针灸患者体内的时间长（在她的实验中，她将针留在体内 20 分钟）。但是阴瑜伽练习者可能通过重复体式来对细胞施加同样久的机械应力。例如，如果一个学生做蝴蝶式 5 分钟，做半蝴蝶式 5 分钟（每条腿），然后蜻蜓式 5 分钟，就可以实现 20 分钟的脊柱屈曲。瑜伽通过长时间的体式保持可以产生与针灸相似的效果，这在逻辑上是相通的。

无论我们是否理解这一机制，自己的经验永远是最重要的。有时候我们的前进方向上没有道路，我们只能自己开辟。不要因为当前没有科学地图来解释你的经历而忽视它的重要性。西方研究人员承认，一些证据表明针灸和指压疗法有益处。当我们练习阴瑜伽时，我们应该对自己正在经历的变化持开放态度，并意识到这一点，无论是在练习过程中还是在接下来的日子里。心怀包容，开放地接受你的真实经验。

这里有一些好消息：你不需要记住穴位的确切位置就可从实践中受益！你甚

---

① 请参阅 James Oschman, *Energy Medicine in Therapeutics and Human Performance* (Waltham, MA: Butterworth-Heinemann, 2003), 77。

② 请参阅 H. M. Langevin, D. L. Churchill, and M. J. Cipolla, “Mechanical Signaling Through Connective Tissue: A Mechanism for the Therapeutic Effect of Acupuncture,” *FASEB* Journal 15.12 (2001): 2275–82。

③ 请参阅 Helen Langevin, “The Science of Stretch”，网址是 https://www.the-scientist.com/features/the-science-of-stretch-39407。

至不需要知道每个经络的确切路线（因为每个人都不一样，这些经络在每个人身上的位置也不会完全相同）。我们在瑜伽练习中没有应用针灸，但我们应用了穴位按压。只要在组织上施加压力（无论是张力还是压缩），那么机械应力和压电效应就会发生。这意味着，如果你在经络所在的大范围内感觉到压力，你就会获得指压反应。例如，如果你感到大腿前侧有压力，你可能是在刺激脾胃经络。如果你感觉脊柱或腿部后方有压力，你可能会刺激膀胱经。腿内侧呢？肾经和肝经。髋外侧呢？胆经。如果你有这种感觉，就说明你的练习有效。

关于呼吸控制法的再探讨

印度瑜伽士很清楚，他们描绘的经脉是精微体的一部分，不易被察觉，并且显然也不是我们普遍了解的神经。道家同样确信，他们通过针灸刺激的经络也不是神经。但是我们的神经呢？

如果瑜伽对我们所有的组织都有好处，那么我们的神经系统是如何从中受益的呢？事实证明，书中已经讨论过的呼吸控制法，如海洋呼吸和经络清洁呼吸控制法，都以西方科学所熟知和理解的方式影响我们——通过影响我们的神经系统。

科学家喜欢把事物分解成多个部分来理解。这样来研究子系统就容易多了，并且可以由此弄清楚整个系统的功能。我们的神经系统由两个主要的子系统组成：中枢神经系统，包括大脑和脊髓；还有外周神经系统，包括支配我们身体的神经，它还会连接到中枢神经系统。

外周神经系统又分为躯体神经系统和自主神经系统。前者可以有意识地控制我们的肌肉，后者则是无意识地控制我们的内脏，包括器官、腺体和平滑肌。自主神经系统还包括三个子系统：控制消化道的肠道神经系统；负责战斗或逃跑反应的交感神经系统；还有副交感神经系统，有时也被称为休息和消化反应。在这复杂的神经系统之中，我们只需要详细了解最后两个——交感神经系统和副交感神经系统。

交感神经系统

“可以说，压力是当今西方世界的头号杀手。”这句话是提摩西 · 麦考尔医生（Dr. Timothy McCall）说的。在他的《瑜伽的医学》（*Yoga as Medicine*）一书中，麦考尔提到，压力会引发日常生活中一些最严重的健康问题，包括糖尿病、抑郁症、骨质疏松症、心脏病、中风以及多发性硬化和风湿性关节炎等自身免疫性疾病。[①] 他还说，虽然没有足够多的证据表明压力会导致癌症，但它似乎增加了人们死于癌症的概率。[②]

在我们的文化中，压力是不可避免的，而且压力实际上是我们的身体强壮和健康所必需的。所有的锻炼都需要包含压力和休息这两个因素。然而，当我们经历太多的压力且没有足够的休息，问题就出现了。从生理学角度来看，我们的交感神经系统此时极度活跃，而副交感神经系统则不活跃。

交感神经系统是人体的战斗或逃跑系统，它偏阳性。当我们的祖先被剑齿虎追赶或被其他山谷的部落攻击时，他们的交感神经系统会得到强烈激活，以供给他们战斗或逃跑所需的能量和注意力。

大脑的杏仁体识别威胁并刺激下丘脑，继而释放激素来激活脑垂体。脑垂体随后释放激素并导致肾上腺释放其他一些激素，包括肾上腺素——它能加速我们的心跳和呼吸频率，还有皮质醇——它能激活我们的前线免疫系统和肝脏的葡萄糖生产。刺激交感神经系统也会将血液从消化器官和大脑负责推理的区域转移到肌肉。当最重要的事情是逃命时，谁还需要消化或记住 12 × 12 乘法表呢?

今天，我们的身体对来自环境的威胁信号的反应是一样的，但是剑齿虎已经消失了。我们的压力主要是由我们看待生活的方式引起的，而不是由实际的外部威胁——邻近的部落可能变成了你的前岳母、你的老板或一个愤怒的顾客。我们的祖先可能每周会遇到一两次压力，而现代人每天都会持续不断地面临压力。仅仅是听吵闹的音乐、看新闻、听朋友抱怨生活、看广告、与家人争吵、上班通

① 请参阅 Timothy McCall, *Yoga as Medicine: The Yogic Prescription for Health and Healing* (New York: Bantam Books, 2007), 49。

② 许多医生确实相信压力会导致癌症。Gabor Maté, *When the Body Says No: The Cost of Hidden Stress* (Hoboken, NJ: John Wiley, 2011) 这本书就是一个例子。

勤、吃辛辣的食物或看动作片，就能触发我们的交感神经系统。现代人一直处于交感神经系统激活的状态——压力过载。

慢性压力积多的结果是皮质醇水平长期居高不下。皮质醇水平高与空腹血糖水平升高、血压升高、胰岛素抵抗和我们的后防免疫系统变弱有关。[①] 我们可能会因压力过大而出现“寻求食物的行为”。麦考尔医生指出，一项研究发现，压力过大的孩子会比心神稳定的同学多吃两倍以上的食物。[②] 虽然短暂的皮质醇升高可以提高我们的精神专注力，但持续的皮质醇升高会导致智力低下、记忆力下降和免疫系统衰退。因为我们的血液黏度过高，所以会出现许多心脏问题。骨质流失、失眠、伤口愈合不良、体重增加、抑郁和疲劳都是皮质醇水平过高的后果。

表 7.4

交感神经系统	副交感神经系统
扩大瞳孔	收缩瞳孔 刺激泪腺
减少唾液分泌	刺激唾液腺
提高心率	降低心率
收缩小动脉	
扩张支气管	收缩支气管

① 我们的免疫系统有两个关键组成部分：先天性免疫系统，它能对问题做出快速反应；适应性免疫系统，它需要时间来发挥作用，但对特定问题的反应更有针对性。先天系统是我们的前线免疫系统。在压力时期，当交感神经系统被激活时，前线免疫系统会增加血液中的凝血因子（以防我们被割伤），提高皮质醇水平（促进葡萄糖流入血液，减少炎症，这有助于改善血液流动），并释放细胞因子，它会吸引专门的血细胞（如巨噬细胞和吞噬细胞），这些血细胞的目标是任何非我们体内的东西，以对抗感染。为了帮助人体在急性应激期间做出基本反应，我们的心率、血压和血容量都会增加，这有助于将免疫系统的战士送到前线。前线的免疫反应非常快，但效果也非常一般，经常漏掉一些东西。这些被漏掉的则由后防系统，即适应性免疫系统来处理。后防免疫系统能清理任何逃过前线系统的感染。专门的杀手白细胞——T 细胞和 β 细胞——被制造出来猎杀这些特定的入侵者，病毒和细菌从它们的藏身之处被根除。如果我们受伤了，受损的区域会被炎症隔离，这是由细胞因子触发的。细胞因子是一种小的蛋白质信使分子，功能类似于激素，但要小得多，数量也更多。炎症将感染限制在一定的区域内，并使适应性免疫系统更有效地解决问题。炎症是后防免疫系统的一部分，由前线系统关闭。

② 请参阅 Timothy McCall, *Yoga as Medicine: The Yogic Prescription for Health and Healing* (New York: Bantam Books, 2007), 49。

续表

抑制胃液分泌	刺激胃液分泌
放松膀胱	收缩膀胱
	激发性唤起

副交感神经系统

副交感神经系统更偏阴性，作为交感神经系统的补充，它负责我们休息和消化的反应。通过对我们内部器官的神经（主要是迷走神经）的刺激，以及乙酰胆碱的释放，使我们的心率减慢，血压下降。从肠道、大脑和生殖器官分流出来的血液（这些器官在紧急情况下的功能并不重要）又回来了。当我们放松的时候，眼泪就会流下来。我们的短期记忆恢复了，又可以清晰地思考了。总之，一旦我们的交感神经系统关闭，副交感神经系统打开，我们就会重建并恢复健康。

关闭战斗或逃跑系统，激活休息和消化系统的关键活动是呼吸和思考。这需要的不是平常随便的呼吸，而是适当的瑜伽呼吸练习。一个缓慢、深沉、均匀的呼吸——海洋呼吸，会让神经系统放松，从而产生平静的心境，这反过来也会帮助呼吸变得更慢、更均匀。此刻我们脑海里的也不是平常随随便便的想法，我们的思绪需要冷静。我们可以在呼吸和想法之间建立一个正反馈回路，从而提高副交感神经的有效性，并促进一种叫作 GABA 的神经递质的产生。

大脑与瑜伽

中枢神经系统中第二常见的神经递质叫 GABA。[①] GABA 会降低大脑活动：当我们不在家时，它会帮助我们关灯。如果我们感到压力，所有的灯都亮着。与副交感神经系统相似，GABA 有助于减轻我们的压力反应。GABA 水平低的人可能会患抑郁症、焦虑和情绪障碍。我们可以通过处方药和瑜伽练习来提高 GABA 水平，激活副交感神经系统。

① GABA 代表 γ－氨基丁酸。

波士顿大学医学中心在2010年8月报告，瑜伽对GABA水平和情绪有积极的影响。[①] 相关研究表明，瑜伽可以提高大脑中的GABA水平，改善我们的情绪。其实我们不需要一项研究（已经有好几项研究[②]）来告诉我们，练习瑜伽时的感觉会更好。我们只需要知道如何更深入地练习瑜伽。为什么瑜伽让我们感觉这么好？一个已被证明能让我们感觉良好的因素就是前面提到的海洋呼吸。

意大利帕维亚大学的卢恰诺·贝尔纳迪（Luciano Bernardi）教授在2001年的一项研究中报告说，放慢呼吸速率对我们的心率变异性[③]有积极影响，增加压力感受器反射[④]的敏感度。他研究了念诵六字大明咒“唵嘛呢叭咪吽”的效果，他发现念诵“万福玛利亚”也有同样的好处。这两种念诵将呼吸速度放慢到每分钟6次。贝尔纳迪的结论是：“每分钟呼吸6次的节奏，可产生良好的心理和生理效应。”[⑤]

如果我们能让自己的呼吸持续10秒（每分钟6次），我们就将会收获在贝尔纳迪的研究中描述的好处。我们可以非常迅速和简单地关闭交感神经系统并激活副交感神经系统。当你进入阴瑜伽体式时，开始海洋呼吸：吸气4秒，屏息1秒；呼气4秒，然后再次屏息1秒。贝尔纳迪的研究证明，这个10秒的呼吸过程对我们的心脏、肺和大脑都有好处。你不用一直练习海洋呼吸。就像电灯开关一样，一旦它被关掉，你就不用一直拉着开关了。一旦你关闭了交感神经系统，就不用再试图让它关闭了。除非你用无益的想法再次打开它，否则你可以在几分钟后停止练习海洋呼吸。

无论你最认同的是瑜伽、道家还是西方的观点，当你保持阴瑜伽体式时，缓慢的海洋呼吸会有助于减少压力，激活你的休息和消化系统，改善心肺功能和血压。

---

① 请参阅 C. C. Streeter et al., “Effects of Yoga Versus Walking on Mood, Anxiety, and Brain GABA Levels: A Randomized Controlled MRS Study,” *Journal of Alternative and Complementary Medicine* 16.11 (2010): 1145–52。

② 请参阅《替代和补充医学杂志》（*Journal of Alternative and Complementary Medicine*）的其他期次。

③ 心率变异性（HRV）指呼吸时心率的变化。你可能认为健康的心脏像节拍器一样始终保持一个节奏，但其实心脏在我们吸气时加速跳动，在呼气时减慢跳动。这种节律的变化是HRV，有时也被称为RR间期。心脏病患者的HRV非常低。

④ 压力感受器反射有助于维持血压。例如，当我们突然站起来时，这种反射会增加我们的血压，这样我们就不会感到头晕。

⑤ 请参阅 *British Medical Journal* 323 (2001): 1446–9。

总结

瑜伽用两种方式影响能量：打开水龙头，再清除堵塞。我们身体使用能量的有三种：运输、转化和交流。道家有四种方法可以打开水龙头，刺激能量流动：针灸、指压、定向意识和呼吸。记住它们的简单公式是：能量 2–3–4。一旦我们按这个公式去做，不管你选择哪种方法，都会收获好处。

从东方的角度来看，好处是：

- 唤醒、增强和平衡能量。
- 减少头脑中的胡思乱想。
- 刺激和唤醒昆达里尼之蛇，最终走向解脱和觉悟。
- 刺激气和精的产生和流动。
- 通过指压来刺激经络，滋养五脏六腑。
- 补充肾脏中“精”的储存，这反过来有利于我们所有器官的正常运作。

从西方的角度来看，好处是：

- 通过指压应力，创造微小的压电电流，刺激细胞做出最佳反应。
- 我们创造了可以恢复细胞健康的内部脉冲磁场。
- 这些信息可以通过筋膜流向各器官，可能会促进其最佳表现和健康。
- 制造机械力转导，对细胞进行物理刺激。
- 减少急性炎症，平衡免疫系统反应。
- 通过正念和有意识的缓慢呼吸，我们可以改善心率变异性和压力感受器反射。
- 关闭交感神经系统（战斗或逃跑），打开副交感神经系统（休息和消化）。
- 可能会提高神经递质 GABA 的水平。

第 8 章
精神和心灵益处

还记得第 2 章提过的阴瑜伽练习的三个原则吗？它们是：

1. 以适当的深度进入体式。
2. 下定决心以保持静止不动。
3. 保持体式一段时间。

长时间保持体式是阴瑜伽中有益于我们身体健康的神奇因素：当我们通过长时间保持一个姿势来给组织施加压力时，我们的组织就会变形、重塑，从而变得更强、更厚、更长。找到一个合适的极限边缘是能使我们精力充沛的神奇因素：我们刺激了穴位和经络，这些穴位和经络便将能量输送到我们的器官（也许我们只是通过筋膜在细胞之间创造了信号）。下定决心以保持平静是能使我们在精神上和情感上受益的神奇因素。

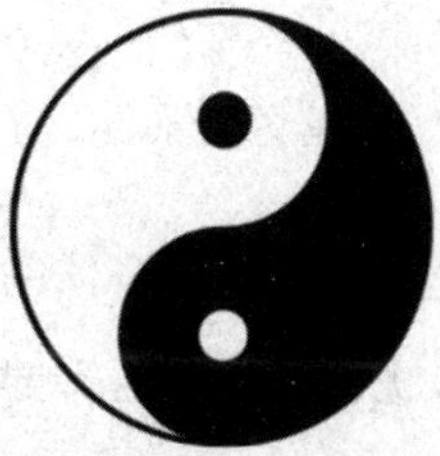

8.1

再看图 8.1 的阴阳标志，再次注意白色旋涡（阳）内的黑色点（阴）。这是静止点。想象一下一场威力巨大的、破坏性的飓风，飓风中心的风眼是绝对静止的点。或者想象一个高速旋转的陀螺，在旋转最快的时候，陀螺的顶端是完全静止的。现在想想那些你生活中正在发生的兴奋场面或事件。你的静止点在哪儿？你要去哪里寻找你的飓风之眼？

我们可以在练习中找到静止点，当我们保持阴瑜伽体式足够长的时间后，练习对我们来说变得具有挑战性：想要移动的冲动越来越强烈，我们的头脑在喋喋不休，但我们继续有意识的呼吸，直到最后，飓风之眼出现了。风仍然在我们周围肆虐，但我们的心已经平静下来了。

我们在练习瑜伽的过程中学习如何在暴风雨中寻找平静，就能学会在生活的其他时刻——当兴奋或刺激的威胁要压垮我们的时候，找到同样的静止点。当我们平静下来时，视野变得开阔，就能更巧妙地决定我们想要采取的行动路线。当我们感到压力时，也就是交感神经系统处于活跃状态时，头脑中思绪万千，呼吸急促、过浅或不均匀，我们的视野会变窄，于是我们就会被迫采取最快想到的解决方案。这种状态下，我们没有能力去寻找一条更明智的道路，只是简单地做出反应，而不是反思。我们在瑜伽中练习正念，便也能学会如何在生活中及时停下来，看看到底发生了什么，这样就可以采取更明智的行动。

正念的好处

在过去的几十年里，很多研究已表明了正念减压疗法（mindfulness-based stress reduction，简称为MBSR）的生理效果。[①]其中许多好处我们在前文也提过：

- 改善血压，降低心率。
- 减少战斗或逃跑的压力反应。
- 激活休息和消化反应。
- 改善消化。
- 减少炎症。
- 改善免疫系统。

这些是正念对身体的一些好处，它们真的非常棒！谁不想拥有更强大的免疫系统或更良好的心血管健康呢？通过关注感觉和呼吸，我们可以增强身体的能量

① 要想对正念减压疗法的益处有全面的了解，请参考 Jon Kabat-Zinn 的研究。

流动，滋养我们的器官，改善细胞之间的沟通。正念不仅能在身体和能量层面帮助我们，我们也能从这种练习中获得情感好处。

连接这些点

心、头脑和身体不是三个独立的东西。科学家喜欢把一个系统分解成几个部分来理解整体。然而，有时这种分类需要将整个系统拆开来创建子系统。整体总是大于部分之和。为了研究阴瑜伽在心理上和情感上的益处，不妨考虑一种将心、头脑和身体重新连接的模式。让我们把它们看成构成一个简单三角形的三个点。

第一个点是我们的心，即情感之所在。第二个点是我们的头脑，即思想之所在。第三个点是我们的身体，即物质之所在。这三个点是紧密相连的，当我们刺激其中一个时，其他的点也会做出反应。例如，当有人对我们大喊大叫时，我们会立刻感到一种情绪，也许是恐惧，也许是愤怒。情感产生于情绪体，我们可以不严谨地称之为我们的心。[①]情绪体迅速地刺激我们的肉体：肾上腺开始分泌激素，让我们做好战斗、争论或撤退的准备。我们的心跳加快，脸红，瞳孔放大——我们已经准备好随时采取行动了。这种生理反应会在我们的大脑中产生特定的思维模式。我们开始思考发生了什么：自己是对的，其他人是错的，情况是多么不公平，等等。

情绪刺激肉体，肉体刺激头脑，头脑刺激情绪。这种循环会在一个负面的反馈循环中失去控制，直到一个微不足道的烦恼变成一个巨大的愤怒。对大多数人来说，有意识地控制肾上腺或杏仁体是不可能的。我们也不太可能阻止强烈情绪的产生。然而，每个人都有可能改变自己的想法。通过改变我们的头脑，我们可以关闭大脑和心灵之间的负反馈，从而中断这个反馈循环。虽然理论上看这是可能实现的，但实际操作起来并不容易。

---

① 我们并没有像道家的观念那样，将我们的情感分配到所有的主要器官。我们也没有关注大脑中枢，如杏仁体——当我们受到惊吓时，杏仁体会启动一系列反应。我们仅在这里提出了一个更简单的模型，在这个模型中，所有的情绪都产生于心脏。

关注

我们的想法可以改变，首先要做的就是察觉到它们。我们必须注意此时此刻正在发生的事情。在第 2 章中，我们已经了解了如何进行内观。开始很简单：意识到现在的经验并接受它。带着这种开放性，开始注意呼吸的感觉，注意你呼吸时发生的事情。接下来，意识到存在于你心灵空间的情感。你可能没有注意到任何情绪，但这说明你只是缺乏练习和意识，现下仍可能有情绪的存在。最后，意识到你的想法。当然，我们的想法总是来来去去。我们并不是要改变正经历的一切，而是要敞开心扉，接受任何生起和逝去的事物。这是正念治疗的开始，它能帮助我们处理日常生活中时不时发生的不可避免的戏剧性事件。

对于阴瑜伽练习中产生的强烈感觉，我们会有四种反应。其中两种偏阴，两种偏阳。只有一种需要练习才能获得，另外三种情况更多的是出于下意识地习惯，而不是出于有意识地选择。我们在阴瑜伽实践中本能产生的反应，很可能就是我们在生活中面对巨大挑战时的反应。这些反应是：

1. 逃避正在发生的事。
2. 试图改变正在发生的事。
3. 放弃和忍受所发生的一切。
4. 接受正在发生的事。

在阴瑜伽练习中，当剧烈的感受达到顶峰，我们会迫不及待想要退出这个体式，注意发生了什么。感受你的渴望和厌恶。察觉你有多想要什么，而不是现在正在发生的事情。你正躲在幻想里逃避现实吗？你是否移动到了一个稍微不同的位置？你是不是一直停留在原处不动，只是变得心烦意乱，想着这真是一个愚蠢的体式，老师也很愚蠢，你不应该得到这样的对待？还是说，你接受了你生命的这个时刻正在经历的一切？

对一些人来说，下意识的反应是改变。这是西方文化中非常重视的品质。而对另一些人来说，对生活危机的首选反应是隐藏，这是一种逃避性的选择。这两种阳性策略都是我们很多人用来应对挑战的。第三种选择是阴性策略：放任自由，为自己作为无助的受害者感到难过。

这三种策略都不是技巧性的，但它们都很常见。最后一个策略也是阴性的，但非常需要技巧：注意和接受正在发生的事情。这并不是说，如果什么都不做是不合适的，我们还继续什么都不做。我们可以选择做某事，但这将是基于我们当时的判断所做出的有意识的最佳决定。在练习阴瑜伽体式 5 分钟后，我们可能会决定，是时候行动了。但这是一个有意识的决定，而不是对正在发生的事情的下意识反应。我们只有关注自己的呼吸、身体和思想时，才能做出这样的决定。

苦（Dukkha）

Dukkha 是一个巴利语单词，有着许多不同的翻译。它经常出现在佛教用语中[①]，通常被翻译为“痛苦”。[②] 佛陀指出，所有生命都包含苦、无常（anicca）、无我（anatta）三种特性。苦是生命的一部分，只要你活着，就会经历它。

对 dukkha 的更恰当的翻译是令人不满意或不可靠。生活并不总是充满悲伤或痛苦，但有时痛苦会出现，会发生一些人们希望不会发生的事情。这便是 dukkha。我们的反应创造了我们的痛苦和悲伤。痛苦就是痛苦，当我们围绕它展开强烈的情绪反应时，我们就把痛苦变成了苦难。

佛陀曾经讲过一个寓言，很好地说明了痛苦和苦难的区别。一天，佛陀坐在一群僧侣面前，他问他们：“想象一下，有个人刚被箭射中大腿。这个人会有什么感觉？”僧侣们回答说：“受伤了！很疼！”“没错，”佛陀说，“现在，想象一下这个人被第二支箭射中了，就在同一处！现在他会有什么感觉呢？”“更糟糕了！极度痛苦！”僧侣们回答道。“没错，”佛陀说，“第二支箭的名字是苦难……而且它是可有可无的！”

佛陀所说的两支箭中的第一支是痛苦——生命中总会有痛苦出现的时候。第二支箭，他称之为苦难，是我们对第一支箭产生的感觉发展而来的，这就是为什么它是可有可无的。我们可以选择和生活中出现的痛苦相伴，但我们不这样做，

---

① 在梵语中，它被写成“duhkha”。因为最初的佛教文献是用巴利语写的，所以在这里我仍使用巴利语拼写形式。

② 这个词最初是指轮子——如陶工的轮子或马车的轮子——的轴心。如果轴心不在车轮正中心，轮子就转得不好：这就是苦。如果轴心正好在车轮正中心，轮子就会很好地转动：这种情况被称为“sukha”，通常被翻译为“幸福”。

所以我们经常徒增痛苦。我们喜欢创造戏剧性。一位喜剧演员曾经说过，圣诞节是让不正常的家庭重聚在一起互相折磨的时刻。这个看法本就是可有可无的！

佛陀是第一个，但不是最后一个提出“我即我想”的圣哲。如果我们让自己的思想消极地停留在正在发生的事情上，或者更糟的是，如果我们对可能发生或已经发生的事情保持消极的想法——我们正在用第二支箭射中自己。如果你想不开心，就想想不开心的事。如果你想要满足，想想所有你已拥有的东西。[①] 从表面上看，这似乎是第一种反应的变体，即逃避或忽略正在发生的事情，但实际上这是最后一种反应。我们关注正在发生的事情，注意自己的反应，评估这种反应是否明智，如果不明智，就通过改变我们的思想来改变它。

这和我们的阴瑜伽练习有什么关系？正是在阴瑜伽中，我们开始练习这种对生活的现下保持专注的高水平技巧。当我们到达了自己的极限边缘，感受这个体式的难度时，我们就是在模拟一个具有挑战性的时刻。现在我们开始注意自己习惯性的反应模式，如果这种模式不够高超，就努力改变这种反应，并创造一个新的模式。

路径控制

来个快速问答吧：“墨守成规”和“最佳状态”有什么区别？人们不喜欢一成不变，每天都做同样的事情。而处于最佳状态意味着连续成功，运动员们将其称之为进入“心流”状态：他们一遍又一遍地练习同一个动作，直到它成为一种习惯。舞蹈家和音乐家同样希望找到可以持续创作的状态。墨守成规和最佳状态的唯一区别是我们对待正在做的事情的态度：如果我们不喜欢自己正在做的事情，这便是一种墨守成规；但如果我们喜欢自己正在做的事情，我们就会处于最佳状态。

我们的习惯模式就是路径。我们可以称其为“墨守成规”或“最佳状态”，这取决于它们是否对我们有用。有一个流传已久的说法叫作因果报应，它体现了这一点：我们现在的行为是过去行为的结果。这正是创建路径的方式。为了说明

① 拉比 · 施瓦茨（Rabbi Schwartz）曾经说过：“真正的幸福是想要你已经拥有的东西。”这是通往满足的捷径。

这一点，可以想象出一个美丽的森林。想象一下，你想从一边走到另一边，而且你是第一个遍历这片森林的生物。穿过原始森林并不容易，你必须开辟一条道路。第一次走这条小路是很辛苦的，你可能需要用斧头或砍刀来开路。第二次时就容易一些了。在这条小路上走了 100 次之后，沿着路径走便不再是难事，但你很难离开这条路径去另一个方向。去别的地方需要再开辟一条新的道路，所有的努力都要重新开始。

难怪人们会在现实生活中墨守成规，因为实在是很难开辟一条新的道路。运动员和音乐家必须非常努力地在他们的神经网络中开辟新的道路，这样他们的表演才会自如。但如果你现在走的路不再对你有用，那就离开这条路，开创一条新的路吧！我们的想法也会在我们的大脑中创造路径。要想丢弃我们一直以来使用的思考方法也并不容易。如果你处理生活中挑战的标准策略是第 332 页的前三条，你已经创造了一条很难改变的路径——但改变也绝非不可能！

阴瑜伽为我们提供了一个练习改变所选路径的机会。我们可以开辟新的路径，以更娴熟的技巧沿着这条路径前进。这个过程很简单：注意正在发生的事情，选择你的非习惯性反应，决定现在要做的事情，然后去做。

浇花

一行禅师经常以浇花做比喻，来说明我们如何默认地沿着一条对自己不利的道路走下去。当我们越来越熟练地注意到自己的思想和情绪状态时，我们会发现自己花了很多时间给杂草浇水。现在，如果你是一个园丁，你会认为这是一件非常愚蠢的事情。不要给野草浇水——要浇花！但通往那片杂草地的小路，经过多年的踩踏已经被磨平。我们很容易就走到杂草地，所以我们的思想也很轻易地去寻找这些杂草。

你的心灵花园中的杂草是什么？每当你让后悔、恐惧、焦虑、愤怒、沮丧、艳羡、嫉妒、悲伤或内疚的想法恣意逗留时，你就是在给杂草浇水。每当你让自己的思想停留在过去的事情上，以希望结果会有所不同，或幻想一个明知道不可能实现的未来，你也是在给杂草浇水。当然，你给这些杂草浇的水越多，它们就会变得越高，长出越来越多的荆棘。你沿着这条路径走得越多，就越容易继续走回这里。阴瑜伽给你一个机会，让你停止浇灌你内心的杂草，开始浇灌你的花！

记住：要摆脱常规并不容易，但它并非不可能实现。当你注意到自己脑子里想的都是杂草时，拿起你的水壶，去往你的花圃边。开始给花浇水吧。养成一个新习惯和戒掉一个旧习惯都需要一段时间，这也需要用心和专注。记住你为什么要这么做。运用意愿的力量去摆脱旧的思想路径，为你的花园开辟一条新的道路。

当你离开杂草丛生的地方时，你可以引导你的思绪徘徊在喜悦、慈悲、善良、平静和爱的念头上。每个人都有需要浇灌的花朵。如果你在练习时遇到困难，就从美丽的感恩之花开始吧。把生活中所有让你感恩的事情都记在心里。一旦你开始有感恩的想法，你会发现周围有很多鲜花：想想你的父母、你的孩子、你的朋友、你的健康。[①] 你可以冥想自己对工作、家庭、城市或国家的感激之情，对生活中给你带来无穷乐趣的爱好、书籍和音乐的感激之情，对运动和户外活动的感激之情，对能够学习新事物的感激之情，当然，你也可以想想自己对瑜伽练习的感激之情。

如果你现在想不出什么花可以浇，那么一朵永远陪伴你的花就是你的呼吸：感激你现在呼吸的空气吧。享受你的呼吸，观察你的呼吸。只要回到呼吸之花上，你就已经停止给杂草浇水了。当你停止浇水时，杂草就会枯萎。当你不再去杂草地时，路径最终会变得荆棘满途、寸步难行，而通向花圃的路径会变得越来越容易走。最终，你将不再去杂草地，因为去浇灌你可爱的花朵要容易得多、愉快得多。

正念

正念就是集中注意力。这是一种关于存在的练习。在练习瑜伽的过程中，我们养成了正念的习惯，这样就可以在任何我们需要存在的时候来调用这个技能。一行禅师是这样解释正念的：

---

① 即使你现在的健康状况相对较差，将来的情况可能还会更糟！所以，对你现在所拥有的一切要心存感激。

> 正念是一种对当下时刻保持觉察和警醒的能量。这是一种持续不断的、在每一刻都深深触动生命的练习。正念就是真实地活着，和我们周围的一切合而为一。练习正念并不要求我们去往特定的地方。
>
> 我们可以在房间里练习，也可以在从一个地方到另一个地方的路上练习。我们可以做很多和平常一样的事情：走路、坐着、工作、吃饭、聊天。不然我们必得学会在意识到自己在做什么的情况下做这个练习。[①]

这就是我们做阴瑜伽体式保持的目的：觉醒于当下。我们接触到自己的身体、心灵和头脑中正在发生的事情。我们不需要去任何地方，只需停留在此时此刻——这就是生活。记住下面这个小口诀，在你的修行和生活中经常使用它：

有意识地觉知当下并接受它。

正念的不良反应——警告！

即使在心理治疗和冥想领域，个体的差异化也是真实存在的。没有一种治疗方法对每个人都有效。就像瑜伽练习者在练习体式之前需被告知禁忌一样，很多人需要注意冥想练习和正念练习的消极影响。在一项研究中，63% 的内观禅修者经历了这种修行的负面影响，7% 的人提到了非常令人沮丧的经历。消极影响包括放松引起的焦虑、恐慌、困惑、扭曲现实、动机降低、无聊、心不在焉和抑郁。[②] 有些迹象表明，过多的正念会导致功能紊乱，也会导致癫痫、哮喘、胸痛和便秘等心身问题。心身失调并不是虚构的，它表明了头脑和身体之间的脱节。[③] 这些问题并非缺乏练习经验导致的。长时间的冥想不会让这些反应消失，经历这些反应的人也没有什么错。很简单，没有什么方法对每个人都有效。如果你发现冥想或正念不能给你带来你所寻求的好处，或者确实让事情变得更糟，那就另寻他法吧！找一个有经验的治疗师或老师，他们或许愿意和你一起寻找其他方法来

---

① 摘自 Thich Nhat Hanh, *Happiness: Essential Mindfulness Practices* (Berkeley: Parallax Press, 2009)。

② 请参阅“Meditation: Concepts, Effects and Uses in Therapy”by Alberto Perez-De-Albeniz and Jeremy Holmes, *International Journal of Psychotherapy*, March 2000, Vol. 5 Issue 1, p. 49。

③ 请参阅“The illnesses caused by a disconnect between brain and mind”by Claire Wilson in *New Scientist*, April 3, 2019。

帮助你实现目标。

总结

练习停留在当下的行为，留心当下正在发生的事情，这样可以在生理、能量和心理 / 情感层面上对我们产生助益。当我们关注呼吸并让它慢下来时，我们的压力就开始逐渐消失了。压力水平下降后，我们就会获得许多健康益处：血压下降，心率减缓，免疫系统被重新激活，消化改善，炎症减少。通过关注内在的感觉，我们可以促进和增强能量的移动。通过活在当下，我们可以选择改变我们的大脑。

我们对生活中发生的一切都有习惯性的反应，而且我们变得不再倾向于思考。这些无意识的反应可能曾经对我们很有帮助，但如今已不再是我们可以做出的最佳选择。因为我们没有意识到这些反应，所以我们不会停下来思考如何才能做得更好，只是按照我们一直以来的方式生活。但是，如果我们发现生活不像以前那样令人满意，也许是时候更深入地审视自己是如何对待生活的了。我们可以自由地建立新的、有意识的反应，这将提高我们生活的乐趣，让我们不再把生活当成一件刚发生的寻常之事。我们可以通过在瑜伽练习中发展正念来做到这点。

在阴瑜伽练习中，我们到达一个体式的极限边缘，在此静止停留。当我们保持这个体式时，我们进入自己的内在。我们开始注意生活中正在发生的事情，就在此时此地——没有增加任何戏剧性，也没有从经历中带走任何东西。通过内观，我们看清了自己真正需要的东西，超越了通常驱使我们的渴望和厌恶。我们现在可以自由地建立新的反应，并随着时间的推移构建新的路径。

瑜伽的真正好处是身体、情感和心理上的健康和幸福。我们会养成受用一生的习惯。我们活在当下，享受这一刻——正在发生的这一刻。我们对这一美妙的礼物心存感激，也许我们会决心与他人分享自己的发现，从而让他们也能生活得很好。

参考文献节选

Alter, Michael. *The Science of Flexibility. Champaign*, IL: Human Kinetics, 2004.

Becker, Robert O., and Marino, Andrew A. *Electromagnetism and Life*. Stony Brook, NY: SUNY Press, 1982.

Campbell, Joseph. *Transformation of Myth Through Time*. New York: Harper Perennial, 1999.

Clark, Bernie. *From the Gita to the Grail: Exploring Yoga Stories and Western Myths*. Indianapolis: Blue River Press, 2014.

———. *Your Body, Your Yoga: Learn Alignment Cues That Are Skillful, Safe and Best Suited to You*. Vancouver, BC: Wild Strawberry Productions, 2016.

———. *Your Spine, Your Yoga: Developing Stability and Mobility for Your Spine*.Vancouver, BC: Wild Strawberry Productions, 2018.

Desikachar, T. K. V. *Health, Healing and Beyond*. New York: North Point Press, 1998.

Doniger, Wendy, trans. *Rig Veda*. New York: Penguin, 1981.

Feuerstein, Georg. *Tantra: The Path of Ecstasy*. Boston: Shambhala, 1998.

———. *The Shambhala Encyclopedia of Yoga*. Boston: Shambhala, 2000.

———. *The Yoga Sutra*. Rochester, VT: Inner Traditions, 1989.

———. *The Yoga Tradition: Its History, Literature, Philosophy and Practice*. Prescott, AZ: Hohm Press, 2001.

Freeman, Richard. *The Yoga Matrix Audio CD*. Boulder, CO: Sounds True, 2003.

Grilley, Paul. *Anatomy of Yoga DVD*. San Francisco: Pranamaya, 2008.

———. *Yin Yoga: Outline of a Quiet Practice*. Ashland, OR: White Cloud Press, 2002.

Hedley, Gil. *The Integral Anatomy Series*, vols. 1–4. Beverly Hills, FL: Integral Anatomy Productions, 2005–2009.

Holt, L., Pelham, T., and Holt, J. *Flexibility: A Concise Guide*. New York: Humana Press, 2008.

Iyengar, B. K. S. *Light on Yoga: Yoga Dipika*. New York: Schocken Books, 1979.

Johnson, Robert. *Owning Your Own Shadow: Understanding the Dark Side of the Psyche*. New York: HarperCollins, 1993.

Jois, Sri K. Pattabhi. *Yoga Mala: The Original Teachings of Ashtanga Yoga Master Sri K. Pattabhi Jois*. New York: North Point Press, 2000.

Kaptchuk, Ted. *The Web That Has No Weaver: Understanding Chinese Medicine*. New York: McGraw-Hill, 2000.

Keown, Daniel. *The Spark in the Machine: How the Science of Acupuncture Explains the Mysteries of Western Medicine*. London, UK: Singing Dragon, 2014.

Lindsay, Mark. *Fascia: Clinical Applications for Health and Human Performance*. Clifton Park, NY: Delmar Cengage Learning, 2008.

Mallinson, James. *The Gheranda Samhita*. Woodstock, NY: YogaVidya.com, 2004.

———, trans. *Shiva Samhita*. Woodstock, NY: YogaVidya.com, 2007.

Maté, Gabor. *When the Body Says No: The Cost of Hidden Stress*. Hoboken, NJ: John Wiley, 2011.

McCall, Timothy. *Yoga as Medicine: The Yogic Prescription for Health and Healing*. New York: Bantam Books, 2007.

McGill, Stuart. *Low Back Disorders*. Champaign, IL: Human Kinetics, 2002.

Mohan, A.G. *Krishnamacharya: His Life and Teachings*. Boston: Shambhala, 2010.

Motoyama, Hiroshi. *Awakening of the Chakras and Emancipation*. Tokyo: Human Science Press, 2003.

———. *Measurements of Ki Energy, Diagnosis, and Treatments*. Encinitas, CA: California Institute for Human Science, 1997.

———. *Theories of the Chakras: Bridge to Higher Consciousness*. Wheaton,

IL: Quest Books, 1988.

Oschman, James. *Energy Medicine: The Scientific Basis*. Philadelphia: Churchill Livingston, 2000.

———. *Energy Medicine in Therapeutics and Human Performance*. Waltham, MA: Butterworth-Heinemann, 2003.

Powers, Sarah. *Insight Yoga*. Boston: Shambhala, 2008.

———. *Insight Yoga DVD*. San Francisco: Pranamaya, 2005.

Seem, Mark. *Acupuncture Imaging: Perceiving the Energy Pathways of the Body*. Rochester, VT: Healing Arts Press, 2004.

Stecco, Carla. *Functional Atlas of the Human Fascial System*. Philadelphia: Churchill Livingstone, 2015.

Strom, Max. *A Life Worth Breathing: A Yoga Master's Handbook of Strength, Grace, and Healing*. New York: Skyhorse Publishing, 2010.

Swatmarama, Swami. *The Hatha Yoga Pradipika*. Seattle, WA: Pacific Publishing Studio, 2011.

Thich Nhat Hanh. *Happiness: Essential Mindfulness Practices*. Berkeley: Parallax Press, 2009.

White, David Gordon. *Sinister Yogis*. Chicago: University of Chicago Press, 2009.

Wilhelm, Richard. *Tao Te Ching*. New York: Prentice Hall, 2002.

———. *The Secret of the Golden Flower*. New York: Harcourt Brace & Co., 1962.

Wong, Eva. *The Shambhala Guide to Taoism*. Boston: Shambhala, 1996.

———. *Taoism: An Essential Guide*. Boston: Shambhala, 2011.

图书在版编目（CIP）数据

阴瑜伽完全指南 : 第2版 : 哲学和实践 / (英) 伯尼・克拉克著 ; 张议丹译. -- 北京 : 九州出版社, 2025. 6. -- ISBN 978-7-5225-3797-9

Ⅰ. R161.1

中国国家版本馆CIP数据核字第20250MT489号

阴瑜伽完全指南：第2版：哲学和实践

作　　者	［英］伯尼・克拉克 著　张议丹 译
责任编辑	陈丹青
出版发行	九州出版社
地　　址	北京市西城区阜外大街甲35号（100037）
发行电话	（010）68992190/3/5/6
网　　址	www.jiuzhoupress.com
印　　刷	嘉业印刷（天津）有限公司
开　　本	787毫米 × 1092毫米　16开
印　　张	22.5
字　　数	268千字
版　　次	2025年6月第1版
印　　次	2025年6月第1次印刷
书　　号	ISBN 978-7-5225-3797-9
定　　价	75.00元